图说眼科检查系列丛书

总主编 文 峰

图说眼底影像技术
从多模影像到人工智能

Atlas of Fundus Imaging Techniques
from Multimodal Imaging to Artificial Intelligence

主 编 华 瑞 文 峰

副主编 段俊国 张美霞 曾仁攀

人民卫生出版社

·北 京·

版权所有，侵权必究！

图书在版编目（CIP）数据

图说眼底影像技术：从多模影像到人工智能 / 华瑞，
文峰主编. —北京：人民卫生出版社，2020.8
（图说眼科检查系列丛书）
ISBN 978-7-117-30244-9

Ⅰ. ①图… Ⅱ. ①华… ②文… Ⅲ. ①眼底疾病－影
像诊断－图谱 Ⅳ. ①R773.404-64

中国版本图书馆 CIP 数据核字（2020）第 129088 号

人卫智网	www.ipmph.com	医学教育、学术、考试、健康，购书智慧智能综合服务平台
人卫官网	www.pmph.com	人卫官方资讯发布平台

图说眼底影像技术
从多模影像到人工智能
Tushuo Yandiyingxiangjishu
cong Duomoyingxiang dao Rengongzhineng

主　　编：华　瑞　文　峰
出版发行：人民卫生出版社（中继线 010-59780011）
地　　址：北京市朝阳区潘家园南里 19 号
邮　　编：100021
E - mail：pmph @ pmph.com
购书热线：010-59787592　010-59787584　010-65264830
印　　刷：人卫印务（北京）有限公司
经　　销：新华书店
开　　本：889×1194　1/16　印张：21
字　　数：575 千字
版　　次：2020 年 8 月第 1 版
印　　次：2020 年 8 月第 1 次印刷
标准书号：ISBN 978-7-117-30244-9
定　　价：238.00 元

打击盗版举报电话：010-59787491　E-mail：WQ @ pmph.com
质量问题联系电话：010-59787234　E-mail：zhiliang @ pmph.com

编 委

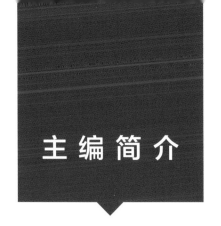

主 编 简 介

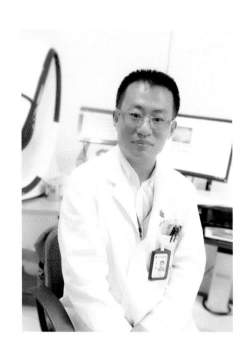

华瑞，中国医科大学附属第一医院眼科副主任医师、副教授，中国医科大学附属第一医院高血压中心专家委员会成员，香港大学及波恩大学访问学者，中国微循环学会眼微循环专业委员会眼影像学组委员兼秘书，中国眼微循环专业委员会青年委员会委员，中国研究型医院学会糖尿病眼病学组委员兼副秘书长，辽宁省眼科医师协会委员，亚太玻璃体视网膜学会（APVRS）会员，国际眼循环学会（IOCS）创始会员，《中华眼底病杂志》审稿人。主要从事眼底影像释义、眼内抗 VEGF 治疗、眼底激光与光动力治疗、视网膜疾病基因诊断和眼底影像人工智能技术研发。以第一作者/通讯作者在 *Retina*、*IOVS* 等 SCI 杂志发表眼底影像学论文 33 篇，在《中华眼底病杂志》等国内重要杂志发表论文 9 篇。获辽宁省自然科学成果一等奖 1 项，以副主编出版专著 1 部。先后获德国波恩大学及欧洲视觉临床研究中心等国际机构 8 项认证，同时荣获亚太玻璃体视网膜协会 TANO travel grant 等 7 项奖励。首次报道国人糖尿病脉络膜病变、糖尿病视神经病变和外层视网膜管形结构的影像学特征；提出脉络膜"空洞"谱系疾病概念；首次应用蓝光和近红外光自发荧光数字剪影技术检测黄斑色素，并应用于黄斑裂孔和弱视的诊疗中；研发"眼底无赤光造影术"获国家发明专利；研发"眼表结膜造影术"并完成眼表恶性鳞状上皮肿瘤的血管分型；改良 OCT 玻璃体成像技术的研究成果发表于 *Eye* 杂志。

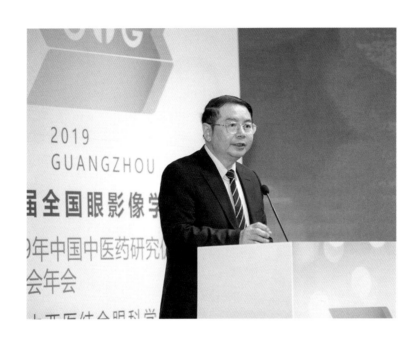

文峰，中山大学中山眼科中心教授，主任医师，博士研究生导师，眼底内科主任，眼科学国家重点实验室课题组负责人（PI）。中国微循环学会眼微循环专业委员会眼影像学组主任委员、中国研究型医院学会糖尿病眼病学组副组长、中国中医药研究促进会眼科分会副会长、广东省视光学学会眼底影像专业委员会主任委员。近年以第一作者（含通讯作者）在SCI收录杂志发表论文六十余篇，担任"图说眼科检查系列丛书"及"图说眼科疾病系列丛书"总主编，承担国家"973计划"项目及国家自然科学基金项目。科研成果"国人息肉状脉络膜血管病变的临床与基础系列研究"被遴选为"中国眼底病近五年十大研究进展"（2014年）；以第一完成人荣获教育部科技进步一等奖在眼底病的诊断与治疗，尤其在黄斑疾病的诊治、眼底影像与视觉电生理临床释义方面有高深的造诣。

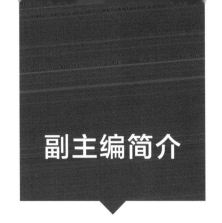

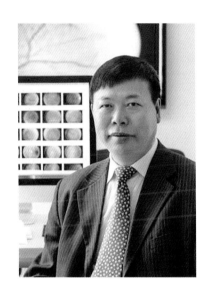

段俊国，成都中医药大学首席教授、博士研究生导师，成都中医药大学眼科学院／成都中医大银海眼科医院党委书记、院长，四川省眼与视觉健康产业技术研究院院长。国务院学位委员会中医学科评议组成员，"全国杰出专业技术人才""国家'万人计划'科技创业领军人才"。任教育部中医药产教融促进会眼科专业委员会主任委员、中国微循环学会眼微循环专业委员会眼影像专业委员会名誉主任委员、四川省糖尿病防治协会会长、四川省中医药学会眼科专业委员会主任委员、成都市视力保护与健康促进学会会长。主要从事中西医结合防治慢性疑难眼病研究。主持国家重大科技专项等国家级课题21项，主编《中西医结合眼科学》等国家规划教材5部。获得国家新药证书2项、国家发明专利3项及软件著作权3项。已培养博士、硕士研究生86人。发表学术论文200余篇。

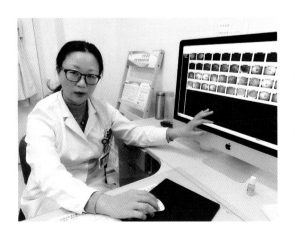

张美霞，教授，主任医师，博士研究生导师，现就职于四川大学华西医院眼科。在四川大学华西临床医学院获博士学位，2009—2011年在美国路易斯维尔大学做博士后和访问学者，四川省卫生健康委员会学术技术带头人。主攻玻璃体视网膜疾病的诊治，尤其擅长玻璃体视网膜手术和眼底黄斑病的诊治。主持国家自然科学基金两项，负责"973计划"项目子课题两项，教育部课题1项，多项省级课题，发表论著60余篇，参编专著5部。现任中华医学会眼科学分会眼外伤学组委员，中国医师学会眼科医师分会眼底病专业委员会委员，中国医药教育协会眼科专业委员会常务委员，成都医学会眼科学分会候任主任委员等多个学组委员。担任《中华眼底病杂志》编委。

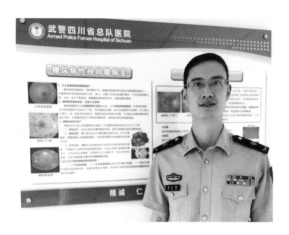

曾仁攀,副主任医师,现就职于武警四川省总队医院眼科,在中山大学中山眼科中心获眼科学博士学位,从事眼科临床、科研、带教工作12年,擅长眼底病的诊治。参与国家自然科学基金项目5项,主持市级重点研究项目1项。在国内外发表眼科研究论文27篇,其中SCI论文10篇。参编《眼底病临床诊治精要》《眼底病鉴别诊断学》和《临床眼底病》等眼科学专著3部。获四川省医学科技奖三等奖和市级科技奖励多项。目前为中国微循环学会眼微循环专业委员会眼影像学组委员,四川省康复医学会视力损伤防护专业委员会委员,四川省医学会眼科学专业委员会眼底病学组委员,乐山市医学会眼科专业委员会委员。

"图说眼科检查系列丛书"

总 序

　　近十年来，随着科学技术的飞速发展，新的眼科影像检查设备和检查技术层出不穷，眼科影像的诊断与创新已成为眼科发展的前沿领域之一，是眼科临床循证的重要来源，备受众多眼科医生及相关人员的关注与重视。为此，我们在眼科开创眼影像学科，专注于眼科影像学的研究、创新与应用。眼影像学与微循环密切相关，在中国眼微循环专业委员会的支持下，我们成立了全国性的眼影像学组，旨在推动中国眼影像学的创新与发展。并于 2017 年 12 月 2 日在广州成功举办了以"协同众基层医生，引领眼影像学术"为主题的第一届全国眼影像学术大会，来自全国 31 个省、市、自治区及澳门地区的 600 余位眼科专家出席。全国性眼影像学组的成立及第一届全国眼影像学术大会的成功举办，奠定了中国眼影像学发展的基础，其意义深远。

　　创立与发展眼影像学科是我从事眼科事业三十余年的目标与追求。自己一直在该领域勤勉钻研，在国人息肉状脉络膜血管病变（PCV）、点状内层脉络膜病变（PIC）、急性黄斑神经视网膜病变（AMN）和 Vogt- 小柳－原田综合征的脉络膜细皱褶等眼科疾病的影像学研究上有所创新。但眼影像学在眼科临床检查及眼病诊断与治疗方面的价值与意义仍值得竭力推广与实践。对于广大眼科的工作者，尤其是基层眼科医生，更需要眼影像学术会议及眼影像专著去引领及指导。

　　为此，由中国眼微循环专业委员会眼影像学组牵头，组织学组委员及相关的眼科专家，撰写了两套有关眼影像诊断与指导治疗的系列丛书，即"图说眼科检查系列丛书"与"图说眼科疾病系列丛书"。系列丛书是各主编及编者多年来临床影像诊断和指导治疗经验的结晶，可以为广大的眼科临床医师和影像技术人员提供有益参考，对眼影像学的发展将产生巨大影响。

　　祝愿眼影像学这门新兴的学科，随着"图说眼科检查系列丛书"与"图说眼科疾病系列丛书"的面世，必将引起更多眼科医务工作者及视觉科学研究者的重视，有效提升我国相关从业人员对眼影像学的认识水平，并结出丰硕的果实！

文　峰

"图说眼科检查系列丛书"总主编

中国微循环学会眼影像学组主任委员

中山大学中山眼科中心教授、博士生导师

2019 年 7 月 3 日

前　言

当本书即将付梓之际，我的内心中充满了感慨。回想起这些年的艰辛历程，欣慰与喜悦的心情久久不能平静。

两年前，当"图说眼科检查系列丛书"总主编文峰教授委托我牵头编写《图说眼底影像技术 从多模影像到人工智能》一书时，我深感忐忑。虽然从事眼底影像学研究已有十余年，发表了一些SCI论文，研发和改良了几项眼影像学新技术，且部分获国家发明专利授权，同时收获了一些国内国际相关领域的奖励和认证，但面对这样一本以"图例"为基础、覆盖整个眼底影像领域的技术类著作，仍感肩上担子的沉重。然而，回想起从事这份职业的初心，让我笃定地坚持了下来。

每个人都有属于自己不同的道路。我经常调侃自己是在一个外科行业里搞"内科"的，又是在"眼底内科"里面搞眼底影像分析的。当我困惑和迷茫的时候，2011年末，文峰教授为我寄来一本他刚刚主编出版的《眼底病临床诊治精要》，鼓励我深刻体会眼底病的思辨，坚持眼影像学研究和释义的初心。那一年，我28岁。逐渐地，在对眼底影像的学习中，我找到了探索的乐趣与真谛，享受着逻辑推理和图像释义给我内心带来的那份宁静与富足。

眼底影像学是一个交叉学科，它不仅只是一些辅助检查，更支撑起了眼底内科和外科的发展。在香港大学访问期间，我体会到了眼底影像标准化阅片在流行病学研究和慢病防控中的重要作用。在德国波恩大学眼科医院学习期间，我有幸接触到了最先进的眼底影像学设备，包括扫频源OCTA和自适应光学扫描激光检眼镜等，参与欧洲视觉临床研究中心的读片工作，感受到循证医学、定量化、大数据与技术改良和优化在眼底影像学中的宝贵价值。在此期间，参与人工智能眼底读片开发工作，让我明确了未来眼底影像的发展方向。回国之后，在医院眼科黄斑病门诊、全国眼影像学组和糖尿病眼病学组的学习工作中，我更加深刻体会到了眼底影像学对临床诊疗巨大的预示和推动作用。例如，在某些遗传性眼病中，通过影像检查显示眼底相关物质代谢情况即可提示致病基因的筛选。

李瑞峰教授在其主编的《眼底荧光血管造影及光学影像诊断》一书中写到眼底光学影像检查是通过记录并分析眼底组织反射或受激发射的光，进而对正常眼底组织结构、功能以及病理过程进行研究和诊断的一种方法。我们认为眼底影像学以光和影为基础，包含了眼底各类图像的获取与分析。我们正处于一个科技日新月异的时代，现代技术飞速发展带来精准医疗，同时也推动了眼底影像学的进步。其实，正是眼底病专科医生对眼底疾病中真理的孜孜以求的探索，才真正推动了眼底影像学技术的进展。然而，目前国内外对于眼底影像技术介绍的资料并不全面，基层医生常较难把握多种模式影像技术带来的综合优势，也就难以将眼底影像技术融入临床并进行特异性诊断。此外，部分图像解读和分析亦存在一定误区，进而影响对于疾病的最终判断。

本书以丰富的临床图片为基础，以影像学技术为主线，结合真实的临床病例从成像原理和发病机制的角度解读图像，力求全面细致、深入浅出地向广大读者解读眼底影像学技术的精髓和价值。同时，为体现本书的全面性和综合性，我们还特别加入了眼前节影像学新技术，以供前节医生参考。此外，本书以多模影像为出发点，着眼于该领域未来发展，即人工智能，力求给广大读者绘制一幅务实的发展蓝图。

　　一些疑难眼底病的病变错综复杂，仅凭影像学检查，尚无法完全明确诊断，需要结合相关病史、临床查体、其他检查结果甚至遗传基因检测等。此外，由于编者学识认知、经验积累等方面所限，错误和疏漏在所难免，尚祈读者不吝指正，以便再版时修订。

　　衷心感谢辛勤付出的各位编者、提供精彩病例的各位专家前辈以及人民卫生出版社的帮助，在此要特别鸣谢德国波恩大学眼科主任 Frank G Holz 教授对本书出版的大力支持。我们还荣幸地邀请到了李瑞峰教授为本书撰写后序。此外，四川大学华西医院眼科段佳男博士为本书绘制了精美图片，北京高视远望公司为本书提供部分图片和技术资料，一并表示感谢。感谢成长过程中各位老师、专家给予我的鼓励和支持；"眼底荧光"稍纵即逝，而你们的陪伴却惊艳了时光。最后，感谢我的父母、妻子、女儿和所有家人对我工作的理解支持与默默付出。本书完稿阶段正值举国一心抗击"新冠肺炎"疫情的特殊时期，作为临床一线的医务工作者，我们深感肩上责任的重大，希望本书的出版能够给基层医生在眼底影像技术应用和图像释义方面提供一定帮助，更好服务于眼底病患者！

华　瑞

2020 年 4 月 24 日于沈阳

目 录

中英文缩写对照表

英文缩写	英文名称	中文名称
ACA	anterior chamber area	前房区域
AI	artificial intelligence	人工智能
AION	anterior ischemic optic neuropathy	前部缺血性视神经病变
AMD	age-related macular degeneration	年龄相关性黄斑变性
ANN	artificial neural network	人工神经网络
AO	adaptive optics	自适应光学
AO-SLO	adaptive optics scanning laser ophthalmoscope	自适光激光扫描检眼镜
A-RCT	arm-retinal circulation time	臂 - 视网膜循环时间
AS-OCT	anterior segment optical coherence tomography	前节相干光断层扫描成像
AZOOR	acute zonal occult outer retinopathies	急性区域性隐匿性外层视网膜病变
BL-FAF	blue light fundus autofluoresence	眼底蓝光自发荧光
BRAO	branch retinal artery occlusion	视网膜分支动脉阻塞
BRVO	branch retinal vein occlusion	视网膜分支静脉阻塞
BVN	branching vascular network	分支状脉络膜异常血管网
CC	choriocapillaris	脉络膜毛细血管层
CFT	central foveal thickness	中心凹厚度
CNN	convolutional neural network	卷积神经网络
CNV	choroidal neovascularization	脉络膜新生血管
cpRNFL	circumpapillary retinal never fiber layer	视盘旁神经纤维层厚度
CRAO	central retinal artery occlusion	视网膜中央动脉阻塞
CRVO	central retinal vein occlusion	视网膜中央静脉阻塞
CSC	central serous chorioretinopathy	中心性浆液性脉络膜视网膜病变
cSLO	confocal scanning laser ophthalmoscope	共焦扫描检眼镜
DBN	deep belief network	深度信念网络
DC	diabetic choroidopathy	糖尿病脉络膜病变
DL	deep learning	深度学习
DME	diabetic macular edema	糖尿病性黄斑水肿
DR	diabetic retinopathy	糖尿病视网膜病变
EA-Net	edge attention network	边缘注意网络
EDI-OCT	enhanced depth imaging optical coherence tomography	具有增强深部成像功能的相干光断层扫描成像
ELM	external limiting membrane	外界膜
EVI	enhanced vitreous imaging	增强玻璃体成像技术

续表

英文缩写	英文名称	中文名称
FAF	fundus autofluoresence	眼底自发荧光
FFA	fundus fluorescein angiography	荧光素眼底血管造影
GCL	ganglion cell layer	神经节细胞层
HDM	high definition multimedia	高清晰度多媒体
HDR	high-dynamic range	高动态范围
ICG	indocyanine green	吲哚青绿
ICGA	indocyanine green angioraphy	吲哚青绿血管造影
IFA	iris fluorescein angiography	虹膜荧光素钠造影
IICGA	iris indocyanine green angioraphy	虹膜吲哚青绿造影
ILM	inner limiting membrane	内界膜
INL	inner nuclear layer	内核层
IPL	inner plexiform layer	内丛状层
IRMA	intraretinal microvascular abnormality	视网膜内微血管异常
IS	inner segment	光感受器内节段
MacTel	macular telangiectasia	黄斑旁毛细血管扩张症
MCI	multi-color imaging	眼底炫彩成像技术
MCP	multifocal choroiditis and panuveritis	多灶性脉络膜炎
MEWDS	multiple evanescent white dot syndrome	一过性多发性白点综合征
MP	macular pigment	黄斑色素
NFL	nerve fiber layer	神经纤维层
NIR	near infrared	近红外成像
NIR-FAF	near infrared fundus autofluorescence	近红外自发荧光
NIR-FF	near infrared fundus fluorescence	近红外光眼底荧光
NPDR	non proliferative diabetic retinopathy	非增殖性糖尿病视网膜病变
NVD	optic disk neovascularization	视盘处新生血管
NVG	neovascular glaucoma	新生血管性青光眼
NVI	neovascularization of iris	虹膜新生血管
OCT	optical coherence tomography	相干光断层扫描成像
OCTA	optical coherence tomography angiography	相干光断层扫描成像血流成像
ODT	Doppler fourier-domain optical coherence tomography	多普勒频域相干光断层扫描成像技术
ONL	outer nuclear layer	外核层
OPL	outer plexiform layer	外丛状层
ORT	outer retinal tubulation	外层视网膜分支管腔样结构
OS	outer segment	光感受器细胞外节段
OSSN	ocular surface squamous neoplasia	眼表鳞状上皮瘤
PAMM	paracentral acute middle maculopathy	急性旁中心中层黄斑病变
PCV	polypoidal choroidal vasculopathy	多发性息肉样脉络膜血管病变
PDC	proliferative diabetic choroidopathy	增殖性糖尿病脉络膜病变
PDR	proliferative diabetic retinopathy	增殖期糖尿病视网膜病变
PDT	photodynamic therapy	光动力治疗
PHPV	persistent hyperplasia of primary vitreous	永存原始玻璃体增生症
PIC	punctate inner choroidopathy	点状内层脉络膜血管病变

续表

英文缩写	英文名称	中文名称
PPAA	posterior pole asymmetry analysis	后极部非对称性分析
PPV	pars plana vitrectomy	玻璃体切除手术
PPVP	posterior pre-cortical vitreous pockets	后部皮质前玻璃体囊袋样结构
PRP	panretinal photocoagulation	全视网膜激光光凝
PXE	pseudoxanthoma elasticum	弹性纤维假黄瘤
RAP	retinal angiomatous proliferation	视网膜血管瘤样增生
RCA	retina-choroid anastomoses	视网膜与脉络膜血管相吻合
RFA	red free angiography	无赤光造影
RNFL	retinal nerve fiber layer	视网膜神经纤维层
ROI	region of interest	感兴趣区域
RPE	retinal pigment epithelium	视网膜色素上皮
RRA	retina-retina anastomoses	视网膜血管间吻合
SCP	superficial capillary plexus	浅层毛细血管丛
SD-OCT	spectral domain optical coherence tomography	频域相干光断层扫描成像
SFCT	subfoveal choroidal thickness	中心凹下脉络膜厚度
SIFT	scale invariant feature transform	全称尺度不变特征变换
SLO	scanning laser ophthalmoscope	扫描激光检眼镜
SS-OCT	swept source optical coherence tomography	扫频源相干光断层扫描成像
SS-OCTA	swept source optical coherence tomography angiography	扫频源相干光断层扫描成像血流成像
TIC	trabecular iris curvature	小梁虹膜角
TSLO	tracking scanning laser ophthalmoscope	追踪扫描激光检眼镜
VEGF	vascular endothelial growth factor	血管内皮生长因子
VKH	Vogt-Koyanagi-Harada syndrome	小柳原田综合征
VMT	vitreous macular traction syndrome	玻璃体黄斑牵引综合征
VR-OCT	virtual reality optical coherence tomography	虚拟现实技术相干光断层扫描成像

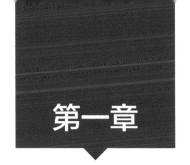

第一章

眼底荧光素血管造影与吲哚青绿血管造影

Fundus Fluorescein Angiography and Indocyanine Green Angioraphy

眼底血管造影概况

- 眼底血管造影包括以荧光素钠为染料、波长 490nm 的蓝色可见光为激发光的荧光素眼底血管造影（fundus fluorescein angiography，FFA）及以吲哚青绿（indocyanine green，ICG）为染料、波长 805nm 的近红外光为激发光的吲哚青绿血管造影（indocyanine green angioraphy，ICGA）。
- 眼底血管造影让我们在活体眼上深入认识了眼底病变的病因及病理生理改变，已广泛应用于眼底病的临床诊断、疗效观察、发病机制及解剖、病理研究等，是眼底病检查诊断的最重要手段之一。
- 本章就眼底血管造影的基本原理、方法、临床阅片等内容作一简单叙述。

FFA 的基本原理

- FFA 检查需要将荧光素钠从肘前静脉快速注入后，采用装有激发滤光片和屏障滤光片组合的造影机，连续拍摄或经数字化图像采集方式记录荧光素钠经血循环进入眼底血管时在蓝色激发光激发下所发出的黄绿色荧光形态，从而动态、真实、客观地记录眼底血管结构、血流动力学改变、血管病理生理变化及其相关结构病理改变。
- 荧光素钠其分子式为：$C_{20}H_{10}O_5Na_2$，分子量为 376，是一种不参与机体代谢、不被人体吸收、无毒性、富有强烈荧光特性的染料，在血液中约 40%～80% 的荧光素钠与血浆蛋白结合，但只有游离的荧光素钠在蓝色激发光照下才能发出强烈的黄绿色荧光。
- 成人使用的最大剂量为 1g，相当于 15～20mg/kg，临床上常用浓度为 20% 3mL 或 10% 5mL 静脉注射。注射荧光素后皮肤黄染可持续 6～12h，而尿液变黄却可持续 24～36h。
- 注射荧光素后发生不良反应及副作用的概率较少，主要有：
    - 一过性胃肠道反应如恶心、呕吐等；
    - 过敏性反应如瘙痒、荨麻疹、支气管痉挛等；
    - 荧光素钠不慎注漏到血管外可致局部严重疼痛或局部血栓形成；
    - 临床中偶有报道因注射荧光素钠而致死亡的病例；
    - 因此，造影室应准备一些急救药品和器械，以供出现严重反应时使用；
    - 此外，对有全身严重过敏反应史、严重高血压、心脑血管疾病及严重肝肾功能不良患者，应忌做或慎做 FFA 检查。

- FFA 设备包括激发滤光片和屏障滤光片，它们是确保荧光图像清晰度的重要设置（图 1-1）。
  - 激发滤光片（exciter filter）：此滤光片设置于频闪灯光源前方。由于血液中荧光素钠的最高吸收光谱为 490nm 的蓝色光，所以激发滤光片的作用只是允许 490nm 的蓝色光进入眼底，而不让其他波长光线进入，以免影响荧光效应。
  - 屏障滤光片（barrier filter）：此滤光片设置于眼底和造影成像的光学通道之间。由于血液中游离的荧光素钠在蓝色光激发下能发出黄绿色荧光，其最大发射光谱为 520nm，所有屏障滤光片的作用就是允许 520nm 波长光线通过，而阻挡残余的蓝色激发光进入胶片，能使图像成像清晰。
  - 另外，除了激发滤光片和屏障滤光片的波长范围，滤光片的透射率及两张滤光片光谱重叠区的大小也是影响荧光图像清晰度的重要指标，透射率愈高，成像效果愈好；光谱重叠区愈小，假荧光出现的概率也就愈少。

  图点评：激发滤光片和屏障滤光片的良好匹配是眼底荧光成像清晰的重要因素。

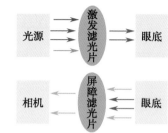

图 1-1 激发滤光片和屏障滤光片示意图
激发滤光片位于频闪灯光源前方，只允许 490nm 的蓝色光进入眼底，而不让其他波长光线进入，以免影响荧光效应；屏障滤光片位于眼底和造影成像的光学通道之间，只允许 520nm 波长光线通过，而阻挡残余的蓝色激发光进入胶片，能使图像成像清晰

FFA 的造影方法

- 造影前准备
  - 登记患者一般情况，需详细询问受检者有无过敏史、高血压、心脑血管疾病、支气管哮喘及肝、肾疾病等。若患者有明显过敏体质、严重的全身疾病及孕妇患者应禁做或慎做造影。
  - 检查患者的屈光间质及眼底病变情况，确定造影重点拍摄的部位及时间，并签署知情同意书。
  - 在无散瞳禁忌下充分散大瞳孔。
  - 向患者解释造影步骤及注意事项，消除思想顾虑，取得充分配合。
  - 酌情给予抗过敏药物和止吐剂如氯苯那敏（扑尔敏）、维生素 B_6。
  - 调整下颌托高度，让患者舒适坐在造影机前，固定好头部，将肘部垫高至与心脏等高位置。

- 造影步骤
  - 在推注荧光素钠前先拍摄彩色眼底像、近红外成像（near infrared，NIR）、无赤光像及眼底自发荧光像（fundus autofluorescence，FAF）。
  - 先抽取 10% 荧光素钠 0.1mL，经生理盐水稀释至 5mL 后于肘前静脉缓慢注入，观察 5min，若无不适，即可在 4～8s 内快速注入 10% 荧光素钠 5mL 或 20% 荧光素钠 3mL，并同步计时。
  - 选择主照眼和首照部位，早期像采用连续视频摄影，至静脉完全充盈，然后选择重点部位拍摄。一般在注射后 3min、5min、10min、15min 各拍摄数张，并注意嘱患者眼球向各方向转动或操作者移动镜头，以观察及拍摄眼底周边部位（图 1-2），周边部位的拍摄应按逆时针或顺时针顺序避免遗漏。
  - 少数患者注射荧光素后 30～60s 可出现恶心、呕吐，需暂停造影，嘱放松并作深呼吸，可很快恢复继续检查；如出现荨麻疹、支气管痉挛及过敏性休克等严重过敏反应时，应立即停止检查，静注肾上腺素、糖皮质激素或氨茶碱，并给予吸氧及保持呼吸道通畅。如荧光素不慎外漏可立即冷敷，24h 后改热敷。

■ 告知患者造影后6～12h内皮肤有黄染，24～36h内尿液变黄属正常现象，并确定取报告日期。

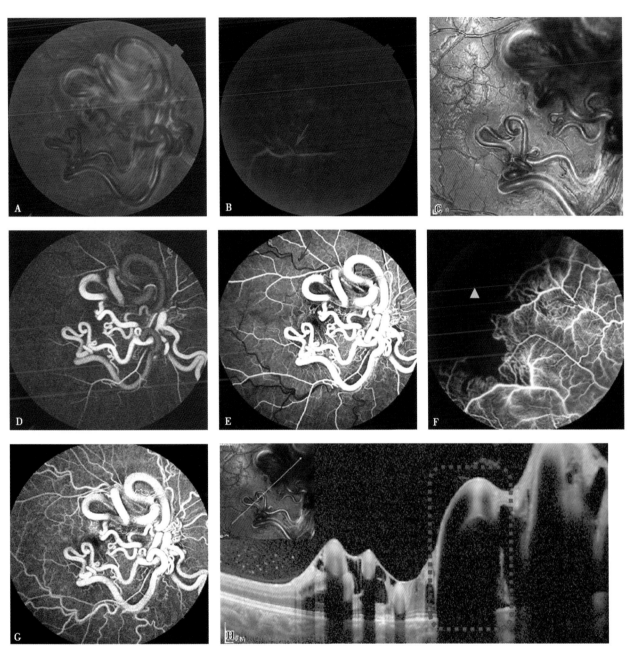

图1-2　蔓状血管瘤成像的FFA周边成像

患儿男性13岁，发现右眼底血管畸形4年，右眼30°视野生理盲点扩大，眼底照相、炫彩成像、FFA和相干光断层扫描成像（optical coherence tomography，OCT）检查提示右眼底视网膜蔓状血管瘤，周边视网膜可见无灌注区。A. 后极部眼底彩色照相提示右眼视盘处发出大量粗大的视网膜动静脉，直接形成交通支，占据后极部，累及中心凹；B. 周边部眼底彩色照相提示视网膜血管闭塞，呈白线状（红色箭头所示）；C. 炫彩成像可见黄斑部大量粗大血管形成交通支，此外，部分微小视网膜动静脉亦形成交通支；D. FFA动脉期通过染料充盈的顺序区分视网膜动脉和静脉，本例中红色箭头区域动脉期尚未充盈提示为视网膜静脉；E. FFA动静脉期可见异常血管完全充盈，此时正常视网膜静脉仍部分处于层流状态（红色箭头所示）；F. 周边部FFA可见视网膜无灌注区（黄色三角所示）以及大量视网膜毛细血管扩张渗漏（红色箭头所示）；G. FFA晚期同样可见后极部小血管迂曲改变，并直接形成交通支；H. 频域OCT（spectral domain OCT，SD-OCT）可见粗大异常血管的管腔断面结构（红色点状方框所示），左上方小图为OCT扫描方向（该病例由中国医科大学附属第一医院眼科华瑞副教授、柳力敏副教授提供）

图点评：利用 55°镜头，配合眼位和镜头的旋转同样可以获得视网膜周边成像。视网膜蔓状血管瘤一般认为无进行性发展，病情较为稳定，但本例中通过广角成像技术观察周边无灌注区，为下一步局灶激光治疗提供一定依据。

FFA 的临床阅片

● 熟悉与造影相关的解剖生理及血流动力学特性是正确诠释 FFA 图像的基础。

■ 血液-视网膜屏障（内屏障）：视网膜血管和毛细血管的内皮细胞连接紧密，其间孔隙很小，在正常情况下荧光素分子不能透过血管进入到周围组织去，形成血液-视网膜屏障。

■ 脉络膜-视网膜屏障（外屏障）：由于正常的脉络膜毛细血管的内皮细胞间孔隙较大，荧光素分子可自由渗漏到血管外，但其上的视网膜色素上皮（retinal pigment epithelium，RPE）细胞间有紧密的封闭小带，可阻止荧光素分子向视网膜内渗漏，形成脉络膜-视网膜屏障。

■ 黄斑暗区：黄斑中心凹毛细血管拱环内为无血管区；黄斑区的 RPE 特别高大，所含的色素颗粒和脂褐素浓密；位于外丛状层的叶黄醇含量高，它们能吸收很大一部分激发光线；此外 RPE 还像一面光学滤片，可削弱脉络膜荧光的强度，这些都是导致造影黄斑暗区形成的原因。

■ 视盘的双重血液供应：视盘由前向后由视盘表面神经纤维、筛板前区、筛板区和筛板后区等四部分组成。筛板前区、筛板区和筛板后区的血液供应主要由睫状后短动脉提供，而视盘表面神经纤维的血液供应主要由视网膜中央动脉分支而来的视盘表层辐射状毛细血管及视盘周围放射状毛细血管所提供，因此凡累及睫状血管系统（如葡萄膜炎）或（和）中央血管系统［如视网膜中央动脉阻塞（Central retinal artery occlusion，CRAO）］的疾病都可导致视盘异常荧光（图 1-3CDEF、图 1-4D、图 1-11）。

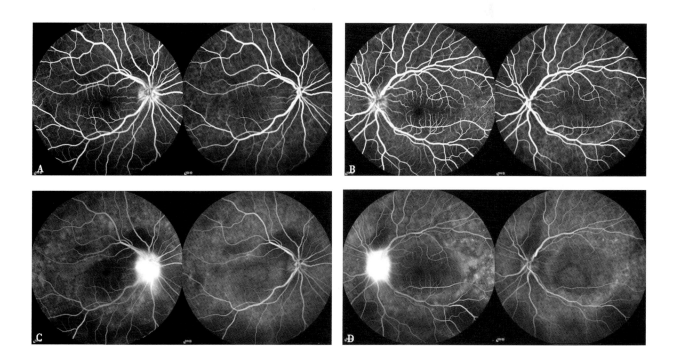

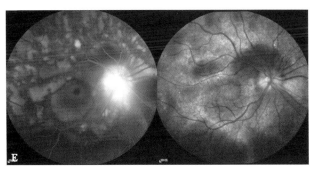
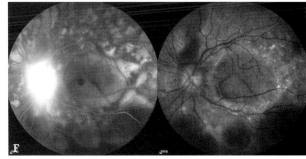

图 1-3 一例小柳原田（Vogt-Koyanagi-Harada, VKH）综合征患者的 FFA 联合 ICGA 同步造影

A、B. 为右眼、左眼联合造影早期，可见视网膜动静脉稍迂曲，静脉扩张，FFA 中显示视盘表面毛细血管扩张，后极部弥漫点状强荧光（RPE 渗漏）；ICGA 中显示脉络膜血管弥漫性扩张，血管结构不清，可见散在的点状弱荧光灶（炎性物质）；C、D. 为右眼、左眼联合造影中期，FFA 中显示视盘呈强荧光边界不清，后极部弥漫 RPE 渗漏强荧光；ICGA 中显示脉络膜血管弥漫性扩张渗漏强荧光，血管结构不清，多灶片状遮蔽弱荧光，仍有散在的点状弱荧光灶（炎性物质）；E、F. 为右眼、左眼联合造影晚期，FFA 中显示视盘荧光进一步增强，范围进一步扩大，后极部弥漫 RPE 渗漏融合形成多湖状染料积存强荧光；ICGA 中显示脉络膜斑片状渗漏强荧光和多湖状遮蔽弱荧光

图点评：FFA 造影早期散在针尖样强荧光和晚期多湖状荧光素积存是 VKH 的典型造影特征，是 RPE 屏障功能损害而发生染料渗漏并积存于神经上皮下所致。在 ICGA 中则表现为弥漫性脉络膜血管扩张渗漏强荧光，血管结构不清。同时葡萄膜炎会累及睫状血管系统，会影响到视盘筛板前区、筛板区和筛板后区的血液供应而导致视盘呈强荧光。

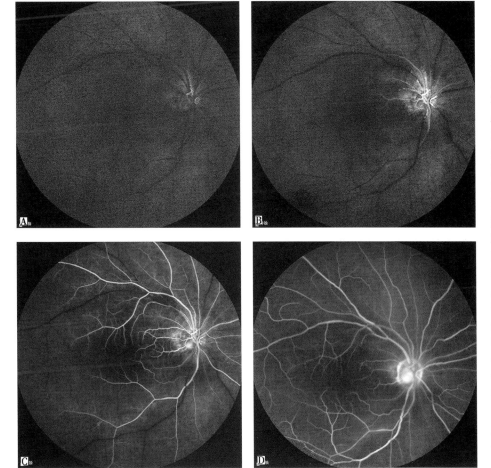

图 1-4 一例 CRAO 患者，男性，72 岁，有高血压病史 30 余年

A. FFA 22.94s 时可见比较均匀的脉络膜背景荧光，视盘处可见视网膜动脉刚刚开始充盈，故臂－视网膜循环时间（A-RCT）=22.94s，除视盘外后极部均为视网膜无灌注弱荧光；B. FFA 30.43s 时可见均匀的脉络膜背景荧光，明显的视网膜动脉充盈前峰；除视盘表面及视盘周围放射状毛细血管扩张呈强荧光外，后极部均为视网膜无灌注弱荧光；C. FFA57.88s 时视网膜动脉仍未完全充盈，视盘表面及视盘周围放射状毛细血管扩张渗漏呈强荧光；D. FFA 11min16s 时视盘呈强荧光，后极部可见视网膜毛细血管染料渗漏，呈朦胧强荧光，以视盘周围为甚

图点评：充盈迟缓是 FFA 早期弱荧光的常见原因。视网膜动脉充盈延迟及充盈前峰是 CRAO 的典型指征。视网膜中央血管系统受损会影响到视盘表面神经纤维的血液供应而导致视盘呈强荧光。

■ 外丛状层：外丛状层是视网膜有明显间隙的一层。由于此层的 Henle 纤维在黄斑区呈放射状排列，形成星芒状间隙。因此，无论是从脉络膜渗漏来的还是从视网膜深层血管渗漏的液体，一旦积存于黄斑周围的外丛状层间隙，就可形成黄斑囊样水肿（图 1-5D），造影晚期呈现花瓣样荧光征象。临床上常见的黄斑区星芒状渗出也是脂质聚集于此层的结果。

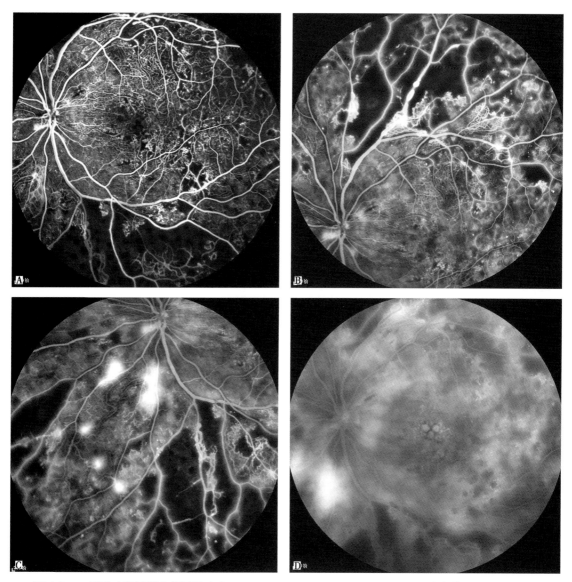

图 1-5　一例增殖期糖尿病视网膜病变（proliferative diabetic retinopathy，PDR）患者的左眼 FFA 影像
A. FFA 早期可见视盘鼻侧及颞上方线状视网膜浅层出血遮蔽荧光，散在微血管瘤性点状强荧光，后极部广泛视网膜内微血管异常（intraretinal microvascular abnormality，IRMA）扩张，散在片状毛细血管无灌注区弱荧光，黄斑拱环结构破坏，视盘表面及视盘鼻下方可见视网膜新生血管性强荧光；B. FFA 中期左眼上方视网膜可见大量 IRMA，大片状无灌注区弱荧光，视网膜颞上分支静脉呈串珠样改变，广泛的视网膜微血管扩张渗漏强荧光；C. FFA 中期可见视盘新生血管及视网膜新生血管染料渗漏呈团状强荧光，大量 IRMA，大片状无灌注区弱荧光，视网膜颞下分支静脉呈串珠样改变，广泛的视网膜微血管扩张渗漏强荧光；D. FFA 晚期可见广泛的微血管渗漏强荧光及黄斑区荧光素积存呈花瓣样外观，视网膜新生血管荧光进一步增强，范围进一步扩大，视网膜颞上分支静脉管壁着染呈强荧光

　　图点评：视网膜出血、无灌注区（充盈缺损）是 FFA 中弱荧光的常见原因。视网膜微血管及新生血管渗漏是 FFA 中强荧光的常见原因。FFA 中静脉串珠样改变、广泛的 IRMA 和无灌注区、视盘和视网膜新生血管形成均提示视网膜组织高度缺血缺氧，为高危增殖期，疾病活动性强、进展迅速，需要积极干预治疗。由于 Henle 纤维在黄斑区呈放射状排列，形成星芒状间隙，故 FFA 晚期黄斑区染料积存呈现花瓣样强荧光，是黄斑囊样水肿的典型表现。

- 脉络膜血管结构：正常的脉络膜大、中血管是不渗漏荧光素的，但脉络膜毛细血管因其内皮细胞间孔隙较大，荧光素和一些小蛋白分子可自由渗漏到血管外，因此形成弥漫性的脉络膜背景荧光（图 1-6B）。

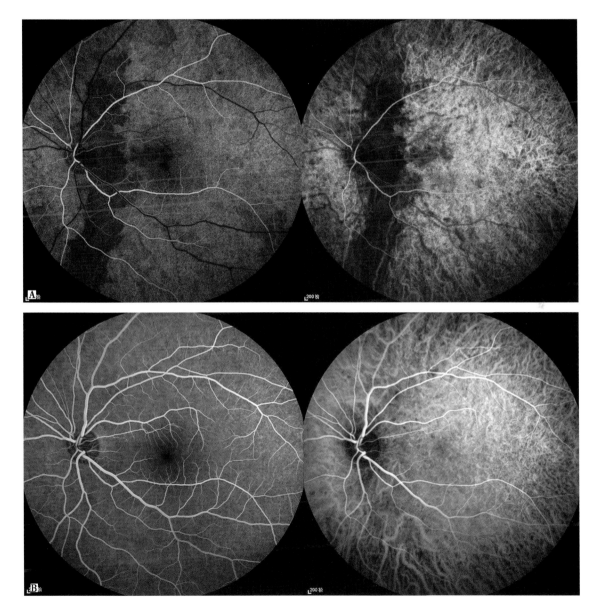

图 1-6　左眼脉络膜生理性灌注不良（分水带）

A. FFA 联合 ICGA 同步造影 19.83s，在 FFA 和 ICGA 中均能清晰看到视盘颞侧纵向的弱荧光带，其余部位荧光充盈正常；B. 造影至 37.52s，FFA 中分水带完全充盈，形成了均匀的脉络膜背景荧光，但在 ICGA 中分水带部位的荧光仍相对低于周围荧光

图点评：分水带不仅仅只出现于 ICGA 中，在 FFA 早期拍摄良好的病例中，也能清晰地显示分水带。分水带位于睫状后动脉主干在脉络膜分区供应的交界处，是一个相对缺血区域。

正常眼底荧光素血管造影

- 臂 - 视网膜循环时间（arm-retinal circulation time，A-RCT）
  - 荧光素钠经肘前静脉注入后，随血液循环到达眼底，这段时间称为 A-RCT（见图 1-4A）。
  - 由于 A-RCT 受年龄、注射部位、血管管径大小、血液黏度、心脏排血功能、血管阻力、注射技术（如注射速度、方法）及观察者计时的误差等多种因素影响，因而差异较大。
  - 正常的 A-RCT 一般在 10～15s 之间，两眼间差异为 0.2s，如超过 0.2s 则疑有颈动脉狭窄或阻塞。
- FFA 造影一般分为 5 期：
  - 视网膜动脉前期：又称脉络膜期，在视网膜中央动脉充盈前 0.5～1.5s 出现，为睫状后短动脉的充盈，表现为脉络膜地图状荧光、视盘朦胧荧光或睫状视网膜动脉充盈。
  - 视网膜动脉期：从视盘上动脉充盈开始至视网膜小动脉充盈，一般为 1～1.5s，为视网膜中央动脉的充盈。
  - 视网膜动静脉期：视网膜小动脉完全充盈后至微静脉充盈前，为视网膜毛细血管的充盈（又称毛细血管期），此期毛细血管网（如中心凹毛细血管拱环）显影特别清晰，一般为 1～2s。此外，由视网膜中央动脉返流支在视盘表面形成的视盘表层辐射状毛细血管和在视盘周围及沿上、下血管弓分布的视盘周围辐射状毛细血管也在此期显示得最清楚。
  - 视网膜静脉期：静脉层流出现至静脉荧光减弱，为视网膜中央静脉的回流。静脉层流出现至静脉充盈呈均匀荧光约需 7～10s，而荧光素从视网膜动脉充盈到静脉出现层流，约需 2.5～3s，静脉回流可持续 15～20s 以上；此后荧光素钠可再循环到眼底，但荧光一次比一次衰减。
  - 后期：为荧光素钠从视网膜血管消退之后所见到的残余荧光，一般指造影 10min 后；正常情况下可见到视盘晕轮和视盘颞侧弧形斑荧光。
- 为与 ICGA 的分期（ICGA 一般分为早、中、晚期）相配合及进一步简化 FFA 分期描述，文峰教授等建议将 FFA 亦分为早、中、晚期：
  - 造影早期：指从脉络膜出现荧光至视网膜静脉层流出现之前，包括前述的动脉前期、动脉期和动静脉期。
  - 造影中期：即前述的视网膜静脉期。
  - 造影晚期：指造影 10min 后。
  - 一般眼底疾病的造影可按早、中、晚分期，但患有循环障碍（如视网膜动、静脉阻塞、颈动脉狭窄等）或脉络膜新生血管（choroidal neovascularization，CNV）性疾病，按动脉前期、动脉期、动静脉期、静脉期描述能较准确表达视网膜脉络膜血流动力学参数的异常。

异常眼底荧光图像（图 1-7）

眼底异常荧光

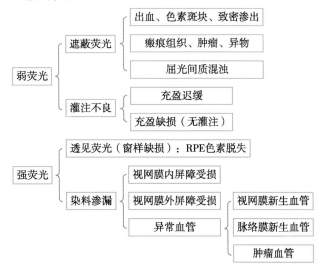

图 1-7　FFA 眼底异常荧光分为弱荧光和强荧光，弱荧光主要见
于遮蔽荧光和灌注不良，强荧光主要见于透见荧光和染料渗漏

图点评：眼底荧光强弱有助于帮助临床医师判断视网膜脉络膜病变性质及阐释病理机制。

- 弱荧光（hypofluorescence）：任何原因导致正常眼底荧光强度降低或荧光消失均称为弱荧光。主要见于遮蔽荧光和灌注不良。

  - 遮蔽荧光（blocked fluorescence）：视网膜前（包括角膜、前房、晶状体、玻璃体）或视网膜内的任何混浊物或病理组织均可使正常视网膜、脉络膜或视盘的荧光减弱或缺损称为遮蔽荧光。常见的有出血、色素斑块、致密渗出、瘢痕组织、肿瘤、异物及屈光间质混浊等（见图 1-5、图 1-8、图 1-17）。

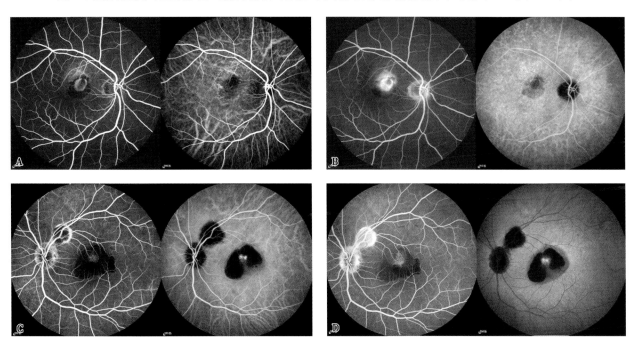

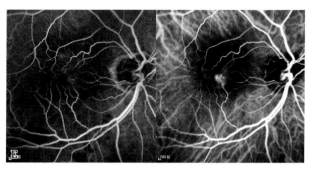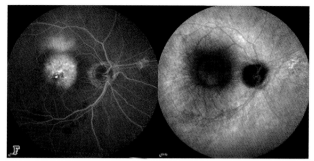

图 1-8　CNV、多发性息肉样脉络膜血管病变（polypoidal choroidal vasculopathy，PCV）、视网膜血管瘤样增生（retinal angiomatous proliferation，RAP）的 FFA 联合 ICGA 同步造影

A、B. 为一例新生血管性年龄相关性黄斑变性（age related macular degeneration，AMD）患者，男性，76 岁，A 为 FFA 联合 ICGA 同步造影早期，FFA 中黄斑中心一类圆形的 CNV 强荧光，CNV 周围视网膜下环形出血遮蔽荧光，CNV 颞上方可见片状透见荧光，在 ICGA 中可见黄斑区脉络膜血管扩张，血管形态欠清，并没有显示 CNV 的形态，血遮蔽荧光也不明显；B 为 FFA 联合 ICGA 同步造影中期，随时间延长 FFA 中 CNV 荧光素迅速渗漏扩大，边缘欠清，在 ICGA 中隐约可见 CNV 着染轮廓和周围出血遮蔽荧光；C、D. 为一例 PCV 患者，女性，45 岁，C 为 FFA 联合 ICGA 同步造影早期，FFA 中黄斑区大片视网膜下出血遮蔽，黄斑拱环上缘处可见隐匿性 CNV 性荧光素渗漏，视盘颞上方圆形萎缩灶性弱荧光，边缘呈强荧光，在 ICGA 中可见黄斑区出血遮蔽荧光范围小于 FFA 中遮蔽荧光范围，出血内可见两个囊袋样强荧光灶，视盘颞上方萎缩灶呈弱荧光；D 为 FFA 联合 ICGA 同步造影晚期，FFA 中视盘颞上方圆形萎缩灶透见巩膜染色呈强荧光，边缘着染，黄斑区荧光素渗漏扩大，在 ICGA 中视盘颞上方萎缩仍为弱荧光，黄斑区囊袋样病灶染料渗漏，范围扩大，边界模糊；E、F. 为一例 RAP 患者，女性，64 岁，E 为 FFA 联合 ICGA 同步造影早期显示黄斑中心强荧光病变，并有滋养动脉和回流静脉与病灶吻合；F 为 FFA 联合 ICGA 同步造影晚期显示黄斑区荧光素渗漏明显，呈盘状强荧光，病灶周围可见放射状视网膜皱褶

　　图点评：各种视网膜或脉络膜异常血管均可以导致染料渗漏形成强荧光，眼底血管造影是新生血管类疾病诊断、鉴别诊断和分型及指导治疗的最重要的检查手段之一。ICGA 中显示的息肉状病灶和脉络膜异常分支血管网是 PCV 的诊断金标准，ICGA 显示黄斑区新生血管病灶的滋养动脉与回流静脉是 RAP 的诊断金标准。因近红外光的强穿透力，如果脉络膜前的病变组织足够厚，如浓厚的出血、色素等，可致使造影期间一直呈弱荧光，且不能透过病灶观察到后方的任何结构；但如果是薄层出血、渗出液、炎性浸润灶等病灶，ICGA 早期可能并无明显的荧光遮挡效应，其下的脉络膜结构可见，造影后期才出现强度不等的弱荧光。

■ 灌注不良：分为充盈迟缓（delayed filling）和充盈缺损（filling defect）：其中各种病理原因导致视网膜、脉络膜和视神经的血管或其供应区域的荧光充盈延迟称为充盈迟缓，而不充盈、无灌注称为充盈缺损。脉络膜充盈时间 >5s 才充盈者为脉络膜充盈迟缓，视网膜动脉充盈至视网膜静脉完全充盈的时间 >15s 为视网膜动静脉充盈（AV transit）迟缓。此外，可见视网膜动脉充盈前峰是视网膜动脉充盈迟缓的一个指征（见图 1-4B），而荧光素从视网膜动脉充盈到静脉出现层流 >3.5s 则为视网膜静脉回流迟缓。充盈迟缓和充盈缺损常见于视网膜动静脉阻塞（见图 1-4）、视网膜血管炎、糖尿病性视网膜病变（见图 1-5）、脉络膜缺血性疾病、脉络膜视网膜萎缩及缺血性视神经病变（图 1-9）等。

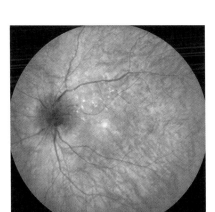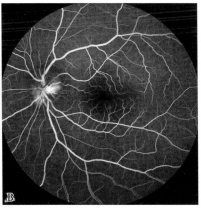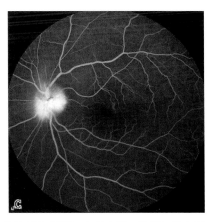

图 1-9　一例前部缺血性视神经病变（anterior ischemic optic neuropathy，AION）患者的 FFA 影像，患者女性，46 岁，高血压病史 5 年

A. 左眼 IR 图显示视盘水肿，边界欠清，视盘为小视盘，视盘拥挤；B. FFA 早期显示上 1/3 视盘呈弱荧光，其余部分视盘表面毛细血管扩张渗漏呈强荧光，视盘表面可见点状和线状出血遮蔽荧光；C. FFA 晚期显示视盘强荧光范围扩大，边界不清，上 1/3 视盘仍为相对弱荧光

　　图点评：小视盘、视盘拥挤是发生 AION 的危险因素。造影早期视盘局部充盈延迟、视盘表面及周围视网膜浅层出血是 AION 的重要诊断特征。

● 强荧光（hyperfluorescence）：在眼底任何部位出现荧光强度增加，或出现不应有的荧光均称为强荧光。主要见于透见荧光和染料渗漏。

　■ 透见荧光（transmitted fluorescence）：又称窗样缺损（window defect），是指由于 RPE 细胞的色素脱失，原被正常 RPE 所掩盖的斑驳状或地图状脉络膜背景荧光可透过 RPE 脱色素区而显露其形态。尽管 RPE 有色素脱失，但其细胞间紧密连接仍然完整，因此无荧光素渗漏（图 1-10）。

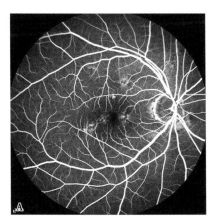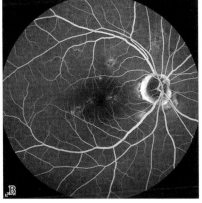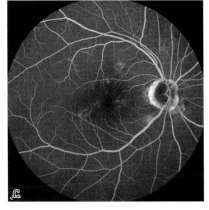

图 1-10　干性 AMD 黄斑区色素脱失伴色素增生的 FFA 造影图像，男性，68 岁

A. FFA 静脉期于黄斑区及视盘周围可见点片状 RPE 色素脱失透见荧光和色素增生性遮蔽荧光；B、C. FFA 中晚期可见透见荧光逐渐减弱，大小形态不变，而遮蔽荧光在整个造影过程中均呈弱荧光，不随时间变化而变化

　　图点评：透见荧光的特点是与脉络膜荧光同步出现，造影期间随脉络膜荧光（或背景荧光）增强而增强，减弱而减弱，但大小形态始终不变。遮蔽荧光在造影过程中无变化。

　■ 染料渗漏（leakage）：任何原因使视网膜的内、外屏障功能受损，或出现异常血管等均可导致荧光素分子渗出称为渗漏。若渗漏出的荧光素于解剖间隙逐渐积蓄起来称为染料积存（pooling）（见

图 1-3EF、图 1-5D）；若荧光素渗漏后弥散到周围组织上去，使其染上荧光称为组织染色或着染（staining）（见图 1-5D）。

■ 染料渗漏的发生主要有以下几种形式：

（1）视网膜内屏障功能损害发生的渗漏：视网膜血管性疾病或其他累及视网膜血管的病变可导致视网膜血管内皮的紧密连接受损而发生荧光素从血管内渗漏到血管外。譬如，在糖尿病性视网膜病变（见图 1-5）和 Behçet 病（图 1-11）。

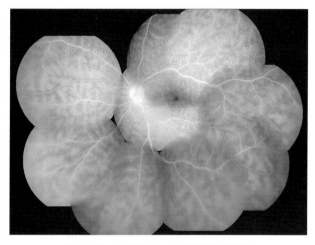

图 1-11　左眼 Behçet 病的 FFA 拼图

拼图显示弥漫性的视网膜微血管扩张渗漏强荧光，动脉旁可见弱荧光带，
视盘呈强荧光，边界欠清（该病例由中山大学中山眼科中心文峰教授提供）

图点评：Behçet 病 FFA 中动脉旁弱荧光带是因为动脉旁无毛细血管所致。同时葡萄膜炎会累及睫状血管系统会影响到视盘筛板前区、筛板区和筛板后区的血液供应而导致视盘呈强荧光。

（2）视网膜外屏障功能损害发生的渗漏：正常的 RPE 是阻止荧光素从脉络膜组织向视网膜下腔渗漏的一道屏障。任何原因使 RPE 细胞间的紧密连接（或封闭小带）受损均可致此屏障功能发生障碍，从而引起液体从脉络膜向视网膜下渗漏。如中心性浆液性脉络膜视网膜病变（central serous chorioretinopathy，CSC）（图 1-12）及 VKH（见图 1-3）均可导致 RPE 屏障功能损害而发生染料渗漏并积存于神经上皮下。

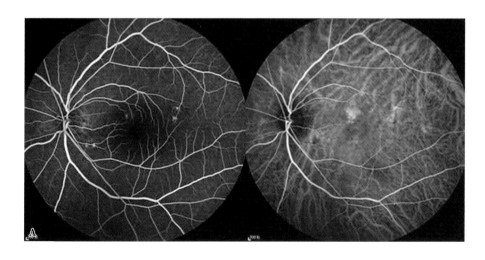

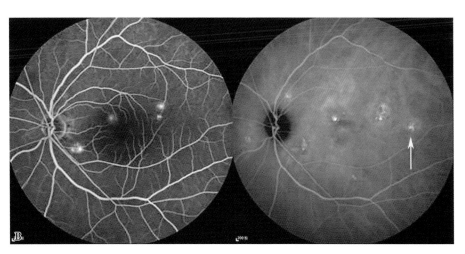

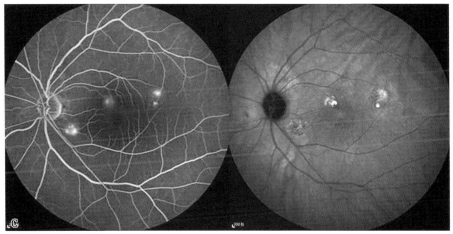

图 1-12　一例 CSC 患者 FFA 联合 ICGA 同步造影，男性，41 岁，司机

A. 联合造影早期，FFA 显示黄斑区多灶点状（RPE 渗漏）强荧光，ICGA 显示黄斑区脉络膜血管扩张；B. 联合造影中期，FFA 显示黄斑区多灶墨迹样渗漏，ICGA 显示后极部脉络膜血管扩张伴通透性增强所致的斑片状强荧光，局部 RPE 渗漏点着染强荧光，ICGA可显示 FFA 不能显示的病灶（黄色箭头所示）；C. 联合造影晚期，FFA 显示 RPE 渗漏强荧光范围进一步扩大，黄斑区有染料积存呈稍强荧光，ICGA 显示中期斑片状强荧光消退，可见局灶 RPE 着染强荧光和血管弓外脉络膜大血管呈弱荧光

图点评：ICGA 提示 CSC 患者脉络膜血管扩张伴通透性增强，RPE 为继发损害，为揭示 CSC 的发病机制提供依据。同时 FFA 为 CSC 的激光治疗提供准确定位。因此建议 CSC 患者均行双眼联合造影检查。

（3）异常血管性渗漏：①视网膜新生血管：任何原因使视网膜发生缺血性改变均可引起视网膜或视盘血管的异常生长而形成新生血管。常见的疾病有糖尿病视网膜病变（见图 1-5）、视网膜静脉阻塞、视网膜血管炎等。②脉络膜新生血管：或称视网膜下新生血管，它来源于脉络膜毛细血管的异常生长，突破 Bruch 膜长入 RPE 下或者视网膜神经上皮下。脉络膜新生血管常发生于湿性年龄相关性黄斑变性（见图 1-8AB）、中心性渗出性脉络膜视网膜病变、高度近视及一些可导致 Bruch 膜裂开的外伤或病变（如血管样条纹，见图 1-15）。③视网膜和脉络膜肿瘤血管发生的渗漏：视网膜和脉络膜肿瘤内的血管亦缺紧密连接，允许荧光素渗漏进入肿瘤内或使邻近的组织染色。包括脉络膜血管瘤、脉络膜黑色素瘤、视网膜血管瘤（见图 1-2）、视网膜及色素上皮错构瘤、星状细胞错构瘤等。

- ● 阅片注意要点
  - ■ 应连续、全面观察造影图片，不应以某几张照片先入为主，造成释义的片面。
  - ■ FFA 造影片应与彩色眼底像、NIR、FAF、OCT、ICGA 等多种影像资料对照观察分析（见图 1-2），以便更全面客观确定病变性质。
  - ■ 对某些疑难、细微病变，应注意双眼底同一部位、同一拍摄角度、相近拍摄时间的对比观察。
  - ■ 对视神经病变，应注意双眼早期像和晚期像的对照观察分析，以确定视神经有无异常荧光。
  - ■ 对异常荧光像的释义，应与相关的临床病理及血流动力学特点结合起来分析。
  - ■ 因许多病变可出现相似的荧光表现，正确的诊断尚需与其他眼科检查及全身病征结合起来考虑。
  - ■ 规范书写造影报告，以简练的描述，供临床参考。给出造影诊断，并根据造影拟作的临床诊断，建议需要增做的其他检查以及建议的治疗方案等。

ICGA 的基本原理

　　虽然 FFA 对视网膜血管疾病和 RPE 病变显示了其重要的临床价值，但它对脉络膜疾患的观察却有其局限性，这是由于：FFA 采用的蓝色激发光为可见光，难以穿透脉络膜和 RPE 的色素、出血、浊性渗出及黄斑区叶黄素等；荧光素分子能从正常脉络膜毛细血管渗漏出来形成弥漫性背景荧光，从而阻挡了对脉络膜深层结构的进一步观察。ICGA 恰好弥补了 FFA 的上述不足，它的基本原理是采用 ICG 为染料，近红外光或红外激光为激发光源，通过高速摄影或实时摄像，并经计算机图像处理系统来记录眼底尤其是脉络膜循环动态图像的一种技术。作为 FFA 的重要补充技术，目前 ICGA 已在眼底病（尤其是脉络膜相关性疾病）中获得了越来越广泛的推广应用。下面将就 ICGA 的基本原理与方法、临床阅片等方面作一简单叙述。

吲哚青绿血管造影的基本原理与方法

- ● 吲哚青绿
  - ● ICG 为一种三碳菁染料，易溶于水，分子量为 775u，分子式 $C_{43}H_{47}N_2O_6S_2Na$。其特点为：
    - ■ 最大吸收光谱 805nm，最大发射光谱 835nm，均在近红外光范围内，具有强穿透性，能透过出血、渗出、色素及 RPE 等，显示被掩盖下的病变性质；
    - ■ 与血浆蛋白结合率高达 98%，形成大的 ICG 结合蛋白复合体，渗透性弱，流速缓慢，较少从脉络膜毛细血管漏出；
    - ■ ICG 具有亲水基团（硫酸盐）和亲脂基团（多环），具有亲水和亲脂双重属性；
    - ■ ICG 几分钟内快速从肝脏中清除，不经过肠肝循环，故对眼组织无染色，且短时间内允许重复造影；
    - ■ 与荧光素相比，其荧光效率仅为前者的 1/25。
  - ● ICG 与荧光素钠的特征比较见表 1-1。
  - ● ICGA 的禁忌证：①碘过敏史者；②贝壳类食物过敏史及有严重过敏史者；③严重的肝病患者；④怀孕妇女。
  - ● ICGA 副作用：一般认为 ICGA 比 FFA 更安全，其副作用的发生率为 0.22%～0.334%。主要表现为轻度恶心、荨麻疹、瘙痒、便意、静脉疼痛及低血压等副反应。迄今为止，ICG 应用于眼科尚未见致病人死亡的报道。

表 1-1　吲哚青绿与荧光素钠的特性比较

	吲哚青绿	荧光素钠
最大吸收波长	805nm	490nm
最大激发波长	835nm	520nm
血浆蛋白结合率	98%	约 60%
分子量	775u	376u
荧光效率	弱（荧光素的 1/25）	强
组织染色	无	有
肝肠循环	不经过	经过
耐受性	较好	较差
光毒性	小	较大
安全性	好	好

● **ICG 造影方法**

现以近红外光眼底摄像系统为例简述 ICGA 的一般造影步骤：

- 造影前应详细询问有无碘和贝壳类食物过敏史，有无严重的肝肾疾病，对妇女检查者应询问有无怀孕，若有上述情况出现应禁忌做 ICGA；若同时作 FFA，应询问有无 FFA 禁忌证。
- 造影前详细检查眼底或仔细阅看 FFA 片（如已做），掌握造影的位置及重点。
- 登记患者的一般情况及造影资料，常规散瞳及服用抗过敏和止吐药物。
- 拍摄患者的彩色眼底像、自发荧光、NIR 眼底像。
- 将 25mg 或 50mg ICG 溶于厂家配制的注射用蒸馏水 3mL 或 5mL 中做造影用；将 5mL 注射用蒸馏水溶于装 25mg ICG 的残余瓶内作为 ICG 稀释剂，以备预试验用。
- 预试验：于肘前静脉注射预试验用的 1mL ICG 稀释剂，观察 5min 示患者有无过敏反应及其他不适。
- 若无过敏反应再在 5s 内于肘前静脉快速注入 50mg ICG，同时启动同步计时器、图像监视器，从监视器荧幕上或目镜内观察造影过程，注意早期图像与重点病变部位的拍摄，将造影图像储存于眼底图像处理系统内。每间隔 5min 拍摄 1 次，直至 30min 以上。
- 造影完毕后重新观察及分析储存的造影图像，并从视频打印机或图像处理系统上选择有代表性的造影图像进行打印，作为报告记录用。
- 若同时做 ICGA 和 FFA，可将 20% 荧光素钠 3mL 混溶于上述 ICG 配液内一同注入肘前静脉，或于注入 ICG 后 5min 再行注入荧光素，分别选择不同的滤光片组合做 ICGA 和 FFA。

吲哚青绿血管造影的临床阅片

目前 ICGA 已在眼底病的临床诊断、指导治疗、疗效观察及发病机制等方面发挥了越来越大的作用。但由于所采用的激发光、ICG 染料的特性及脉络膜血流动力学的复杂性，以及 ICGA 所见的异常荧光不仅与病变本身的结构，而且与所用的图像采集系统有关等原因，使得 ICGA 的荧光图像比 FFA 更为复杂，其临床诠释也比 FFA 要更困难。

● **正常荧光图像**

有关 ICGA 的分期尚无统一标准，目前主要有三种方法：

■ 按造影时间分期：分为造影早期（10min 内）、造影中期（10～20min）及造影晚期（20～40min）。各期正常脉络膜充盈形态见图 1-13。

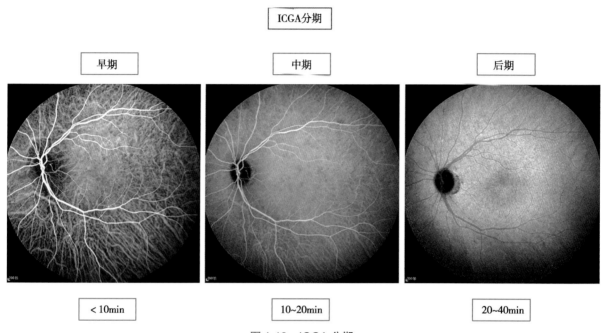

图 1-13　ICGA 分期

早期睫状后短动脉从黄斑附近进入眼内，呈放射状分布到赤道部，走行显得迂曲如蛇形，管径较细。随后为脉络膜毛细血管充盈，脉络膜毛细血管的详细结构不易分辨，但可见弱的弥漫性均匀荧光或呈薄纱状荧光改变，然后脉络膜静脉开始回流，脉络膜静脉管径较动脉粗大，荧光亦较强，脉络膜静脉走行呈平行斜行状，由后极部向各象限赤道部汇聚，最后回流至 4～6 支涡静脉。在早期可见整个脉络膜血管充盈过程，血管显示最清晰。中期脉络膜血管荧光开始消退，血管形态模糊。后期可见均匀的 ICG 背景荧光和脉络膜大血管呈负影弱荧光

图点评：要重视 ICGA 后期图像，因为很多 ICGA 的影像特征往往在后期更为明显。后期 ICGA 背景荧光与 RPE 细胞吞噬 ICG 分子有关。

■ 按脉络膜血管充盈时态分为：动脉期：后极部至周边部脉络膜动脉充盈期；动 - 静脉期：涡静脉开始显影，此时黄斑区脉络膜荧光最强；静脉期：脉络膜动脉荧光减弱，静脉荧光显得更为清晰；消退期：脉络膜静脉影像模糊，脉络膜荧光呈弥漫性斑点状荧光改变。

■ 按造影的确切时间描述：如注射后 x min x s，造影 x min x s 等。

● **生理性脉络膜分水带（watershed zone）**

■ 分水带是指睫状后动脉主干（二支或三支）在脉络膜分区供应的交界处，是一个相对缺血区域。分水带常在后极部出现，主要呈水平状和垂直状分布（见图 1-6）。

ICGA异常荧光图像（图1-14）

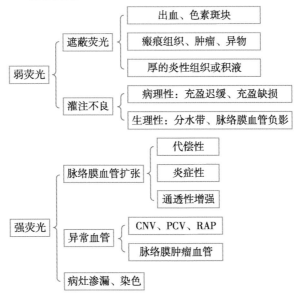

图 1-14　ICGA 眼底异常荧光分为弱荧光和强荧光

弱荧光主要见于遮蔽荧光和灌注不良；强荧光主要见于脉络膜血管扩张、脉络膜异常血管及病灶渗漏染色等

图点评：眼底荧光强弱有助于帮助临床医师判断视网膜脉络膜病变性质及阐释病理机制。

● 弱荧光

弱荧光是指相对于其周围正常荧光而言荧光强度降低。弱荧光主要见于以下几种情况：

■ 遮蔽荧光效应：色素、出血、瘢痕、肿瘤及厚的组织或积液的因近红外光的强穿透力，ICGA 的遮挡荧光表现与 FFA 有所不同（见图 1-8AC、图 1-17）。

■ 生理性脉络膜灌注不良：包括造影早期出现的脉络膜分水带（见图 1-6）和后期出现的脉络膜大血管负影（指已排空染料的脉络膜大血管在背景荧光衬托下呈现的暗血管轮廓，见图 1-12C、图 1-15C）。生理性分水带是 ICG 还没有完全充盈的结果，而生理性的脉络膜血管负影为 ICG 消退所致。

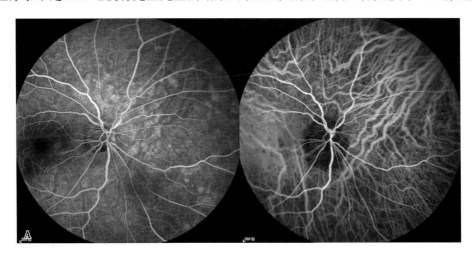

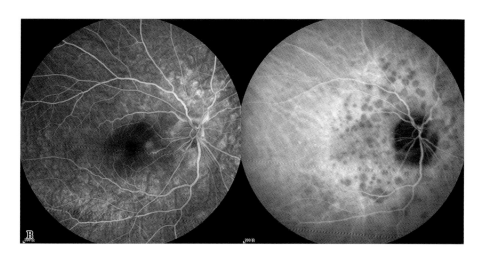

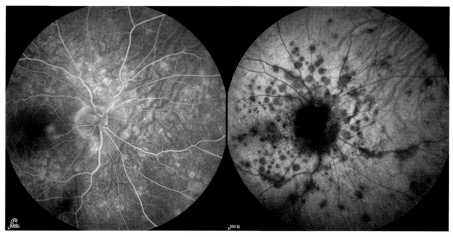

图1-15 一例一过性多发性白点综合征（multiple evane scent white dot sydrome，MEWDS）FFA联合ICGA同步造影

A～C. 分别为联合造影的早期、中期、晚期。FFA早期于视盘周围可见散在点片状强荧光病灶，随时间延迟可见病灶处荧光素渗漏，后极部视网膜静脉血管及微血管轻渗漏呈模糊强荧光。ICGA早期于视盘颞侧可见散在点状弱荧光病灶，ICGA中期可见后极部脉络膜血管扩张渗漏呈弥漫强荧光，视盘周围可见散在大小不等圆形弱荧光，晚期弱荧光病灶更为清晰，同时可见脉络膜大血管负影弱荧光

图点评：一过性多发性白点综合征是影响外层视网膜和脉络膜的急性炎症性疾病，ICGA中晚期可见散在特征性的圆形弱荧光灶，可能是炎性物质的存积或者脉络膜毛细血管闭塞所致。ICGA较FFA可显示更多病灶。

■ 病理性脉络膜血管灌注不良：分为脉络膜充盈迟缓与脉络膜充盈缺损，如何判断脉络膜充盈迟缓目前尚无一个统一的标准，主要依据比周围正常脉络膜充盈迟5s以上。脉络膜充盈迟缓可见于年龄相关性黄斑变性、CSC（图1-16）等多种脉络膜疾病；脉络膜充盈缺损是因脉络膜动脉血管阻塞所致。图1-16为3例CSC患者FFA联合ICGA同步造影早期脉络膜灌注不良图像。

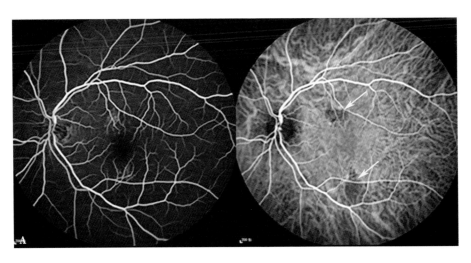

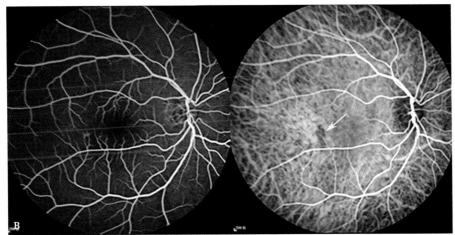

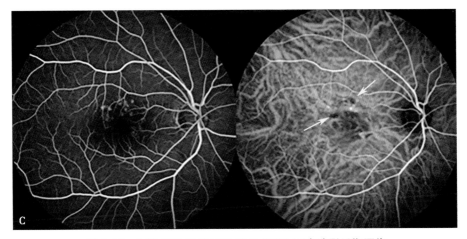

图 1-16　3 例 CSC 患者 FFA 联合 ICGA 同步造影早期图像

A～C. FFA 影像显示黄斑区点状 RPE 渗漏强荧光,ICGA 影像显示后极部散在点片状脉络膜灌注不良弱荧光(黄色箭头所示),其周围可见脉络膜血管扩张

图点评:根据 ICGA 提供的影像特征,推测 CSC 的发病机制可能为一个或多个脉络膜小叶的缺血导致脉络膜毛细血管和静脉的扩张充血,进而引起脉络膜血管通透性增高,在液体高渗压力的作用下导致 RPE 封闭小带的损害或形成 RPE 脱离,最终引起神经上皮脱离。

- 遮蔽荧光效应与脉络膜灌注不良并存所致的弱荧光：如一些瘢痕组织与炎性浸润灶所呈现的弱荧光可能是荧光遮蔽效应与病灶下的血管床闭塞共同作用的结果（见图1-15）。

- **强荧光**

强荧光是指相对于周围正常荧光而言荧光强度增高。在评价强荧光时，应特别留意强荧光出现的时期，如假荧光出现于染料注射前；异常血管在造影早期最清楚；而渗漏常见于造影后期等等。一般而言，病理性强荧光主要见于以下两种情况：

- 异常血管。异常血管常见于以下几种情况：①新生血管：CNV、PCV、RAP等（见图1-8）；②脉络膜肿瘤内在血管；③炎性脉络膜血管扩张（见图1-3）；④代偿性脉络膜血管扩张（见图1-12）；⑤脉络膜血管的先天性变异；⑥脉络膜视网膜吻合；⑦视网膜血管异常。

- ICG渗漏和着染。任何原因使脉络膜血管的通透性增强，或RPE的紧密连接破坏，或出现异常血管等均可导致ICG分子渗出，这种情况称为渗漏。任何异常物质（特别是富含脂质的组织）对ICG具有高度亲和力，会使ICG渗入异常物质中，这种情况称为着染，由于ICG-血浆蛋白复合体分子量大，因此即使在病理状态下，染料渗出的量也很局限。要渗入异常物质中的速度缓慢，因此着染通常是在ICGA晚期显影出来，如血管样条纹的ICG着染（见图1-17）。ICG的渗漏主要有三种情况：一是血管通透性增强（见图1-3、图1-12）；二是异常血管，如CNV、PCV、RAP等（见图1-8），致染料渗漏；三是RPE屏障功能受损（见图1-3、图1-12）。

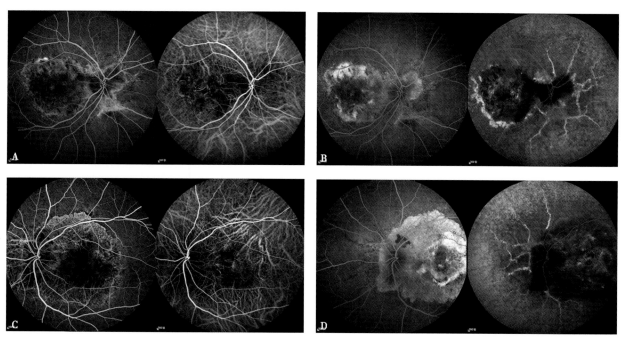

图1-17　一例血管样条纹的FFA联合ICGA同步造影 男性，64岁

A、B为右眼，C、D为左眼，A、C.为联合造影早期，FFA显示黄斑区瘢痕性弱荧光及色素性遮蔽荧光，病灶边缘及视盘周围可见透见荧光，视盘周围条纹状弱荧光，ICGA显示黄斑区瘢痕遮蔽弱荧光及脉络膜毛细血管萎缩，视盘周围条纹状病灶未见明显异常荧光；B、D.为联合造影晚期，FFA显示黄斑区瘢痕染色强荧光，视盘周围条纹状弱荧光，ICGA显示黄斑区瘢痕遮蔽弱荧光，部分瘢痕染色呈荧光，视盘周围条纹状病灶染色呈清晰强荧光

图点评：血管样条纹在FFA和ICGA早期容易被忽略，而在ICGA晚期病灶染色可清晰的显示条纹形态。

小　结

- FFA 和 ICGA 在眼底病的临床诊断、鉴别诊断、疗效观察以及阐释疾病发病机制方面具有重要作用，是眼底病检查诊断的最重要手段之一。
- 造影阅片需要连续动态、全面观察造影图片，要结合临床病理、血流动力学特征以及彩色眼底像、NIR、FAF、OCT、ICGA 等多模影像综合全面分析才能更加全面客观确定病变性质。
- 有不少 ICGA 异常荧光征象还缺乏临床病理联系，再加上脉络膜血液循环所具的复杂性和动态性，以及不同图像采集系统显示荧光的差异，使得 ICGA 异常荧光的诠释比 FFA 要困难很多。
- ICGA 作为 FFA 的补充技术，已在眼底疾病，特别是脉络膜相关疾病中得到了越来越广泛的应用。
- 随着 ICGA 技术的改进与经验的积累，ICGA 将在眼底病的诊治方面具有越来越重要的价值。

（曾仁攀　文　峰）

参 考 文 献

1. 文峰. 努力提高眼底血管造影的临床释义水平. 中华眼底病杂志，2000，16（1）：2-3

2. 文峰. 浅谈眼底血管造影的临床释义. 中华眼底病杂志，2001，17（1）：67-69

3. 李凤鸣. 中华眼科学. 2版. 北京：人民卫生出版社，2005

4. 文峰，吴德正. 浅谈吲哚青绿血管造影的临床释义. 中华眼底病杂志，2002，18（1）：74-108

5. 文峰，吴德正，李海涛，等. 息肉状脉络膜血管病变的眼底特征分析. 中华眼底病杂志，2003，19（5）：269-272

6. WEN F, CHEN C Z, WU D Z, et al. Polypoidal choroidal vasculopathy in elderly Chinese patients. Graefe's Archive of Clinical and Experimental Ophthalmology，2004，242（8）：625-629

吲哚青绿血管造影的超晚期

Ultra-late Phase of Indocyanine Green Angiography

- 1969 年，Kogure 等首次利用 ICG 染料和近红外扫描激光获得了眼底血管造影图像，即为 ICGA。ICG 分子为亲水性，能够从脉络膜毛细血管或受损的脉络膜血管中弥散出来，分布于整个脉络膜和巩膜。如果 RPE 细胞损伤，ICG 分子同样可以渗漏到视网膜。

ICGA 的传统分期

- 在 ICGA 早、中、晚期基础上，动静脉期为 ICG 染料注射后 5min 内。
- 传统意义上的晚期（conventional late phase）为 ICGA 造影的 30min。
- 因为 ICG 血浆清除第 2 个高峰在染料注入后 1h 的特性保证了造影晚期图像的可观察性，在这个阶段有个特征性的"图像反转现象"，视网膜和脉络膜血管呈黑色无红外荧光，背景呈均一的颗粒状强红外荧光，国内学者文峰教授和李瑞峰教授先后将其归纳为 ICGA 的反转期（flip phase）。

ICGA 的超晚期（ultra-late phase）

- 日本学者 Mori K 教授于 2002 年首次提出了超晚期概念，即静脉注射 ICG 染料 24h 后，应用共焦扫描检眼镜（confocal scanning laser ophthalmoscope，cSLO，激发光 787nm，滤光片>800nm）记录的 ICGA 眼底荧光图像（图 2-1）。

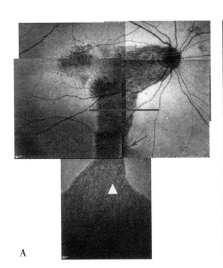
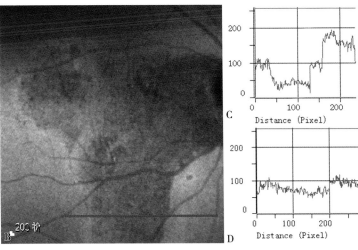

图 2-1　慢性 CSC 患眼 ICGA 翻转期和超晚期图像比较

A. ICGA 超晚期荧光图像显示后极部自视盘向颞下血管弓区域呈"河道样"弱荧光改变,底部弱荧光范围扩大(黄色三角),在弱荧光与正常视网膜组织之间呈现一条强荧光亮带(红色箭头),黄斑部呈斑驳样荧光改变,以弱荧光为主;B. ICGA 反转期由于脉络膜基质内 ICG 染料残留,巩膜 ICG 染色等,弱荧光区域及弱荧光与正常视网膜组织间强荧光亮带不明显;C. 图 A 中红线处信号强度分析;D. 图 B 中红线处信号强度分析,与超晚期比较,反转期中病变处弱荧光区与正常视网膜组织信号间差异并不明显

　　图点评:文献报道染料注入 1h 后可观察到反转像,视盘荧光暗黑,脉络膜大血管呈弱荧光轮廓。然而当注射 ICG 染料 24h 后所拍摄的超晚期像,此时血管中 ICG 基本清除,我们认为该期图像更能体现 ICG 染料在细胞内沉积与代谢情况。

ICGA 超晚期的影像学特征

● Mori K 教授研究发现 ICGA 超晚期图像表现为背景荧光为均匀一致呈颗粒状外观,此时视网膜血管内荧光信号消失,视网膜血管结构与背景荧光形成鲜明对比。脉络膜血管结构消失,而视盘盘缘可表现为相对强荧光信号。研究表明随着年龄增加,ICGA 超晚期图像信号增强,例如 60 岁人群的超晚期图像信号强度是 30 岁的 2.1 倍。体外实验表明超晚期图像信号强度与 ICG 染料用量有关。

● ICG 染料在血浆中的保留率非常低,超晚期中 ICG 染料主要残留于血管外,即视网膜与脉络膜血管之间,亦可能沉积于脉络膜毛细血管层间隙。超晚期中的强、弱荧光体现了 ICG 染料在 RPE-Bruch 膜复合体间的分布特征(图 2-2)。

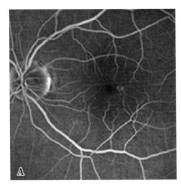
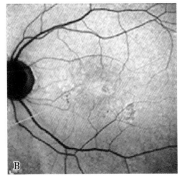
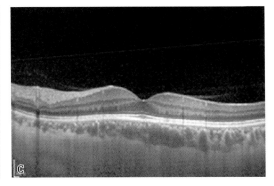

图 2-2　47 岁女性左侧正常眼 ICGA 超晚期图像特征

A. FFA 静脉期可见中心凹旁点状强荧光为玻璃膜疣;B. ICGA 超晚期提示黄斑部为均匀一致呈颗粒样背景荧光,伴点状弱荧光(绿色箭头为 OCT 扫描方向);C. OCT 提示黄斑部结构大致正常

图点评：玻璃膜疣在 FFA 中表现为点状强荧光，无染料渗漏；ICGA 超晚期弱荧光可能与局灶 RPE 萎缩、无法吞噬和存储 ICG 染料有关。

● 在 AMD 伴随或不伴随 CNV 病例中，可出现地图状弱荧光区域，可能与中性脂类沉积有关，提示疾病进展（图 2-3）。Mori K 等人研究发现随着 ICG 染料浓度增加，超晚期信号强度不断提高；在 AMD 患眼中，无论是否伴随 CNV 病变，ICGA 超晚期信号强度未见差异。然而与正常人群比较，随着年龄的增加，ICGA 超晚期信号强度提高。

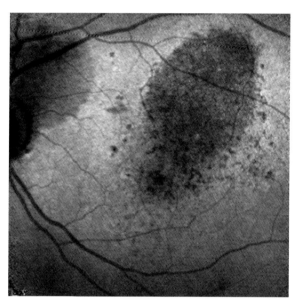

图 2-3　ICGA 超晚期的图像特征

ICGA 超晚期的地图状弱荧光区域，可能与中性脂类沉积有关，反映病变 RPE 在吞噬 ICG 能力上的差异

图点评：ICGA 超晚期与近红外光自发荧光图像类似，均不同程度反映了 RPE 功能，但机制不同，前者反映的是 RPE 吞噬 ICG 染料的能力，而后者则提示 RPE 中黑色素、氧化黑色素和脂褐素黑色素复合体的代谢情况。

RPE 细胞功能与 ICGA 超晚期

● 在 ICGA 超晚期，RPE 细胞通过 Na^+/K^+-ATPase 泵主动摄取 ICG 染料构成该期特有的荧光图像，ICG 荧光性物质存在于 RPE 的胞浆中，细胞核不受影响。

● Chang AA 等人也在手术切除 CNV 后发现 ICG 存在于完整的 RPE 细胞。

● Sippy 等人研究表明 ICG 分子会使 RPE 内线粒体酶的活性降低，而在细胞形态学与微结构上 RPE 细胞均未发生明确改变。

● Stalmans P 则认为 ICG 所造成溶剂渗透压改变或许发挥更主要的作用。

● 综上，病变 RPE 在吞噬 ICG 能力上的差异将直接影响 ICGA 晚期的荧光图像。

在正确解读 ICGA 超晚期图像特征时，请务必明确该图像为 ICG 染料荧光和近红外自发荧光（near infrared fundus autofluorescence，NIR-FAF）的混合图像（图 2-4）。

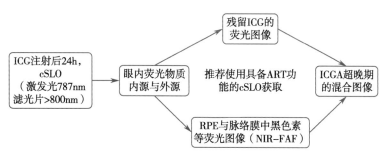

图 2-4　ICGA 超晚期图像荧光组成

　　图点评：在 ICGA 超晚期，眼内同时具备内源和外源的荧光物质，因此我们获得的是混合图像，但由于 ICG 染料的存在，获取超晚期图像的激光能量较低，因此 NIR-FAF 的信号强度比较微弱，因此 ICGA 超晚期的图像还是以 ICG 染料荧光为主。

以慢性 CSC 为例探讨 ICGA 超晚期荧光图像的影响因素

● RPE 与 ICG 染料的相互作用

■ 在 ICGA 超晚期中，RPE 将主动吞噬眼内残留的非结合型 ICG。因此，异常荧光改变反映了 ICG 在 RPE-Bruch 膜 - 脉络膜毛细血管复合体中的分布情况。

■ 弱荧光区域提示 PRE 功能失代偿或萎缩，即 RPE 对 ICG 吞噬不良，此外，慢性 CSC 病例中浆液性神经上皮层脱离亦可造成荧光遮蔽。

■ 处于炎性高代谢状态的 RPE 吞噬 ICG 分子的能力异常增强，细胞膜 Na^+/K^+-ATPase 泵功能失常，RPE 细胞膜通透性增强，大量 ICG 分子流入，造成 ICGA 超晚期的强荧光图像（图 2-5、图 2-6）。

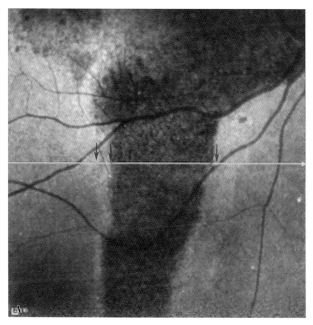
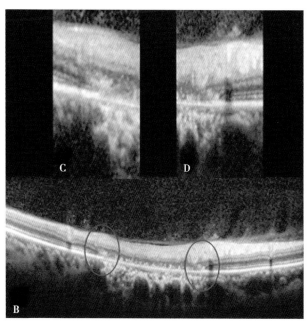

图 2-5　慢性 CSC 患眼 ICGA 超晚期像联合 OCT 检查

A. 正常视网膜与弱荧光区域之间存在一个强荧光过渡带（A 中红色箭头所示区域，绿色箭头为 OCT 扫描方向）；B. OCT 提示强荧光过渡带处外界膜完整，RPE 反射增强，水肿，光感受器光带消失（红圈所示）；C、D. 图 B 中红圈部分的局部放大图

图点评：ICGA 超晚期正常视网膜与弱荧光区域之间的强荧光过渡带提示慢性 CSC 病情进展过程中光感受器早于 RPE 受损，这一改变与 AMD 患眼地图样萎缩相似，有助于对慢性 CSC 发病机制的进一步分析。

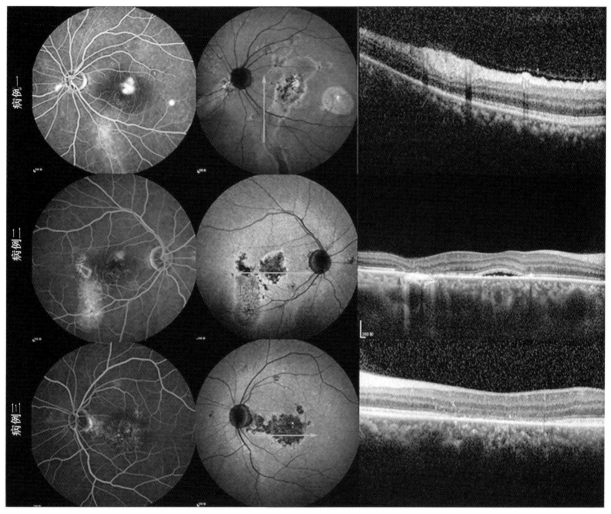

图 2-6 慢性 CSC 患眼 FFA、ICGA 超晚期像联合 OCT 检查
左侧第一列为 FFA 中期，中间一列为 ICGA 超晚期，右侧一列为 OCT（扫描方向为中间一列绿色箭头所示），与图 2-5 类似，红色箭头所示为 ICGA 超晚期强荧光过渡带区域，OCT 提示该处外界膜和 RPE 完整，光感受器消失

图点评：慢性 CSC 患眼 ICGA 超晚期出现了类似蓝光自发荧光的"河道样"低信号，以及斑片状 RPE 弱荧光区域，但蓝光自发荧光与 ICGA 超晚期在机制上不同。ICGA 超晚期主要利用 ICG 染料的生物学分布来观察 RPE-Bruch 膜 - 脉络膜毛细血管复合体的功能，脉络膜血管渗透性增强，RPE 层出现"河道样"萎缩，同时伴随光感受器萎缩。RPE 在慢性 CSC 的发病过程中发挥着重要作用。蓝光自发荧光则是通过脂褐素代谢反映 RPE 功能。

● NIR-FAF
   ■ 黑色素、氧化黑色素、脂褐素前体以及上述物质在 RPE-Bruch 膜 - 脉络膜毛细血管结构中的复合体均会产生长波长自发荧光，如 NIR-FAF。

- 在浆液性神经上皮层脱离区域，RPE 自身所表现的两条光带分离，RPE 细胞底部的黑色素有向顶端运动趋势，因此，由于浆液遮蔽作用，NIR-FAF 可表现为弱荧光。
- 此外，由于视网膜下渗出物含有纤维蛋白成分，在 ICGA 超晚期的弱荧光区域，视网膜下液发挥一定作用，纤维蛋白能够产生特定的自发荧光信号，有可能影响 ICG 荧光图像。
- 在 RPE 萎缩区域由于缺少荧光物质因此也表现为弱荧光。
- 如果 RPE 层间断裂不均或伴有部分含有黑色素组织同时脱离，则表现为强荧光。
- 在强荧光亮带处 RPE 处于炎性高代谢状态，黑色素在其内大量蓄积呈强荧光。
- 强荧光区域提示疾病进展情况。
- 此外，在 RPE 萎缩区域主要表现为脉络膜外层的黑色素相关性自发荧光。

小　结

● 在解读 ICGA 超晚期图像时，需同时考虑 ICG 染料荧光和 NIR-FAF 两方面因素。ICGA 超晚期反映了 RPE-Bruch 膜-脉络膜毛细血管复合体的功能，是对传统分期的有力补充。

（华　瑞　文　峰）

参 考 文 献

1. HUA R，YAO K，XIA F，et al. The hyper-fluorescent transitional bands in ultra-late phase of indocyanine green angiography in chronic central serous chorioretinopathy.Lasers Surg Med，2016，48（3）：260-263

2. MORI K，GEHLBACH P L，NISHIYAMA Y，et al.The ultra-late phase of indocyanine green angiography for healthy subjects and patients with age-related macular degeneration.Retina，2002，22（3）：309-316

3. SIPPY B D，ENGELBRECHT N E，HUBBARD G B，et al. Indocyanine green effect on cultured human retinal pigment epithelial cells：Implication for macular hole surgery. Am J Ophthalmol，2001，132（3）：433-435

4. STALMANS P，VAN AKEN EH，VECKENEER M，et al.Toxic effect of indocyanine green on retinal pigment epithelium related to osmotic effects of the solvent. Am J Ophthalmol，2002，134（2）：282-285

第三章

近红外光检测眼内吲哚青绿代谢

Near-infrared Scanning Laser and Metabolism of Indocyanine Green in Eye

---

- ICG 作为活体染色剂能够特异性识别内界膜（inner limiting membrane, ILM），在染色性及对比度上要优于亮蓝，能够区分玻璃体后皮质和视网膜神经纤维层，提高了 ILM 剥离的成功率。
- 然而手术后却存在 ICG 在眼内的残留、代谢及副作用等问题。
- 笔者的前期研究表明，应用近红外光可以获得眼底黑色素相关性自发荧光信号（即 NIR-FAF）及眼内积存的 ICG 染料信号，即假荧光信号，但两者区别较明显（图 3-1）。

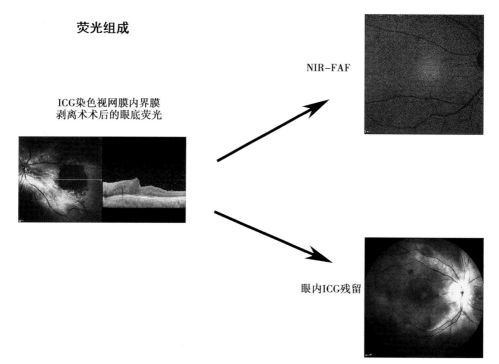

图 3-1　ICG 辅助 ILM 染色的玻璃体切除手术（pars plana vitrectomy, PPV）**术后眼底近红外光波段荧光组成**
近红外光波段扫描激光可同时激发眼内内源性荧光物质（以黑色素和氧化黑色素为主）的 NIR-FAF 和外源性荧光物质（如注入眼内的 ICG 染料）。由于外源性荧光物质含量较多，荧光信号较强，因此在正常条件下 NIR-FAF 可忽略不计

　　图点评：由于 ICG 分子量较大，与血红蛋白结合较为紧密，传统上 ICG 血管造影检查的染料很难渗漏进入玻璃体腔和视网膜表面，因此其荧光特点和代谢与眼内注射 ICG 的荧光图像具有显著区别。

- 我们联合应用共焦激光眼底血管造影仪 II 与 SD-OCT，观察了一组 ICG 染色辅助 ILM 剥离的 PPV 术后患眼近红外光眼底荧光（near infrared fundus fluorescence, NIR-FF）图像特点及视网膜微结构改变,分析 ICG 在眼内代谢情况。

- 技术路线:对于 ICG 辅助 ILM 染色的 PPV 术后患者,在不注射 ICG 情况下行 ICGA 检查,联合 SD-OCT 成像,即可获得眼内 ICG 代谢图像。
- NIR-FF 能清晰显示眼底 ICG 的代谢情况,因此可用来观察 PPV 术后 ICG 的残留。ICG 眼内注射后将沿视神经纤维处走行,荧光先增强后消失,最终由视盘处代谢出眼,可在视盘处沉积数年(图 3-2～图 3-4)。

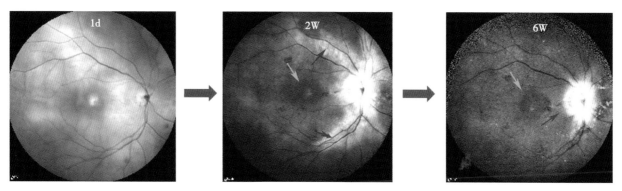

图 3-2　黄斑前膜患者眼内 ICG 染料代谢途径

右眼眼内注射 ICG 后第 1 天,可见视网膜弥漫性强荧光。2 周后强荧光主要集中在视网膜神经纤维层走行区域(红色箭头所示)和视盘处,黄斑中心凹处为盘状弱荧光(绿色箭头所示)。6 周后仍可见后极部视网膜散在点状强荧光,但 ICG 荧光主要集中在视盘处(红色箭头所示),而黄斑中心凹处仍表现为盘状弱荧光(绿色箭头所示)

图点评:ICG 进入玻璃体腔后首先弥漫分布于视网膜表面,然后可由视网膜神经节细胞主动摄取并通过轴浆运输,沿视网膜神经纤维层转运至视盘处,最终由视盘代谢出眼。黄斑部盘状弱荧光区域通常提示 ILM 剥离范围。

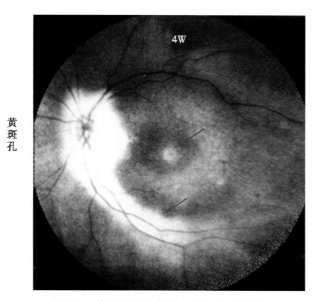

黄斑孔

图 3-3　黄斑裂孔患者眼内 ICG 荧光特征

PPV 术后 4 周,视网膜神经纤维层和视盘处可见高亮荧光(红色箭头所示),其余后极部视网膜可见散在强荧光,黄斑区可见盘状弱荧光区域(绿色箭头所示)和中心圆点状强荧光(红色箭头所示)

图点评:黄斑部盘状弱荧光区域通常提示 ILM 剥离范围。中心凹处圆点样强荧光为黄斑裂孔处 RPE 直接暴露于 ICG 染料后,主动吞噬 ICG 并在细胞内残留所致。

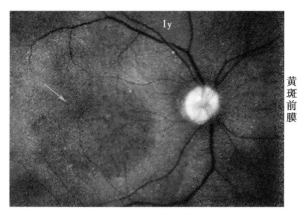

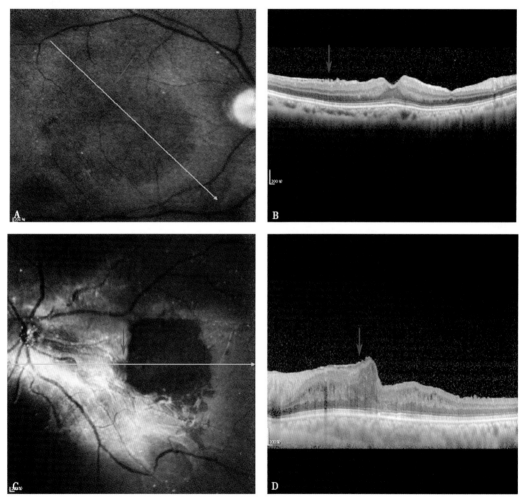

图 3-4 黄斑前膜患者眼内 ICG 荧光特征

PPV 术后 1 年,视盘处高亮荧光(红色箭头所示),后极部视网膜可见散在中等荧光,黄斑区可见盘状弱荧光区域(绿色箭头所示)

图点评:ICG 荧光将在视盘处长期残留。

- NIR-FF 弱荧光信号可提示 ILM 剥离范围以及视网膜脉络膜萎缩区域(图 3-5～图 3-7)。

图 3-5 ICG 弱荧光区域的 SD-OCT 成像

A. 右眼 NIR-FF 可见黄斑中心圆盘样弱荧光,红色箭头所示为弱荧光与周边中等荧光的边界,视盘处为强荧光,绿色箭头为图 B 中 SD-OCT 扫描方向;B. SD-OCT 提示弱荧光区域 ILM 反光消失,周边部可见 ILM 反光(红色箭头所示);C. 另一患者左眼 NIR-FF 可见黄斑中心盘状弱荧光区域,红色箭头所示为弱荧光与周边强荧光分界,视神经纤维为强荧光区域,绿色箭头为图 D 中 SD-OCT 扫描方向;D. SD-OCT 提示弱荧光区域 ILM 反光消失,周边部可见 ILM 反光(红色箭头所示)

图点评：SD-OCT 联合 NIR-FF 可以从视网膜解剖和荧光代谢两方面确定 ILM 剥离范围。

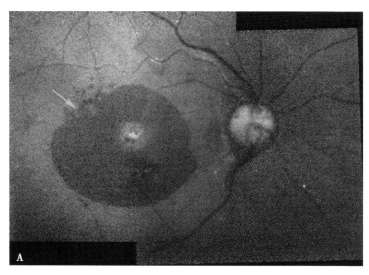
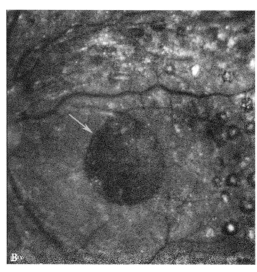

图 3-6　ILM 剥离后的 NIR-FF 图像特征

A. 右眼 NIR-FF 可见黄斑中心圆盘样弱荧光（绿色箭头所示），弱荧光中心可见圆点状强荧光信号（红色箭头所示），视盘处为强荧光信号；B. 另一患者左眼 NIR-FF 可见黄斑中心圆盘样弱荧光（绿色箭头所示），其余后极部视网膜可见斑点状强荧光信号

图点评：图 A 为黄斑裂孔 ILM 剥离患者，因此在弱荧光中心可见圆点状强荧光信号，图 B 为单纯 ILM 剥离患眼，周边视网膜可见激光斑，光凝斑处由于位置较低，ICG 易于残留，因此手术后仍表现为斑点状强荧光。

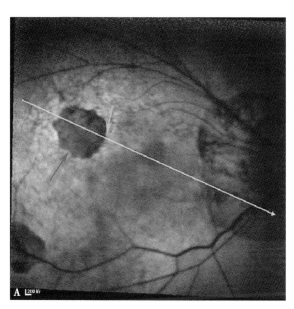
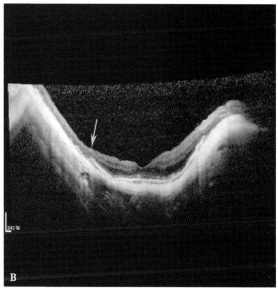

图 3-7　脉络膜视网膜萎缩的 NIR-FF 图像特征

A. 右眼眼内注射 ICG 后可见后极部弥漫强荧光信号，黄斑颞上方可见斑片样弱荧光区域，约 1 个 PD，边界清晰（绿色箭头所示），内部则表现为弱荧光（红色箭头所示），绿色长箭头提示图 B 中 SD-OCT 扫描方向；B. SD-OCT 可见中心凹颞上方视网膜及内层脉络膜萎缩（绿色箭头所示）

图点评：NIR-FF 弱荧光亦可见于视网膜脉络膜萎缩区域，本例中部分视网膜和内层脉络膜萎缩，使外层脉络膜中近红外光自发荧光透见增强，构成本例中的弱荧光。

31

- 手术后黄斑部类圆形弱荧光区域存在以下 3 种情况
  - ILM 完全剥离后该处黏附的 ICG 也完全剥离，类圆形弱荧光区域不伴随视网膜前膜样结构；
  - 仅增殖膜剥离，ILM 部分残留，此时为类圆形弱荧光区域仍可检测出黄斑部膜样结构；
  - ILM 剥离后创伤刺激胶质细胞再生、修复，从而仍可检测出黄斑部膜样结构。
- 异常强荧光可包括激光斑、视网膜增殖膜等（图 3-8）

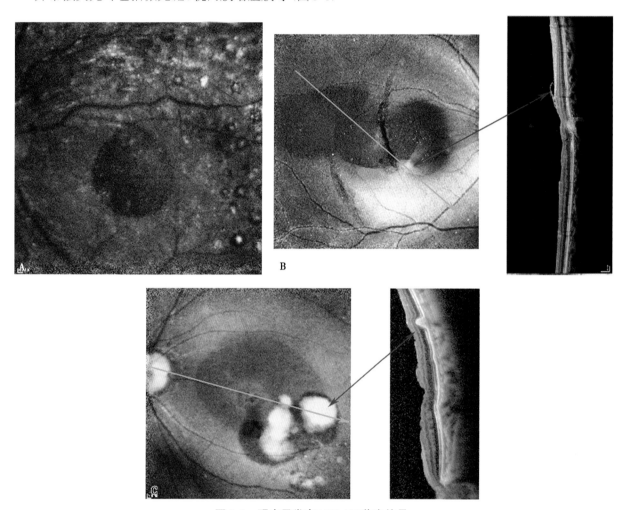

图 3-8　眼内异常高 NIR-FF 荧光信号

A. 左眼 NIR-FF 图像可见黄斑部类圆形的荧光区域，颞上黄斑部可见圆点状强荧光（红色箭头所示）；B. 右眼 NIR-FF 可见黄斑部大片强荧光区域、弧形弱荧光条带以及斑片状强荧光（红色双箭头所示），SD-OCT 提示斑片状强荧光区域为视网膜前增殖膜，绿色箭头为 SD-OCT 扫描方向；C. 左眼黄斑部可见大片弱荧光区域及团块样强荧光（红色双箭头所示），SD-OCT 提示团块样强荧光为视网膜下融合玻璃膜疣，绿色箭头为 SD-OCT 扫描方向，该患者在 PPV 术前曾行 ICGA 检查，血循环中的 ICG 在玻璃膜疣中沉积

图点评：黄斑部大片弱荧光为 ILM 剥离范围，图 B 中弧形弱荧光条带为脉络膜破裂病灶，视网膜及脉络膜萎缩，呈现弱荧光。光凝斑处由于位置较低，ICG 易于残留，因此手术后仍表现为斑点状强荧光。由于 ICG 趋向于黏附在增殖膜上，因此在手术后可观察到残留在增殖膜处的强荧光。对于 RPE 脱离、玻璃膜疣等病变表现强荧光，可能与该患者手术前进行 ICGA 有关，即在造影过程中病变区 ICG 摄取增加，导致其蓄积。

- 黄斑裂孔处术后可残留 ICG，SD-OCT 提示该处在黄斑裂孔强荧光信号处 RPE 变薄，光感受器层不连贯（图 3-9）。

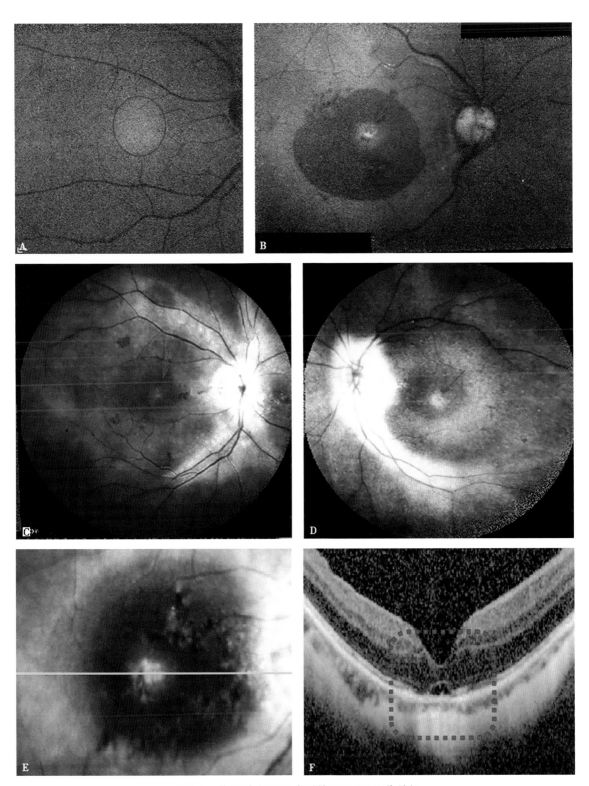

图 3-9　黄斑裂孔 PPV 术后的 NIR-FF 图像特征

A. 正常眼黄斑部 NIR-FAF 表现为中心弥漫高自发荧光信号(红色圆圈所示);B～D. 3 例黄斑裂孔患者 PPV 术后的 NIR-FF 图像可见黄斑部 ILM 剥离区域弱荧光,中心为圆点状强荧光(红色箭头所示);E. 黄斑裂孔患者 PPV 术后的 NIR-FF 图像可见原裂孔处强荧光(绿线为图 F 中 SD-OCT 扫描方向);F. SD-OCT 黄斑裂孔闭合,视网膜下少量积液,RPE 萎缩(红色点状方框所示)

图点评:ICG 长期在黄斑裂孔处积存可导致该处的 RPE 萎缩。

- ICG 长期存在眼内产生的光化学毒性作用可造成术后视力下降。
  - 临床表现及 OCT 检查均提示在 ICG 染色的视网膜表面会吸收更多的激光能量，提示 ICG 具有较强的光毒性。
  - 在 ICG 辅助 ILM 剥离治疗黄斑裂孔术后，在原裂孔部位或 ICG 染料能够直接接触到 RPE 细胞部位出现 RPE 萎缩、中心凹变薄及脉络膜浅层毛细血管萎缩等现象。
  - 我们发现 ICG 沿视网膜神经纤维走行逐渐运输至视盘处代谢出眼，并长期积存于视盘处亦可造成相应神经组织的损伤。
  - 分析 ICG 辅助剥离 ILM 组织可以观察到其上连接着 Müller 细胞脚板、神经元细胞及神经节细胞，说明 ICG 改变切割平面造成眼内组织的损伤。

小　　结

- ICG 辅助 PPV 术后的眼底荧光分布具有其特殊性，代谢周期较长，如长期积存于黄斑裂孔、神经纤维及视盘处可能会造成对视功能的影响。

（华　瑞　文　峰）

参 考 文 献

1. 华瑞，陈亢，柳力敏，等. 吲哚青绿染色视网膜内界膜剥离手术后近红外光荧光特点及临床意义. 中华眼底病杂志，2012，28（2）：149-152

2. 华瑞，柳力敏，张慧，等. 两种波长自发荧光在眼底疾病诊断中的应用. 眼科新进展，2010，30（11）：1048-1053

3. 华瑞，胡悦东，柳力敏，等. 两种波长自发荧光联合频域光学相干断层扫描对视网膜色素变性微结构与功能的再认识. 中华眼视光学与视觉科学杂志，2011，13（3）：178-182

4. SEKIRYU T，IIDA T. Long-term observation of fundus infrared fluorescence after indocyanine green-assisted vitrectomy. Retina，2007，27（2）：190-197

5. KERSEY T L，BOLTON A，PATEL C K. Serial autofluorescence imaging over two years following indocyanine green—assisted internal limiting membrane peel for macular hole. Clin Experiment Ophthalmol，2005，33（5）：538-539

6. KWOK A K，LAI T Y，LI W W，et al. Indocyanine green-assisted internal limiting membrane removal in epiretinal membrane surgery：a clinical and histologic study. Am J Ophthalmol，2004，138（2）：194-199

第四章

立体成像术
Stereoscopic Imaging

- 随着科技进步发展，立体成像技术逐步应用于眼科影像诊断和治疗中。
- 诊断方面主要包括立体照相和造影技术。近来，眼底治疗的最新突破就是将实时立体成像技术应用于玻璃体切除手术中。
- 本章内容主要集中在眼科影像诊断方面进行展开。
- 目前可以利用以下 4 种方式实现眼科立体成像：①从左右 15°～25° 视角对眼底同一部位成像，进而获得立体对图片，再利用左右并列偏振观察镜观察即可，主要依据为对于同一景物，左右眼会看到不同的影像，形成视角差别；②将①中获得的立体对图像进行红蓝或红绿标记后重叠，再利用红蓝或红绿立体眼镜进行观察即可；③把①中立体对制作成 gif 动图格式进行快速转换，利用"视觉暂留现象（persistence of vision）"实现立体成像；④与③类似，通过高速动态摄影模式对病灶进行拍摄，在拍摄过程中左右轻微转动操作杆，幅度在 15°～25° 为宜，相当于同时利用两台摄像机从左右两侧进行成像，即可获得立体图像。
- 本章中立体图像主要应用①、②中所探讨的技术实现（图 4-1）。

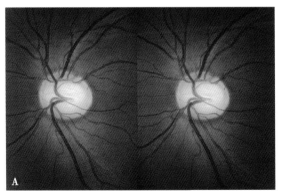

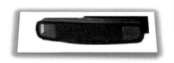

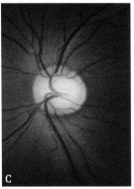

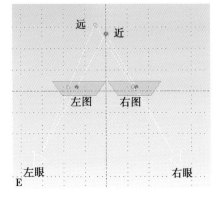

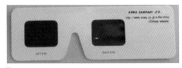

图 4-1 眼科立体成像流程与原理
A. 左右两侧拍摄眼底图像，获得"立体对"；B. 利用左右并列偏振观察镜观察图 A 即可获得立体视觉影像；C. 将图 A 中"立体对"进行红蓝标记并融合；D. 利用红蓝立体眼镜亦可获得立体视觉影像；E. 立体成像原理

图点评：对于同一景物，左右眼会看到不同的影像，形成视角差别，即可获得立体视觉影像。

下面通过具体病例说明立体成像术的临床应用价值。

● 示例1：眼底血管造影的立体成像术（图4-2～图4-4）。

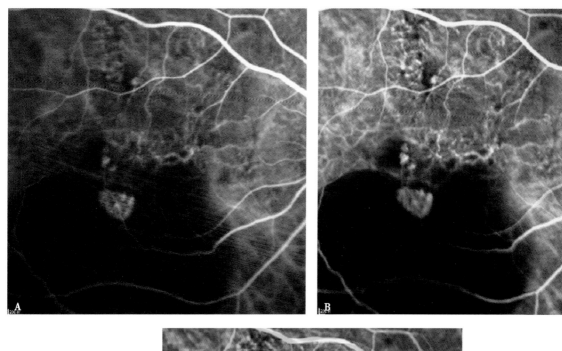

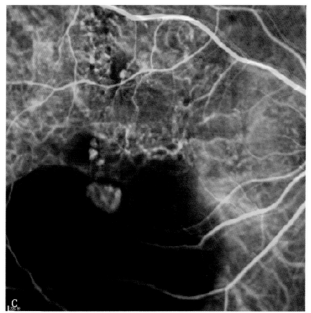

图4-2 PCV患眼的ICGA立体成像术

A. 左侧视角的 ICGA 成像可见黄斑部 CNV 及息肉样改变，下方黄斑部可见出血性 RPE 脱离，荧光遮蔽；B. 右侧视角的 ICGA 成像与 A 中所见一致，通过左右并列偏振观察镜同时观察 A 和 B 即可呈现出 PCV 病灶的 ICGA 立体图像；C. 分别把 A 和 B 图进行绿、红标记，再进行整合即可获得 ICGA 的 3D 图像，该图像需用红绿立体眼镜进行观察

图点评：立体成像技术的应用可以很好地区分不同病灶的位置关系，如该例中立体图像显示脉络膜新生血管长入 RPE 脱离下方，末端膨大，形成息肉样改变。

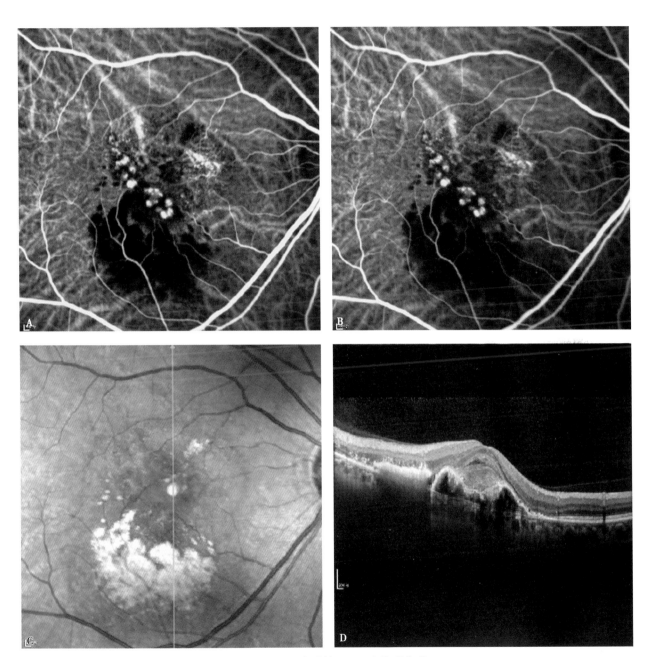

图 4-3 PCV 患眼的 ICGA 立体成像术

A. 左侧视角的 ICGA 中期成像可见黄斑部大量息肉样病灶及异常血管网,图像中下方可见荧光遮蔽;B. 右侧视角的 ICGA 中期成像,与图 A 基本一致,通过左右并列偏振观察镜同时观察 A 和 B 即可呈现出 PCV 病灶的 ICGA 立体图像;C. 通过中心凹行垂直的 SD-OCT 扫描(绿色箭头为图 D 中 SD-OCT 扫描方向);D. SD-OCT 可见 RPE 纤维血管性隆起脱离,下方隐见息肉样病灶,同时可见视网膜下渗出

图点评:利用左右并列偏振观察镜可清晰显示视网膜渗出、分支状脉络膜异常血管网(branching vascular network,BVN)和息肉样病灶均位于视网膜下,BVN 由脉络膜中大血管发出,立体造影的临床应用有助于加深对 PCV 发病机制的理解。

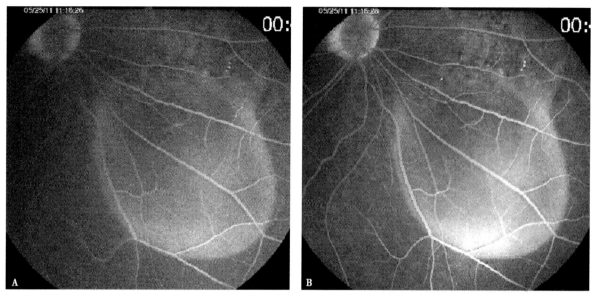

图 4-4　43 岁男性患者双眼 CSC 的 FFA 立体成像术

A. 左侧视角的 FFA 静脉期图像可见右眼视盘鼻下方一处部分圆盘状的视网膜浅脱离区域，约 4PD 大小，内部染料积存；B. 右侧视角的 FFA 静脉期图像，与图 A 基本一致，通过左右并列偏振观察镜同时观察 A 和 B 即可呈现出浆液性视网膜脱离病灶的 FFA 立体图像（该病例由河北省邯郸市眼科医院王根生主任提供）

图点评：在不使用立体成像技术的情况下，仅能通过染料的血流动力学特征，推测浆液性视网膜浅脱离，而在左右并列偏振观察镜的辅助下，中浆病的这一改变就显而易见了，立体造影的实施有助于初学者对疾病特征的认识与理解。

● 示例 2：眼底彩照的立体成像术（图 4-5～图 4-10）。

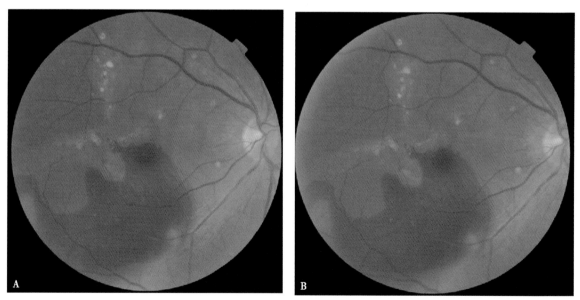

图 4-5　PCV 患眼的眼底彩照立体成像术

A. 左侧视角的眼底彩照可见右眼黄斑部玻璃膜疣及大量视网膜下出血；B. 右侧视角的眼底彩照所见与图 A 基本一致，通过左右并列偏振观察镜同时观察 A 和 B 即可呈现出上述病灶的立体图像

图点评：利用左右并列偏振观察镜辅助，在无法使用间接检眼镜检查眼底的情况下，通过眼底彩照即可获得立体图像，有助于疾病的诊断。

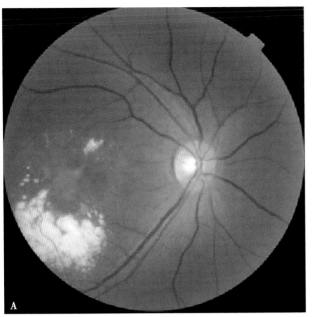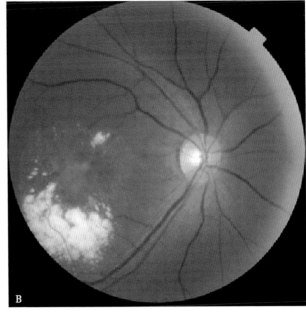

图 4-6　AMD 患眼的眼底彩照立体成像术

A. 左侧视角的眼底彩照可见右眼黄斑部大量黄色渗出,中心凹处可见新生血管膜;B. 右侧视角的眼底彩照所见与图 A 基本一致,通过左右并列偏振观察镜同时观察 A 和 B 即可呈现中心凹处新生血管膜位于视网膜下,黄色渗出位于视网膜层间与视网膜下方,同时可以清晰显示视盘的立体结构等

图点评:立体成像不仅可以应用于病变区域,同时亦可观察眼底正常结构的特征,如视盘等,对于初学者了解眼底正常组织结构有很大帮助。

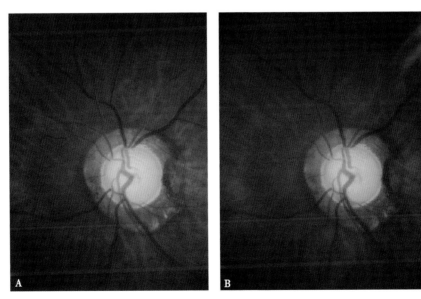

图 4-7　青光眼患者眼底彩照的立体成像术

A. 左侧视角眼底彩照可见左眼底豹纹状,视盘色苍白,C/D 近 1.0,广泛的盘沿丢失;B. 右侧视角的眼底彩照所见与图 A 基本一致,通过左右并列偏振观察镜同时观察 A 和 B,即可呈现筛板塌陷,血管向鼻侧移位,血管"艰难"地爬行出盘沿

图点评:立体成像术在青光眼的诊断与随访中发挥着重要作用。

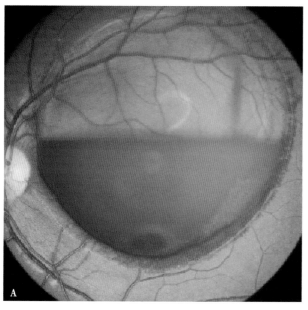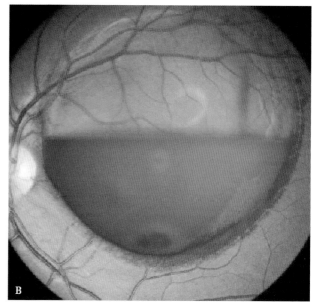

图4-8　21岁男性左眼Valsalva视网膜病变的眼底彩照立体成像术

A.左侧视角的眼底彩照可见左眼黄斑部大量视网膜前"舟状"出血,同时可见"液平";B.右侧视角的眼底彩照所见与图A基本一致,通过左右并列偏振观察镜同时观察A和B即可呈现左眼黄斑部视网膜前出血"跃然纸上"(该病例由河北省邯郸市眼科医院王根生主任提供)

图点评:立体成像技术对于层次清晰的病灶效果更好,如不同层次的出血或者较高的RPE隆起等。

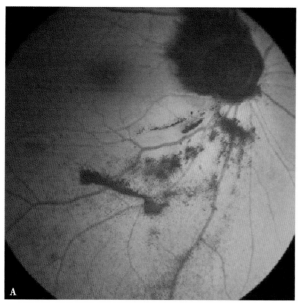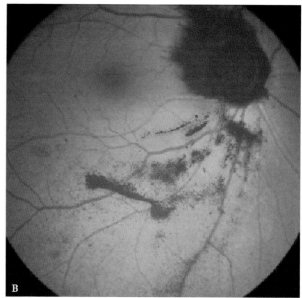

图4-9　54岁女性患者右眼视盘黑色素细胞瘤的眼底彩照立体成像术

A.左侧视角的眼底照相可见右眼视盘黑色素肿瘤伴下方色素播散入玻璃体腔内;B.右侧视角的眼底照相所见与图A基本一致,通过左右并列偏振观察镜同时观察A和B即可呈现视盘处肿物与下方玻璃体内播散黑色素的立体图像(该病例由河北省邯郸市眼科医院王根生主任提供)

图点评:该病例又是立体成像技术应用的一个典型病例,调节左右并列偏振观察镜中双侧目镜的瞳距,以及物镜距离图片的距离,即可获得立体感更强的视觉成像。

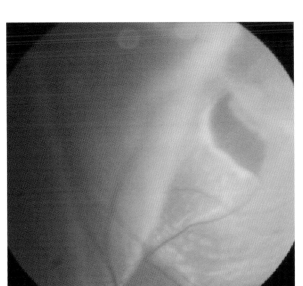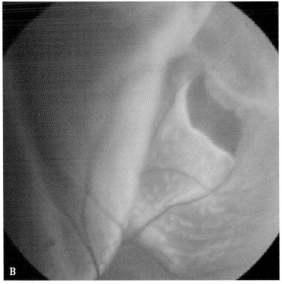

图 4-10　男性患者周边部孔源性视网膜脱离的眼底彩照立体成像术

A. 左侧视角的眼底彩照可见右眼鼻上象限周边视网膜裂孔以及视网膜脱离；B. 右侧视角的眼底彩照所见与图 A 基本一致，通过左右并列偏振观察镜同时观察 A 和 B 即可呈现视网膜裂孔与脱离的立体图像（该病例由河北省邯郸市眼科医院王根生主任提供）

图点评：立体图像可便捷区分视网膜变性与裂孔，在检测视网膜脱离方面具有一定优势。

● 示例 3：眼前节照相的立体成像术（图 4-11）。

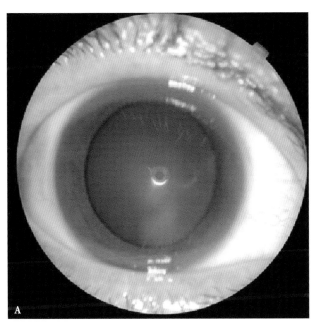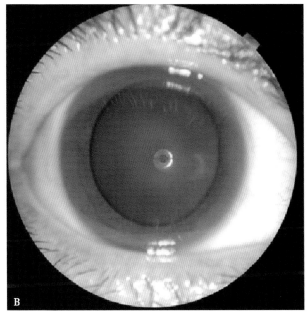

图 4-11　眼前节照相的立体成像术

A. 左侧视角的眼前节照相提示角膜光滑透明，晶状体混浊，但仅通过单张眼前节照片无法确定前房状态；B. 右侧视角的眼前节照相与图 A 基本一致，同过左右并列偏振观察镜同时观察 A 和 B 即可呈现眼前节的立体结构

图点评：眼前节照相同样可以应用立体成像技术，该技术能够更好地呈现出眼前节不同层次、景深的组织结构特征，特别是在发现角膜和前房内病灶中具有一定优势。

小　结

● 立体成像技术不仅可以用于眼底彩照和造影中,同时可以用于前节照相和造影中,比如将立体成像技术与眼表结膜造影相结合,应用于眼表肿瘤的诊断等。我们相信,随着科技的不断发展,眼科影像诊断的"裸眼 3D"时代必将到来。

（华　瑞）

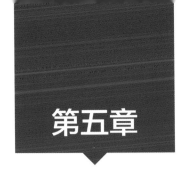

第五章

眼前节造影术
Anterior Segment Angiography

- 眼前节造影术主要包括虹膜造影和后面要谈到的眼表结膜造影。
- 眼前节的血流供应主要包括睫状后长动脉和睫状前动脉。
- 睫状后长动脉自眼动脉分出,共两支,于视神经鼻侧和颞侧,在较睫状后短动脉离视神经稍远处,斜行穿入巩膜,经脉络膜上腔水平位置前行直达睫状体,与睫状前动脉吻合形成虹膜大环。并由此环发出分支再形成虹膜小环,少数分支返回脉络膜前部。主要供应虹膜、睫状体和脉络膜前部。
- 睫状前动脉是由眼动脉4条直肌的肌动脉而来。除外直肌仅有1支外,其他3条直肌均有2支肌动脉。7支睫状前动脉沿巩膜表面,随直肌前行,距角膜缘约3~4mm处分支如下:①以接近垂直的角度穿过巩膜进入睫状体和睫状后长动脉吻合,参与虹膜大环的组成,以营养睫状体、虹膜。②在参与形成虹膜大环之前,有少数返回支与睫状后短动脉吻合。③向巩膜表层发出回归动脉支,沿眼球、巩膜表面后行与来自睫状后短动脉的巩膜表面血管吻合,以营养巩膜。④向前分支围绕角膜缘形成角膜缘血管网,分深浅两层。浅层血管网分布在距角膜4mm以内的球结膜,营养前部球结膜和角膜浅层,深层血管网在正常情况下不可见。⑤浅层角膜周围血管网的返回支(结膜前动脉)与从穹窿部来的结膜后动脉(眼睑动脉弓的分支)相吻合,供应角膜缘附近及前部球结膜。
- 虹膜造影术已经较为成熟地开展,白种人以虹膜荧光素钠造影(iris fluorescein angiography,IFA)为主,而有色人种则以虹膜吲哚青绿造影(iris indocyanine green angiography,IICGA)为主。
- IFA的造影剂为荧光素钠,激发光为蓝色可见光,最大吸收波长490nm,最大激发波长520nm,不易穿透色素、出血和渗出。尽管荧光素钠的分子量较小,蛋白结合率较低,但由于虹膜连续型毛细血管及较厚的基底膜,正常生理状态下荧光素不能从虹膜血管渗漏,仅在部分老年人瞳孔缘有少量渗漏。如果荧光素从基质放射状血管中渗漏,即使是发生在老年人中,也应认为是一种病理表现。
- 正常白种人浅色虹膜IFA图像特点:荧光素到达虹膜动脉的时间为10~18s,虹膜根部动脉最先充盈,然后沿放射状虹膜动脉到达瞳孔缘。一般将IFA的过程分为三期:动脉期、毛细血管期和静脉期。正常有色人种深色虹膜的IFA一般不显影,荧光被虹膜基质层黑色素所遮蔽,只有少数虹膜基质较薄的区域显示血管的轻微荧光,例如在虹膜隐窝和虹膜睫状区。
- IICGA的造影剂为吲哚青绿,分子量775,最大吸收波长790~805nm,最大激发波长825~835nm,均在近红外光范围内,因而能较好地穿透色素层、出血及渗出;同时其高蛋白结合率也可减少渗漏的发生,更好地显示虹膜血管形态(包括棕色虹膜以及虹膜新生血管)。与生物显微镜相比,IFA可更敏感地显示虹膜新生血管(neovascularization of iris,NVI),是诊断NVI的"金标准";而IICGA则清晰地显示浅色和深色虹膜血管结构及血流动力学特点。白种人浅色虹膜和有色人种深色虹膜IICGA 表现差异小。在 ICG 染料注入血管后 18~21s，动脉开始显影，由虹膜根部到瞳孔边缘充盈。由于虹膜静脉位置较深，且 ICG 荧光微弱，所以在棕色虹膜很难观察到放射状静脉。有研究证明，在 IFA 不能显影的深色虹膜患者，IICGA 均能清晰地显示虹膜血管。

- 在评估虹膜血管相关性疾病，如新生血管、肿瘤及糖尿病相关虹膜改变等具有一定优势（图 5-1~图 5-3）。

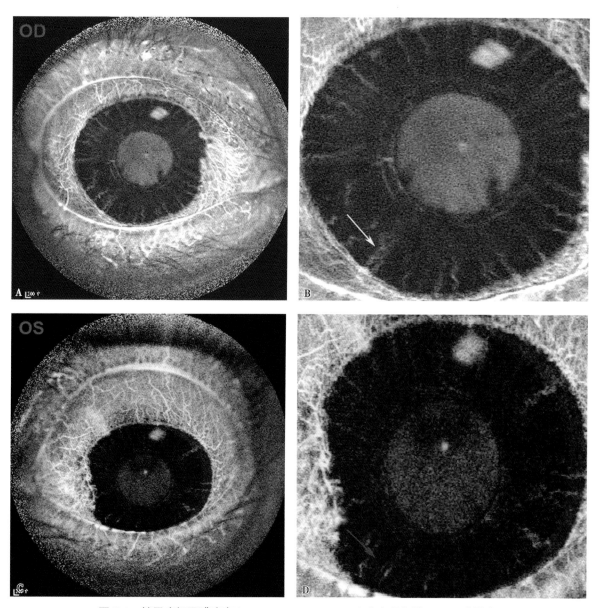

图 5-1　糖尿病视网膜病变（diabetic retinopathy，DR）患者的虹膜 IICGA 造影术

A. 右眼 IICGA 可见虹膜辐射样血管外观及瞳孔缘处虹膜动脉小环；B. 局部放大图像可见明确虹膜血管（黄色箭头所示）；C. 左眼 IICGA 中虹膜辐射样血管消失；D. 局部放大图像可见虹膜血管萎缩（红色箭头所示）

图点评：虹膜造影提示糖尿病患者虹膜病变早期同样先出现血管闭塞，之后再表现为新生血管。

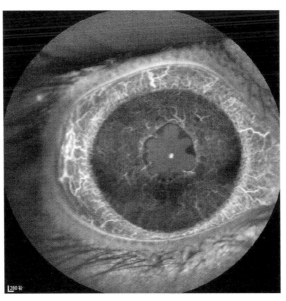

图 5-2　慢性葡萄膜炎患眼虹膜 IICGA 造影术

可见虹膜血管迂曲变形、部分消失，虹膜部分后粘连，虹膜动脉小环不完整

图点评：长期慢性葡萄膜炎患眼虹膜后粘连，虹膜萎缩，伴随相应虹膜血管改变。

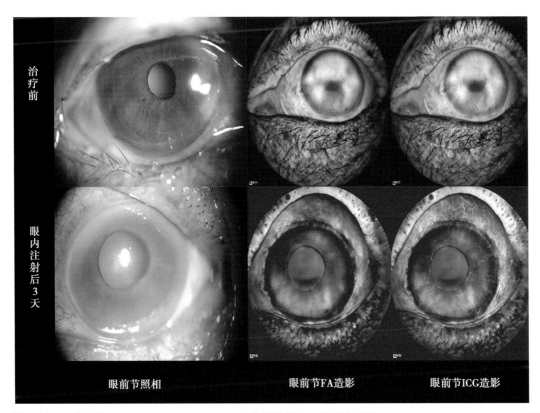

图 5-3　糖尿病视网膜病变（diabetic retinopathy，DR）患者继发新生血管性青光眼（neovascular glaucoma，NVG）的眼前节造影术

眼内抗血管内皮生长因子（vascular endothelial growth factor，VEGF）注射前眼前节照相隐见虹膜新生血管，角膜轻度水肿；IFA 中可见虹膜表面及前房内大量染料渗漏提示 NVI 活动性较强；IICGA 可见虹膜表面大量 NVI，分布密集，形态不规则。

眼内抗 VEGF 注射后 3 天眼前节照相可见 NVI 消退，角膜水肿减轻；IFA 中仍可见虹膜表面及前房内少量渗漏；IICGA 中可见 NVI 较治疗前部分消退，但仍有少量残留（病例提供：中国医科大学附属第一医院华瑞副教授、马小力教授）

图点评：IFA 不仅可以观察到 NVI 渗漏，同时可以对房水内染料渗漏进行成像，能够更加全面评估虹膜新生血管的活动性。本例患者还具有两个重要特征：①眼内抗 VEGF 注药后 3 天 NVI 即消退，说明 NVG 对于融合蛋白治疗具有较强的敏感性；②在眼前节照相中 NVI 完全消退的情况下，眼前节造影中仍可见 NVI 存在，这一发现为 NVG 眼内注射治疗联合前房穿刺术后短暂高眼压提供影像学依据。此外，眼前节造影在检测 NVI 方面更为敏感，是对传统诊疗理念的有力补充。

● 本团队首先研发并报道了眼表结膜造影术，丰富了眼前节造影术的临床应用范围，即实现结膜、角膜、前房与虹膜同时成像，填补空白。具体成像如下图所示（图 5-4）。

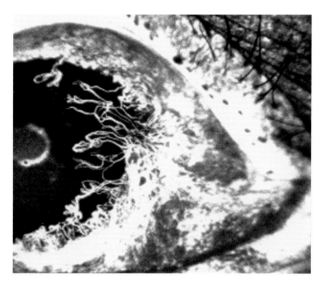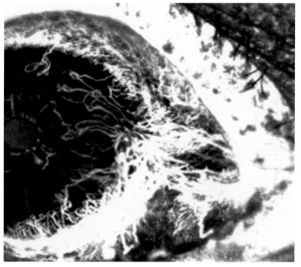

图 5-4 眼表结膜造影术同时成像虹膜、前房（染料渗漏）、角膜和结膜血管结构（左侧为荧光素钠染料，右侧为吲哚青绿染料）（病例提供：中国医科大学附属第一医院眼科华瑞副教授、孙昱昭副教授）

图点评：该病例为眼表鳞状上皮瘤（ocular surface squamous neoplasia，OSSN），眼表结膜造影术可清晰地同时呈现虹膜动脉小环与虹膜血管、前房内染料渗漏，角膜表面新生血管、肿瘤内血管以及结膜上滋养血管，为瘤体的诊断与治疗评估提供重要手段和依据。

● 眼表结膜造影术的技术路线：在小瞳孔下，利用荧光素钠血管造影联合吲哚青绿造影（IFA，激发光谱，488nm；发射光谱：500nm，成像范围：30°×30° 或 55°×55°；IICGA，激发光谱，787nm，发射光谱，800nm，成像范围：30°×30° 或 55°×55°），按照正常造影剂量注射造影剂，同时利用调节杆和屈光度数调节旋钮进行调节焦距与景深，动态记录观察，确保图像范围和细节达到最佳，结膜、角膜和虹膜同时聚焦。

● 荧光素钠血管造影在观察新生血管的渗漏与角膜水肿等方面具有优势，吲哚青绿造影评估治疗前后新生血管及肿瘤内部血管形态改变方面具有显著优势（图 5-5）。

● 5-氟尿嘧啶（5-FU）治疗 OSSN 典型病例分析（图 5-6～图 5-11）。

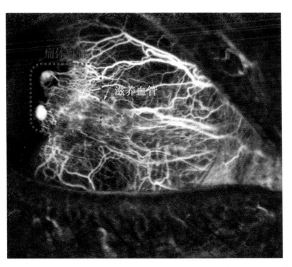

图 5-5　眼表结膜造影可清楚观察到瘤体内部血管与滋养血管特征

图点评：眼表结膜造影中 ICG 造影部分由于扫描激光穿透力较强，染料与血红蛋白结合紧密，不易渗漏，能够更好地反映瘤体内血管和滋养血管的形态和分布。

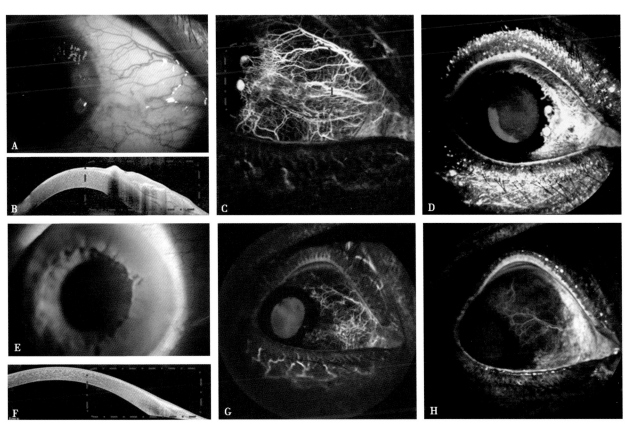

图 5-6　OSSN 病例 1 的眼前节综合成像

A. 右眼角膜缘处可见红色结节样肿物；B. 前节 OCT（anterior segment OCT，AS-OCT）显示在角膜正常和异常上皮间可见边界清晰的分界线，病变区表现为增厚、高反射角膜上皮，此外在病灶和下方正常组织之间可见一个清晰的分割平面（红色虚线方框所示）；C. IICGA 可清晰显示"局灶型（focal）"的肿瘤内血管与结膜滋养血管（红色虚线方框所示）；D. IFA 中可见来自瘤体和滋养血管的渗漏；E. 眼前节照相提示治疗后瘤体完全消退，仅余微小睑裂斑（红色箭头所示）；F. AS-OCT 亦提示治疗后病灶消失（红色虚线方框所示）；G. IICGA 显示治疗后瘤体内血管与结膜滋养血管均消退，仅见斑片样缺血区域（红色箭头所示）；H. 治疗后行 IFA 检查未见染料渗漏（病例提供：中国医科大学附属第一医院眼科华瑞副教授、孙昱昭副教授）

　　图点评：IICGA 可以准确识别 OSSN 瘤体内血管和结膜滋养血管，IFA 通过染料渗漏情况判断瘤体活动性，两者联合应用是对传统眼前节照相和最新 AS-OCT 检测的有力补充。

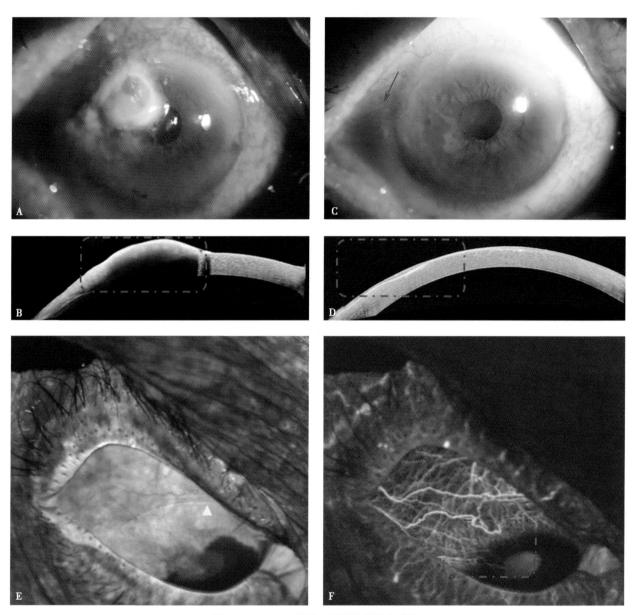

图 5-7　OSSN 病例 2 的眼前节综合成像

A. 眼前节照相可见 1 个巨大结节状黏液样肿物累及右眼角膜和角膜缘；B. AS-OCT 可见正常角膜上皮和增厚高反射角膜上皮之间存在一个明显分界，然而，在这类大病灶中，高反射上皮常会遮蔽下方分割平面的反光（红色虚线方框所示）；C. 眼前节照相提示治疗后瘤体完全消失，仅余微小睑裂斑（红色箭头所示）；D. AS-OCT 提示治疗后原有瘤体已完全被正常角膜上皮覆盖（红色虚线方框所示）；E. 治疗后 IFA 检查未见染料渗漏，在造影过程中患者配戴了角膜接触镜（黄色三角所示）；F. IICGA 显示治疗后瘤体内血管和结膜滋养血管均消退（红色虚线方框所示）（病例提供：中国医科大学附属第一医院眼科华瑞副教授、孙昱昭教授）

　　图点评：同 OSSN 病例 1。

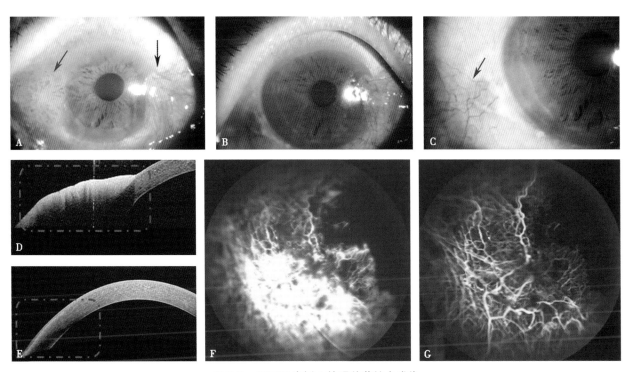

图 5-8　OSSN 病例 3 的眼前节综合成像

A. 眼前节照相可见右眼巨大乳头状肿物累及颞侧角膜、角膜缘和结膜（红色箭头所示），鼻侧球结膜可见翼状胬肉（黑色箭头所示）；B、C. 眼前节照相可见治疗后肿瘤完全消失，仅在原有肿物区域遗留微小睑裂斑（红色箭头所示），鼻侧翼状胬肉无变化；D. AS-OCT 可见正常角膜上皮和增厚高反射角膜上皮之间存在一个明显分界，在这类大病灶中，高反射上皮常会遮蔽下方分割平面的反光（红色虚线方框所示）；E. AS-OCT 提示治疗后原有瘤体已完全被正常角膜上皮覆盖（红色虚线方框所示）；F. 治疗后 IFA 仅见少量扩张的结膜血管部分伴随染料渗漏；G. 治疗后 IICGA 显示瘤体内部血管以及结膜滋养血管均消退（病例提供：中国医科大学附属第一医院眼科华瑞副教授、孙昱昭副教授）

　　图点评：同 OSSN 病例 1。

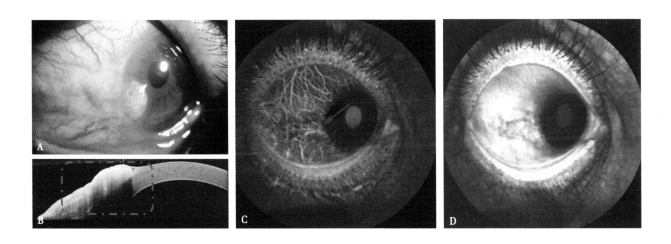

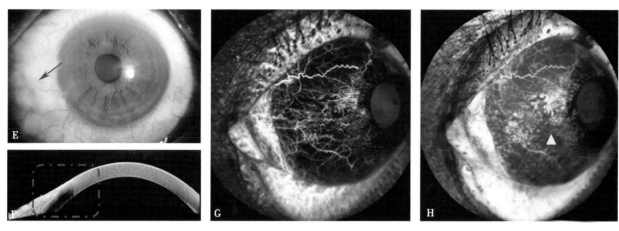

图 5-9　OSSN 病例 4 的眼前节综合成像

A. 眼前节照相可见左眼鼻侧一巨大乳头状红色肿物累及角膜、角膜缘和结膜；B. AS-OCT 可见正常角膜上皮和增厚高反射角膜上皮之间存在一个明显分界，在这类大病灶中，高反射上皮常会遮蔽下方分割平面的反光（红色虚线方框所示）；C. IICGA 清晰可见瘤体内部"focal"型的血流分布（红色箭头所示）；D. IFA 显示肿瘤内的染料渗漏；E. 眼前节照相提示治疗后肿瘤完全消失，仅余微小睑裂斑（红色箭头所示）；F. AS-OCT 上显示病灶消失（红色虚线方框所示）；G. IICGA 显示治疗后瘤体内血管和结膜滋养血管均消退，可见斑片状缺血区域（红色箭头所示）；H. 治疗后 IFA 未见染料渗漏（病例提供：中国医科大学附属第一医院眼科华瑞副教授、孙昱昭副教授）

　　图点评：同 OSSN 病例 1。

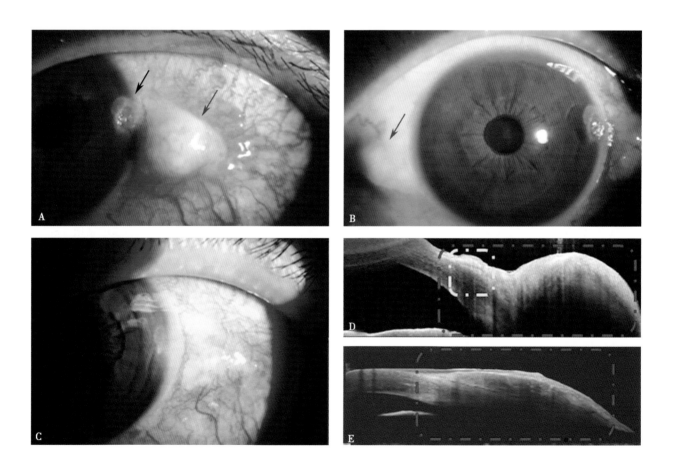

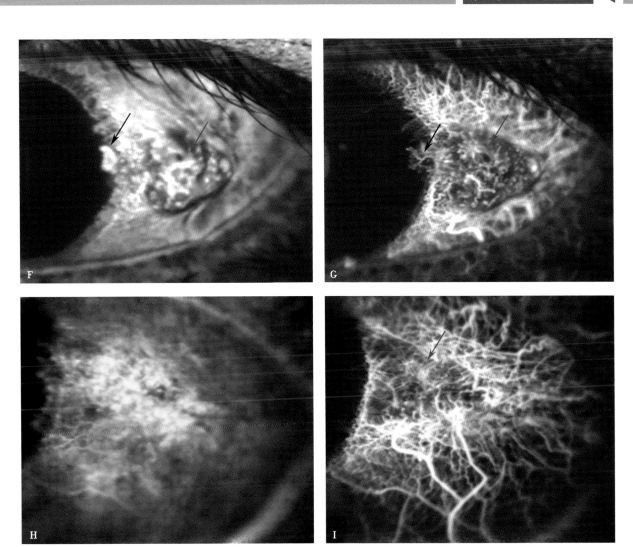

图 5-10　OSSN 病例 5 的眼前节综合成像

A. 眼前节照相可见一乳头状红色肿物侵及颞侧角膜和角膜缘（红色箭头所示），角膜可见局灶灰白色隆起、中心凹陷（黑色箭头所示）；B. 眼前节照相提示左眼鼻侧睑裂斑（红色箭头所示）；C. 眼前节照相可见治疗后瘤体完全消失，仅余微小睑裂斑；D. AS-OCT 可见正常角膜上皮和增厚高反射角膜上皮之间存在一个明显分界，在这类大病灶中，高反射上皮常会遮蔽下方分割平面的反光（红色虚线方框所示），本例中仅见部分病灶与下方正常角膜的分割平面（黄色虚线方框所示）；E. AS-OCT 显示治疗后肿物完全消退，仅余部分睑裂斑（红色点状方框所示）；F. 治疗前 IFA 清晰可见来自瘤体及其滋养血管的渗漏（红色箭头所示），此外亦可见角膜新生血管（黑色箭头所示）；G. 治疗前 IICGA 清晰显示"海扇型（seafan）"瘤体内血管结构以及结膜滋养血管（红色箭头所示），同时可见角膜新生血管（黑色箭头所示）；H. 治疗后 IFA 上未见渗漏，角膜新生血管消退；I. 治疗后 IICGA 提示肿瘤内血管、结膜滋养血管和角膜新生血管均消退，仅余一处斑片样缺血区域（红色箭头所示）（病例提供：中国医科大学附属第一医院眼科华瑞副教授、孙昱昭副教授）

　　图点评：同 OSSN 病例 1。

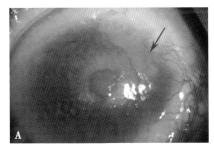
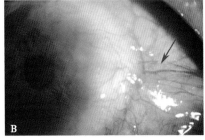
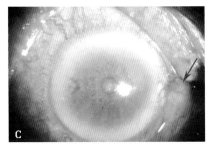

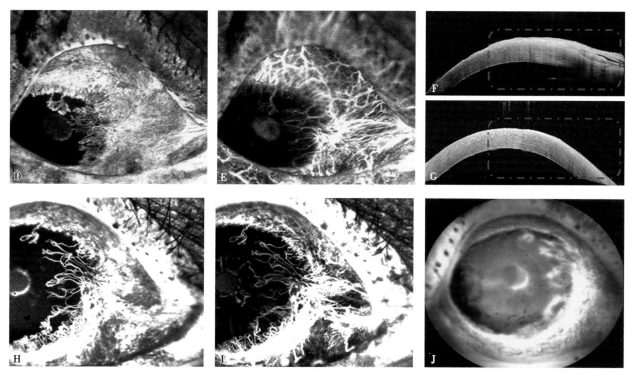

图 5-11 OSSN 病例 6 的眼前节综合成像

A. 眼前节照相可见右眼一灰白色凝胶样肿物侵及鼻侧角膜和角膜缘（红色箭头所示）；B. 眼前节照相同时可见鼻侧翼状胬肉（红色箭头所示）；C. 治疗后眼前节照相可见瘤体部分消退，翼状胬肉无变化（红色箭头所示）；D. 治疗前 IFA 可见来自瘤体和滋养血管的染料渗漏；E. 治疗前 IICGA 清晰可见瘤体内"seafan"型血管分布以及结膜滋养血管；F. 治疗前 AS-OCT 显示在角膜正常和异常上皮间可见边界清晰的分界线，病变区表现为增厚、高反射角膜上皮，此外在病灶和下方正常组织之间可见一个清晰的分割平面（红色虚线方框所示）；G. 治疗后 AS-OCT 显示肿瘤部分消退（红色虚线方框所示）；H. 治疗后 IFA 显示肿瘤相关血管渗漏部分减弱；I. 治疗后 IICGA 可见虹膜血管和肿瘤相关血管，其中后者部分消退，残留血管较少；J. 治疗后 IFA 晚期仍可见角膜水肿造成的染料渗漏（病例提供：中国医科大学附属第一医院眼科华瑞副教授、孙昱昭副教授）

图点评：同 OSSN 病例 1。

小 结

● 传统的虹膜造影术在抗 VEGF 治疗的背景下发挥着重要的临床作用，尤其是在早期精准检测虹膜新生血管方面优于传统眼前节照相技术。

● 眼表结膜造影首次观察 OSSN 内部血流特征并进行"focal"和"seafan"分型。

● 首次联合应用眼表结膜造影术和 AS-OCT 对 OSSN 治疗终点进行精准判定，优于传统眼前节照相技术。

（华 瑞）

参 考 文 献

SUN Y，HUA R. Ocular surface squamous neoplasia: angiographic characteristics and response to subconjunctival/perilesional 5-fluorouracil injections. Drug Des Devel Ther，2019，13：1323-1334

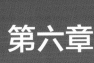

第六章

无赤光造影术
Red Free Angiography

- FFA 基于氩蓝激光完成，激发波长为488nm，滤过片为500nm，染色剂为荧光素钠。该方法提供了一个488～500nm 窄带检测波段，可以更加清晰显示视网膜血管形态和染料渗漏，进而获得高质量的眼底图像。

- 然后，FFA 应用了滤光片，无疑会忽略一些病灶的反射荧光。与 FFA 相比，蓝光或无赤光（red free reflectance）仅具备一个固态激光，产生488nm 波长的激发光，没有滤光片，与染色剂荧光素钠结合即构成无赤光造影（red free angiography，RFA，图6-1）。

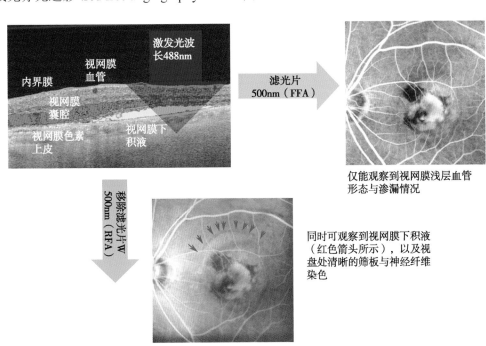

图6-1　RFA 机制

在 FFA 中，488nm 激发光可同时扫描内界膜、视网膜血管、视网膜囊腔、视网膜下积液及 RPE 等，由于500nm 滤光片的存在，仅能观察到视网膜浅表血管和渗漏情况。然后当去掉滤光片后，则可清晰观察到更多的病灶信息，如视网膜下积液（红色箭头）、视网膜神经纤维层和视盘处筛板染色等

图点评：FFA 中488～500nm 窄带检测波段使其可清晰显示视网膜血管结构和染料渗漏，有利于视网膜血管性疾病的诊断和评估，但正是由于滤光片的存在，使得 FFA 漏掉了许多其他波长的病灶信息，因此 RFA 是传统 FFA 有力的补充。

- 在 FFA 的静脉期，迅速将激光扫描模式转换为无赤光，同时保持其他参数不变，即获得 RFA 图像（图 6-2）。
- 我们认为 RFA 同时具备了蓝光反射图像和荧光素引发的荧光图像。

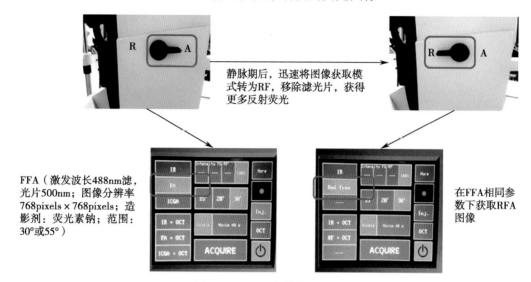

静脉期后，迅速将图像获取模式转为RF，移除滤光片，获得更多反射荧光

FFA（激发波长488nm滤，光片500nm；图像分辨率768pixels×768pixels；造影剂：荧光素钠；范围：30°或55°）

在FFA相同参数下获取RFA图像

图 6-2　RFA 图像的获取流程

在 FFA 静脉期将图像获取模式从"A"变为"R"，选择"red free"按键，其他参数不变，图像像素均为768pixels×768pixels，造影剂为荧光素钠，图像范围为 30° 或 55°

图点评：任何具备 FFA 和无赤光的设备均可进行上述操作。此外，不限于造影静脉，在任何时期均可转换，可以观察疾病不同时期的图像特征。

- 与 FFA 相比，RFA 中染料荧光消退更快。
- 这里需要注意的是 RFA 图像中心白色亮点是其固有光学反射伪影（图 6-3、图 6-4）。

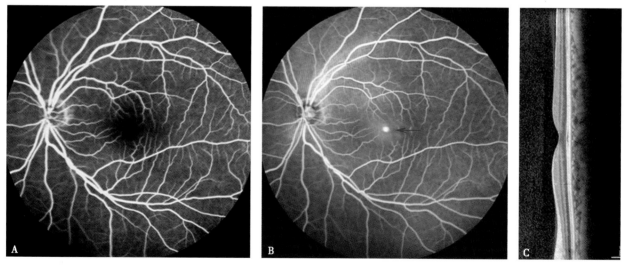

图 6-3　比较正常眼 FFA（A）和 RFA（B）图像特征

A. 正常眼 FFA；B. 正常眼 RFA 图像上可以观察到一个中心亮点，即为我们所说的扫描光反射伪影（红色箭头），在 FFA（A）中并未出现上述亮点；C. 水平 OCT 提示亮点处中心凹结构正常

图点评：对于异常病灶或图像进行观察和解读时，需结合多种模式影像技术，如在本例中 RFA 中心凹处亮点需结合 OCT 的断面结构图综合判断。

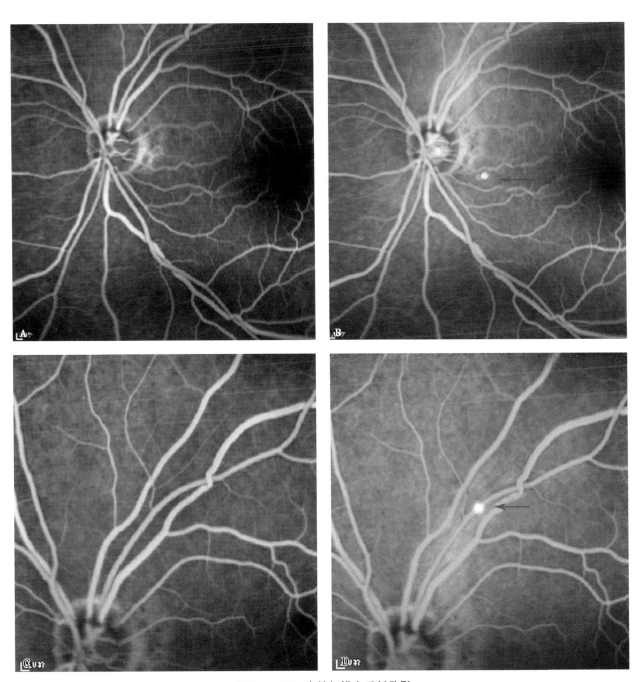

图 6-4　RFA 中的扫描光反射伪影

A. 正常眼底 FFA 图像；B. 与 A 同一患者 RFA 图像，我们可以观察到图像中心有一个高亮的反光（红色箭头）；C. 与 A 同一患者转化注视点后的颞上方血管弓处的 FFA 图像；D. 与 C 同一位置的 RFA 图像，我们观察到在 B 图中正常血管弓的位置出现了一个亮点，也在图像的中央（红色箭头所示）

　　图点评：通过改变眼位，我们从另一个角度证实伪影存在。事实上，在部分患者 RFA 图像中并未检测到这个光学伪影，这可能与患者角膜、晶状体和玻璃体的状态有关，RFA 利用的短波长扫描激光，因此其成像受屈光系统影响较大。

● 与传统 FFA 相比，RFA 可显示更加清晰的视盘、筛板结构，同时可观察到视网膜神经纤维层特异性染色，视网膜血管在 RFA 中的立体感也更好（图 6-5、图 6-6）。

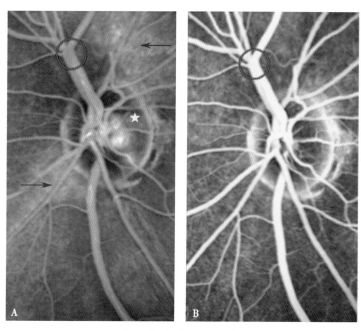

图6-5　正常视盘成像

A. RFA可清晰观察到视盘的立体结构，筛板染色（黄色星形）以及视网膜神经纤维层染色（红色箭头），视网膜血管的立体感更强，可以明确看到动脉和静脉的位置关系（红色圆圈）；B. 同一患者视盘的FFA图像。与RFA相比，FFA中视网膜血管荧光信号更强，但血管间的位置关系（红色圆圈）却没有RFA清晰

图点评：由于FFA利用的是488～500nm的短波段获取眼底荧光信号，因此在反映视网膜血管荧光方面，更为突出。

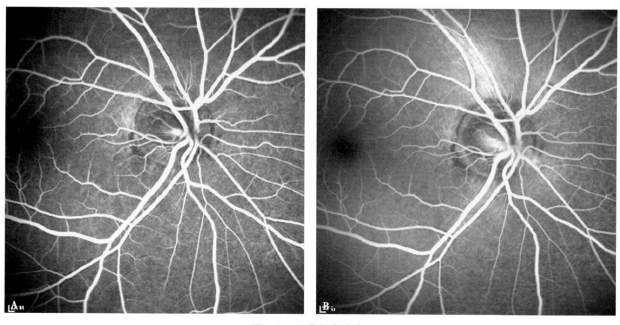

图6-6　正常视盘成像

A. 静脉期FFA图像；B. RFA图像可见视盘和视网膜血管的立体感更强，筛板和视网膜神经纤维层的染色

图点评：我们注意到 B 图中视网膜血管荧光信号并不比 A 图弱，此外，B 图中也未见 RFA 相关的光学伪影。笔者考虑聚焦层面的选择和屈光系统的状态均影响 RFA 的图像质量。

● RFA 能够清晰显示 Best 病患眼视网膜神经上皮层脱离范围（图 6-7）和 DR 的微小出血（图 6-8）。

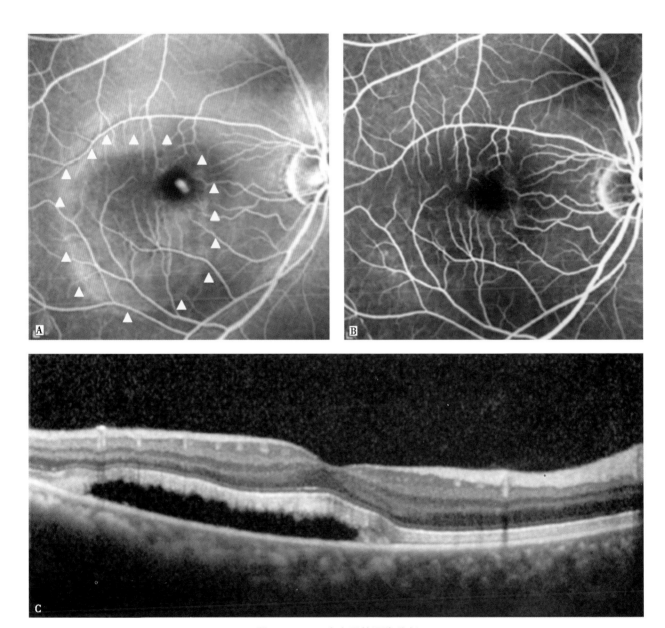

图 6-7　Best 病患眼的图像分析

A. RFA 可清晰显示视网膜神经上皮层脱离范围（黄色三角区域）；B. FFA 图像未见染料渗漏和视网膜神经上皮层脱离范围；C. OCT 提示视网膜神经上皮层脱离，范围与 A 图一致

图点评：RFA 没有滤光片，同时具备蓝光反射和荧光素引发荧光的检测能力，因此可以捕捉到 FFA 无法呈现的图像信息。

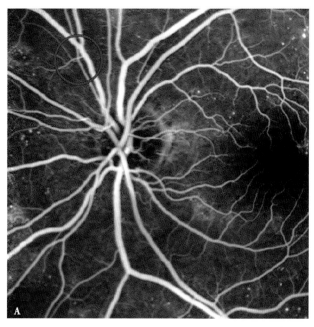
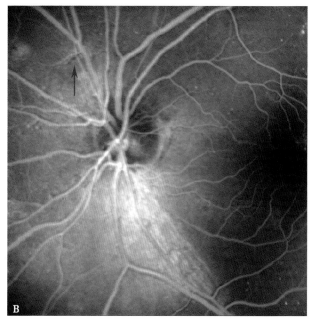

图 6-8　DR 患眼 FFA 和 RFA 图像对比

A. FFA 中可见糖尿病视网膜病变患眼散在点状强荧光,但并未显示视网膜血管旁微小出血(红色圆圈);B. RFA 中同样可见点状强荧光,视盘筛板和视网膜神经纤维层染色,此外还可以观察到微小片状视网膜出血(红色箭头)

　　图点评:RFA 基于无赤光扫描与荧光素钠结合,在检测视网膜出血方面具有一定优势。

- 此外,在 AMD 和 PCV 患眼中,与 FFA 和单纯无赤光反射相比,RFA 还能清晰显示视网膜下积液(图 6-9)、PCV 息肉病灶(图 6-10)和外层视网膜分支管腔样结构(outer retinal tubulation,ORT,图 6-11)等。
- 因此,RFA 能够提供 AMD 和 PCV 相关疾病更多细节信息。

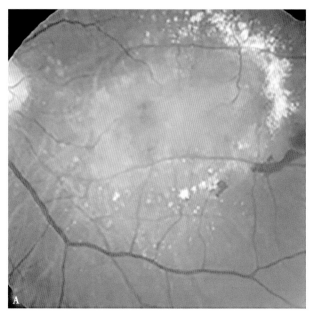
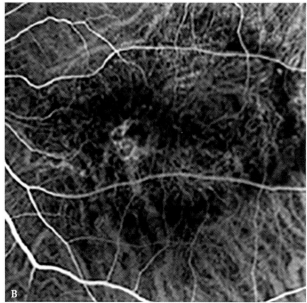

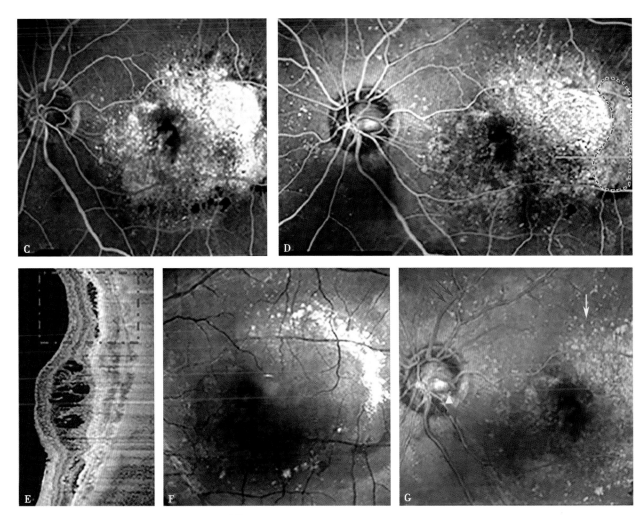

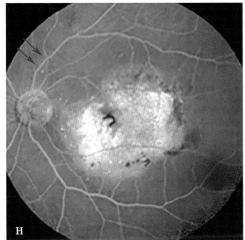

图6-9 AMD病例分析

A. 眼底照相可见黄斑下CNV，周围可见环形硬性渗出和斑片状视网膜出血；B. ICGA证实CNV的存在；C. FFA提示黄斑部囊样水肿和染料渗漏，以及斑片状遮蔽荧光；D. RFA提示黄斑颞侧视网膜下积液（红色虚线区域），并得到OCT的证实（E），然而，FFA（C）和单纯无赤光（F）却均遗漏这一重要病变特征；E. OCT可见黄斑颞侧的视网膜下液（红色虚线方框区域），该OCT的扫描方向详见图D中的绿线；F. 单纯无赤光成像无法显示视网膜下积液；G. RFA造影晚期（8min后）显示视网膜血管中的染料已经洗脱（红色箭头所示），可见清晰的玻璃膜疣染色（黄色箭头所示），然而在FFA和眼底照相却没有发现上述病变特征，此外RFA同时显示筛板染色（黄色三角所示）；H. 相反，FFA中与G中对应的荧光可持续到39min之后（红色箭头所示）

图点评：与FFA相比，RFA在检测视网膜下积液和玻璃膜疣方面就有一定优势，但其染料衰减时间比FFA快，无法观察病灶极晚期的图像特征。

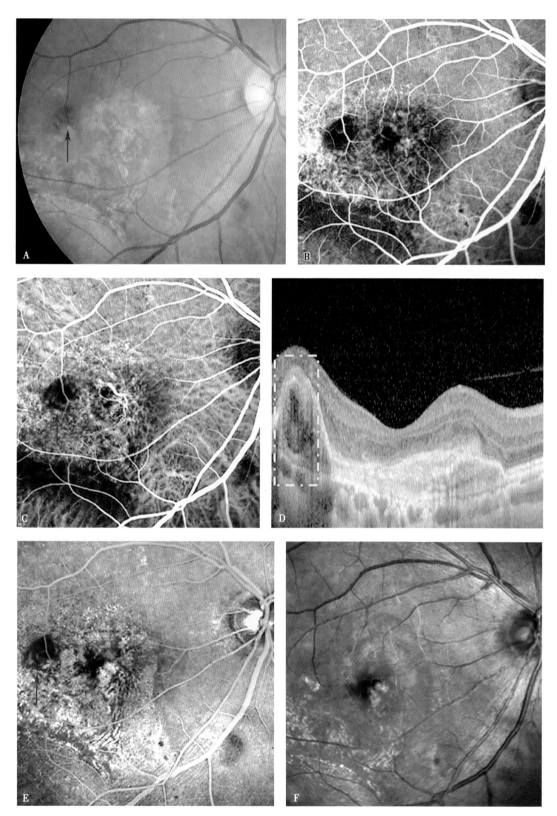

图 6-10 PCV 病例分析

眼底照相（A）可见黄斑下 CNV 和颞侧圆形橘红色视网膜下病灶（红色箭头所示），与 FFA（B）和单纯无赤光反射（F）相比，RFA（E）能够提示息肉病灶（红色箭头所示），该病灶通过 ICGA 造影（C，红色箭头所示）和 OCT（D，黄色虚线方框）证实

图点评：蓝光扫描（488nm）常常被 RPE 减弱，仅能部分穿透。当去掉 500nm 的滤光片后，RFA 能够获得更多的 RPE 下病变信息。PCV 患眼中，息肉和分支血管网上方的 RPE 常常变薄，有利于识别息肉病灶。

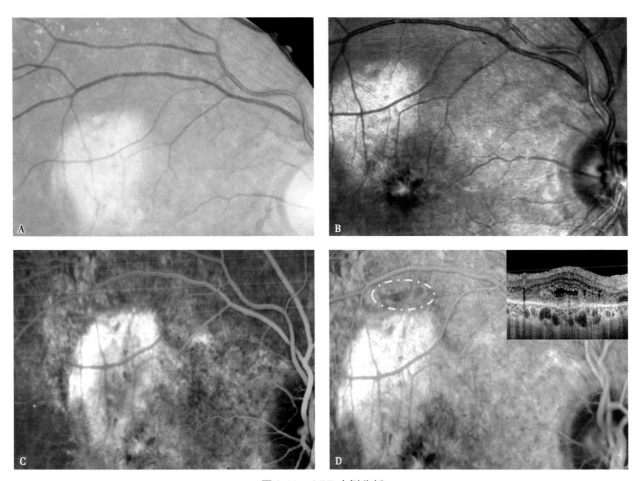

图 6-11　ORT 病例分析

眼底照相（A）显示黄斑下纤维化瘢痕，颞上方可见黄色渗出。与单纯无赤光反射（B）和 FFA（C）相比，RFA（D）提示视网膜颞上血管弓处横椭圆形弱荧光区域，边界为高荧光信号（黄色虚线区域），通过 OCT 检查证实为 ORT 结构（D. 插图）

图点评：RFA 能够更加清晰地显示 ORT 结构。ORT 反映了外层视网膜的共同损伤，是疾病潜在阶段和严重程度的一个指标。

小　　结

- 由于视网膜大血管的吸收作用，RFA 显示大血管边界更加明显。
- 眼底血红蛋白、视网膜色素基团，视网膜色素沉着和其他组织吸收参数的不同，均可能是形成高质量的 RFA 图像原因之一，具体机制有待于进一步研究。
- RFA 技术已获国家发明专利授权。

（华　瑞）

参 考 文 献

1. HUA R，YAO K，CHEN L，et al.Application of Blue Light（Red-Free）Angiography Using Confocal Scanning Laser Ophthalmoscope.Retina，2015，35（10）：2158-2160

2. PENG Q，CHEN Y，HUA R. The Modification of Fluorescein Angiography and Its Applications in Age-Related Macular Degeneration and Polypoidal Choroidal Vasculopathy.Ophthalmic Res，2019，61（1）：60-64

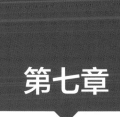

第七章

眼底两种波长自发荧光
Two Wavelength Fundus Autofluoresence

眼底自发荧光的物质基础

● 荧光物质存在于人体的各个部位，在不注射造影剂前提下，通过一定波长的激发光激发眼底，即可获得眼底自发荧光图像（fundus autofluoresence，FAF）。其中蓝光自发荧光（blue light FAF，BL-FAF）的激发光 488nm，滤光片>500nm（图 7-1），而 NIR-FAF 的激发光 787nm. 滤光片>800nm。

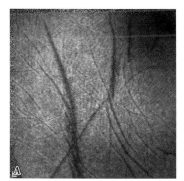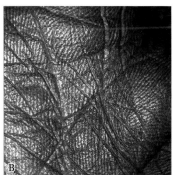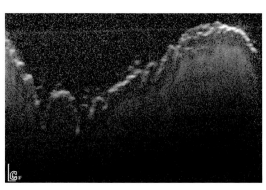

图 7-1　手掌的共聚焦扫描激光成像

A. 手掌的蓝光自发荧光图像，其中掌纹处为低信号，其余处为高自发荧光信号；B. 同一部位的无赤光（red free）扫描图像呈现清晰掌纹分布；C. SD-OCT 图像可见皮肤、皮下脂肪和肌肉组织，其中掌纹处未见皮下脂肪反射

　　图点评：荧光物质存在于人体的各个部位，不同自发荧光强度可能提示相关疾病，在对眼底自发荧光解读时须明确是哪种波长的激光激发所获得的自发荧光图像。目前有学者进行额头部皮肤蓝光自发荧光和糖尿病视网膜病变间联系的研究等。

● 眼底同样具有荧光物质
　■ 感光细胞外节的吞噬作用发生在 RPE 细胞的溶酶体里，这一作用持续终生。在健康眼中，细胞内合成的最终成分通过基底膜，被运至脉络膜。
　■ 随着年龄增长，代谢产物沉积在 RPE 细胞脂褐素颗粒中的数量不断增加。
　■ RPE 细胞吞噬过程的紊乱以及光感受器外节脱落增加等因素是多种疾病中脂褐素成分改变的机制。
　■ 活体中脂褐素的自发荧光基本上都可以追溯到 RPE 细胞内（图 7-2）。脂褐素颗粒中有各种各样的降解产物，其中至少有 10 种可以作为荧光团并产生自发荧光现象。

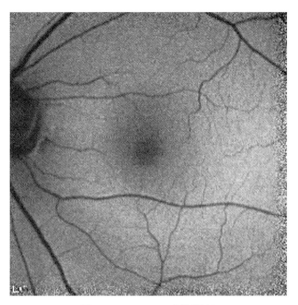

图 7-2　BL-FAF 成像原理

BL-FAF 是通过蓝光激发 RPE 中的脂褐素获取图像。
然而黄斑部中心凹存在黄斑色素,具有吸收蓝光能力,
当利用蓝光照射时呈现暗区,因此 BL-FAF 图像中黄
斑中心凹处为低信号

　　图点评:BL-FAF 在黄斑部的信号强度分布为颞侧>鼻侧,上方>下方,由于叶黄素等黄斑色素的遮
蔽吸收作用,可以在 BL-FAF 图像上进行黄斑定位。

● 正常眼底的自发荧光分布
　　■ 蓝光自发荧光在视盘、血管处均为低荧光信号,黄斑中心凹处自发荧光信号减弱。
　　■ 近红外光自发荧光在视盘和血管处为低荧光信号,黄斑中心凹处自发荧光信号最强(图 7-3)。

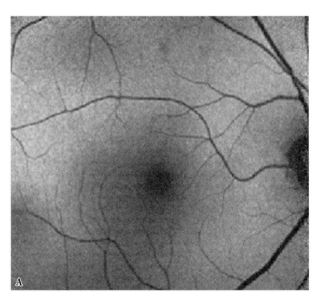

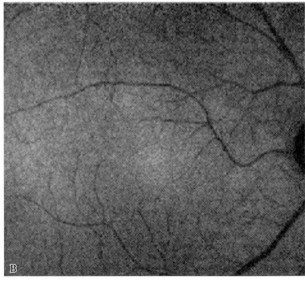

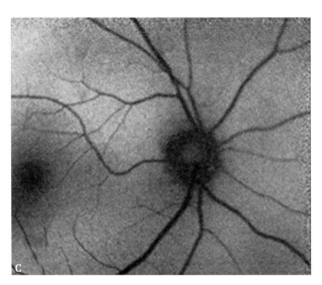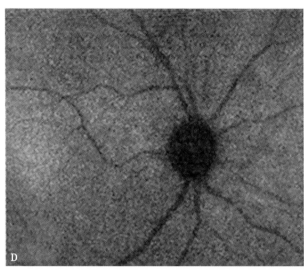

图 7-3　正常眼底的蓝光和近红外光自发荧光图像特征

A. 黄斑部蓝光自发荧光图像，中心凹处由于叶黄素等黄斑色素对蓝光的吸收作用呈现低信号，血管处由于红色血流对蓝光的吸收作用而呈现低信号，其余视网膜表现为正常自发荧光信号；B. 黄斑部近红外光自发荧光图像，中心凹处 RPE 中黑色素含量最高，为视网膜成像构成近似"暗室"的结构；此外，这里吸收光的能量最多，因此含有大量的氧化黑色素；而该处叶黄素等黄斑色素无法吸收近红外光，因此黄斑中心处 NIR-FAF 信号最强，向周边部逐渐递减；血管处由于红色血流对近红外自发荧光的吸收作用而呈现低信号；我们需要注意的是 NIR-FAF 信号同时包括 RPE 和脉络膜，特别是外层脉络膜中的黑色素信号；C. 视盘处蓝光自发荧光图像，视盘处没有 RPE 细胞和脂褐素，因此表现为低荧光信号；D. 视盘处近红外自发荧光图像，视盘处没有 RPE 细胞和黑色素，因此表现为低荧光信号

　　图点评：眼底自发荧光最大的优势就是能够在检眼镜检查仍然正常情况下，较早地检测出代谢异常。自发荧光虽然反映了疾病的病理过程，但并不能与视网膜的功能直接相关。Keilhauer CN 等研究表明近红外光眼底自发荧光信号随着年龄增加呈现先增强后减弱的变化趋势。

- 增强的蓝光自发荧光与脂褐素含量增加及随后一个降解过程有关。
- 某些情况下，RPE 细胞向脉络膜移位也会造成自发荧光信号增强。
- 蓝光自发荧光减弱主要是由于脂褐素减少，RPE 细胞缺失或被血管、出血遮蔽等原因造而导致的。
- 最强的蓝光自发荧光位于黄斑边缘呈环形分布；而在较远的视网膜周边部，RPE 细中脂褐素含量下降，蓝光自发荧光信号减弱。
- 此外，蓝光自发荧光的分布与眼球胚胎裂隙闭合情况亦部分有关。Duncker T 等人研究发现蓝光自发荧光中边界清晰的分界线提示胚胎裂隙闭合的光学位置。该分界线鼻侧可见蓝光自发荧光和单纯 488nm 反光的信号强度减弱，主要归因于该处脂褐素和黑色素含量减低，可能与 RPE 细胞形态不同相关。
- 近红外光自发荧光主要由眼底黑色素（氧化）、脂褐素前体、脂褐素与黑色素复合体等物质的分布决定（表 7-1）。

表 7-1　BL-FAF 和 NIR-FAF 比较

	BL-FAF	NIR-FAF
主要荧光物质	脂褐素	➢ 黑色素（氧化）、脂褐素前体、脂褐素与黑色素复合体； ➢ 涉及了 RPE 中黑色素的降解和重组； ➢ 特性居于黑色素和脂褐素之间

续表

	BL-FAF	NIR-FAF
所处组织及信号	RPE；高，是 NIR-FAF 的 60～100 倍；	RPE，外层脉络膜；低，避免黄斑部的蓝光曝光
黄斑区分布	遮蔽吸收，黄斑定位 颞侧>鼻侧，上方>下方	荧光弥漫，黄斑部集中； 中心凹>鼻侧=上方>下方
视盘及血管	低荧光	低荧光
中周部至周边视网膜（广角镜下）	强度没有变化	强度没有变化，以脉络膜外层荧光为主
随年龄增加	荧光增强	RPE 萎缩，RPE 中黑色素减少，氧化黑色素增加，外层脉络膜中荧光增强

- NIR-FAF 主要荧光物质为眼内黑色素。
- 黑色素存在于脉络膜和虹膜的基质层内（同时也存在于头发与皮肤中），胚胎发育时期来源于神经嵴细胞，具有显著的种族变异性。此外，虹膜颜色反映了脉络膜色素沉着情况（图 7-4）。
- RPE 中的黑色素来源于神经上皮层（中枢神经系统内的黑色素），其含量与浓度和种族（虹膜颜色）无关。

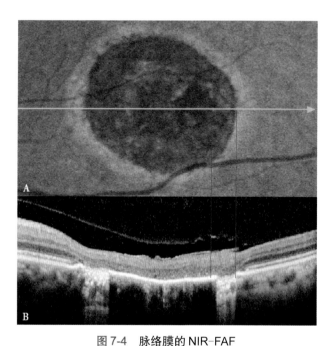

图 7-4　脉络膜的 NIR-FAF
A. 外层视网膜萎缩处可见斑片状 NIR-FAF 信号增强（绿色箭头为 B 图中 SD-OCT 扫描方向）；B. SD-OCT 提示部分 RPE 萎缩，脉络膜反射增强（红线所示）

　　图点评：脉络血管处低 NIR-FAF 信号与外层脉络膜高荧光信号形成反差，特别在深色虹膜病人中更为明显。此外，外层脉络膜所含黑色素是内层的 2～3 倍，随着年龄增加，RPE 萎缩，RPE 黑色素减少但氧化黑色素增加，RPE 中 NIR-FAF 信号降低，外层脉络膜中 NIR-FAF 增强。

自发荧光的临床病例分析

- 自发荧光可以观察疾病相关的视网膜脉络膜代谢情况,有利于深入认识发病机制,在某种程度上是对眼底血管造影和OCT检查的有力补充。
- 视网膜激光斑的眼底自发荧光特征(图7-5~图7-14)。

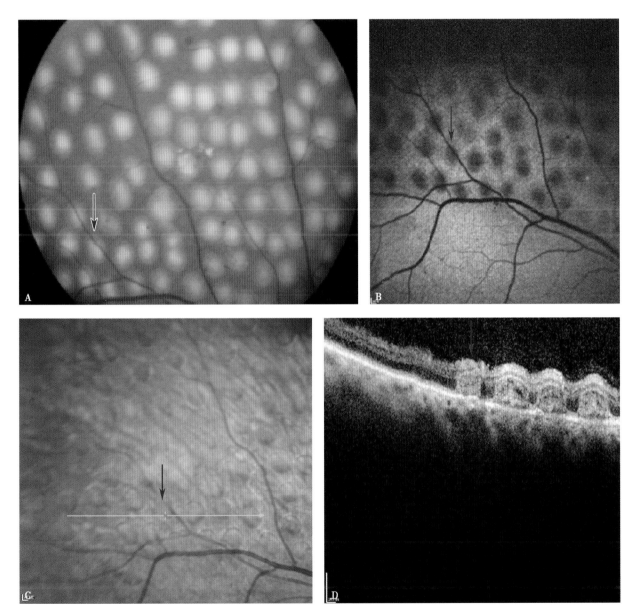

图7-5　双眼DR右眼视网膜激光术后1h BL-FAF成像

A. 眼底彩色照片上可见激光斑中央白斑、外围有灰晕(红色箭头所示);B. BL-FAF可见激光斑处为荧光信号减低的圆形区域(红色箭头所示);C. 近红外光(NIR)图像上激光斑表现为圆形区域、遮蔽脉络膜成像(红色箭头所示,绿色箭头为SD-OCT扫描方向);D. SD-OCT提示激光斑处神经感觉层增厚,反光增强(红色箭头所示)

图点评:全视网膜激光光凝(panretinal photocoagulation,PRP)术后1h BL-FAF图像上激光斑处低信号提示RPE的急性损伤,与SD-OCT中视网膜全层热反应一致。

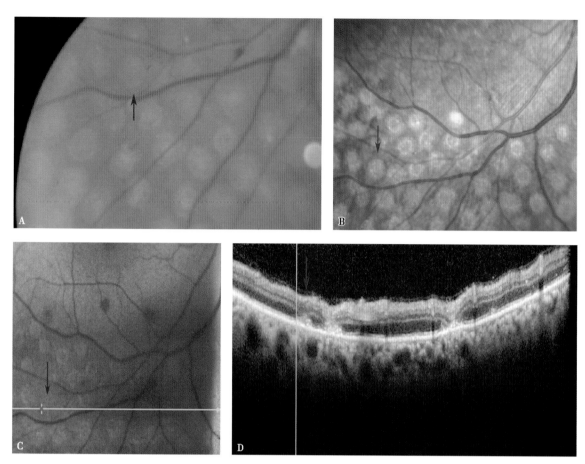

图 7-6　双眼 DR 右眼视网膜激光术后 2 周 BL-FAF 成像

A. 眼底彩色照片上可见激光斑呈现灰色，色素紊乱、析出及增殖（红色箭头所示）；B. NIR 图像上激光斑表现为高亮的圆形斑点，中心处色素沉着（红色箭头所示）；C. BL-FAF 可见激光斑处为略微高信号的圆形区域（红色箭头所示）；D. SD-OCT 提示激光斑中央视网膜外核层萎缩、消失，其上覆盖的内核层扭曲、外丛状层可能直接黏附于由高密度无定形光感受器残留物构成的高反射层，神经上皮层表现为向激光斑中心牵拉状态，内核层缩窄，RPE 略增厚，取代了凋亡的光感受器（红色箭头所示），SD-OCT 扫描方向为图 C 中绿色箭头所示

图点评：PRP 术后 2 周 BL-FAF 上激光处自发荧光信号略增强提示激光后 RPE 出现修复与增殖，与 SD-OCT 改变一致。

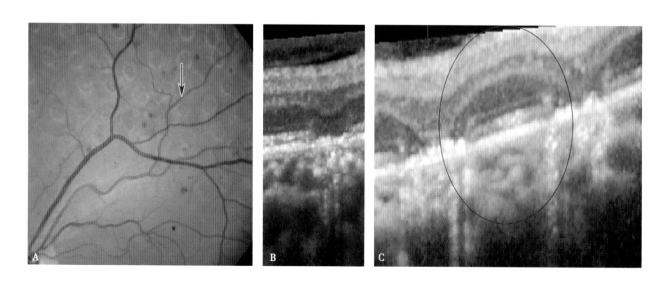

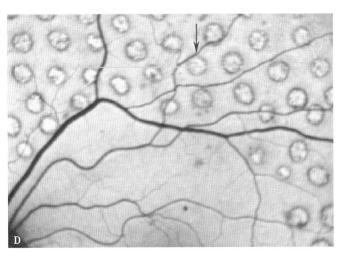
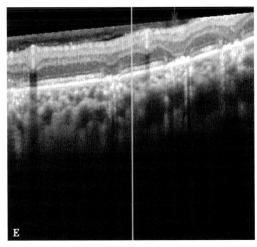

图 7-7 双眼 DR 右眼视网膜激光术后 2 个月 BL-FAF 成像

A. 眼底彩色照片上可见激光斑呈现灰色、色素析出与增殖明显（红色箭头所示）；B. SD-OCT 可见激光斑处外核层开始恢复；C. SD-OCT 提示激光斑（红色箭头所示）之间的外核层和外丛状层形成弧形的"拱门"样结构（红色椭圆所示）；D. BL-FAF 可见激光斑表现为中心信号增强，周围自发荧光环形减弱的圆形区域（红色椭圆所示，绿箭为 SD-OCT 扫描方向）；E. SD-OCT 显示激光斑表现为中心部 RPE 细胞层增厚，周围环形萎缩，光感受器外节椭圆体带萎缩并向周边扩大（红色箭头所示）

图点评：PRP 术后 2 个月 BL-FAF 上激光处高自发荧光信号提示 RPE 出现修复与增殖，与 SD-OCT 中外核层与 RPE 改变一致。

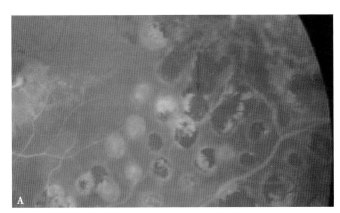
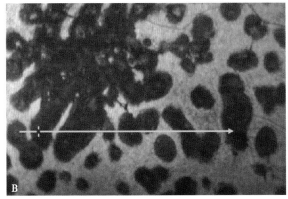
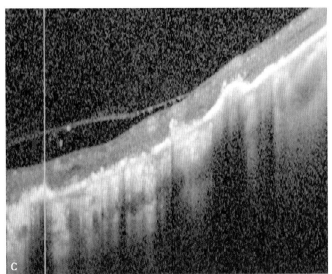

图 7-8 双眼 DR 右眼视网膜激光术后 2.5 年 BL-FAF 成像

A. 眼底彩色照片上可见激光斑形态不规则、扩大、融合、表面色素沉着（红色箭头所示），部分视网膜血管闭塞；B. BL-FAF 上激光斑表现为类椭圆形暗区，激光斑形态不规则、扩大、融合、均为低自发荧光信号（红色箭头所示，绿箭为 SD-OCT 扫描方向）；C. SD-OCT 显示部分视网膜神经上皮层仍表现为向激光斑中心牵拉状态，而部分恢复正常，光感受器层缺失、神经上皮层组织变性、RPE 萎缩、脉络膜及巩膜反射增强

图点评：PRP 术后 2 个月 BL-FAF 上激光处高自发荧光信号提示 RPE 出现修复与增殖，与 SD-OCT 中外核层与 RPE 改变一致。

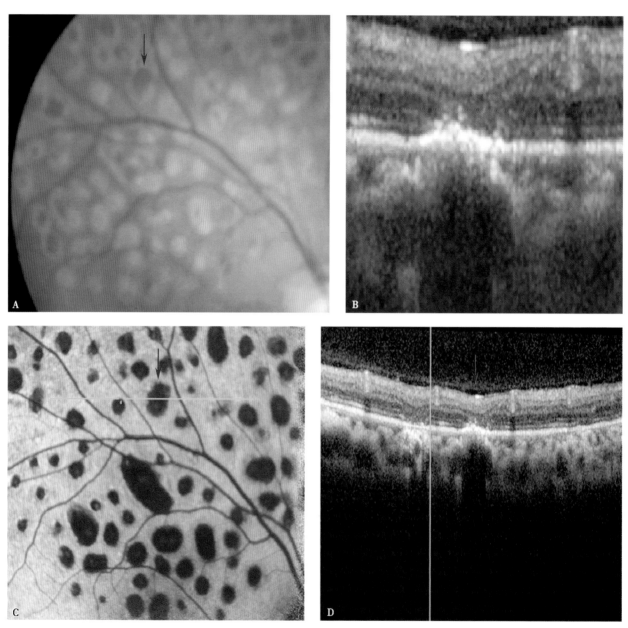

图 7-9 双眼 DR 右眼视网膜激光术后 5 年 BL-FAF 成像

A. 眼底彩色照片上可见激光斑变大、变形、部分伴有色素沉着（红色箭头）；B&D. SD-OCT 提示部分神经上皮层仍表现为向激光斑中心牵拉状态，部分恢复正常，光感受器层缺失，神经感觉层组织变性，RPE 层萎缩，脉络膜及巩膜反射增强（图 D 中红色箭头所示）；C. BL-FAF 中激光斑表现为类椭圆形暗区、激光斑形态不规则、扩大、自发荧光明显减低

图点评：PRP 术后视网膜激光斑萎缩进展情况可利用 BL-FAF 监测，在我们既往研究中发现非增殖性 DR 眼中激光斑处 RPE 萎缩的平均进展速率则为每年 $0.127mm^2$（$0.015\sim0.466mm^2$）。

激光术后1个月　　　　激光术后2个月　　　　激光术后2年

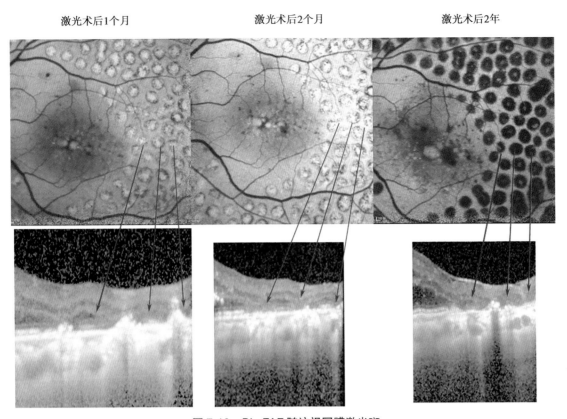

图 7-10　BL-FAF 随访视网膜激光斑

随着时间延长激光斑处自发荧光信号从增强到减弱，直至消失。与 SD-OCT 中结构改变一致（红色箭头）

图点评：对点对位的 SD-OCT 扫描和 BL-FAF 检查有助于疾病的精准随访观察。此外，我们通过三次 BL-FAF 成像同时观察到了黄斑部囊样水肿变化。

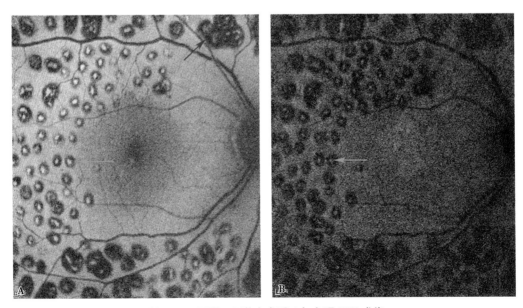

图 7-11　双眼 DR 激光术后 4 年右眼 FAF 成像

A. BL-FAF 提示 PRP 激光斑处 RPE 层萎缩，自发荧光信号减弱（红色箭头所示），格栅光凝处 RPE 增殖，自发荧光信号增强（橙色箭头所示）；B. NIR-FAF 显示 PRP 激光斑处 RPE 层萎缩，自发荧光信号减弱（红色箭头所示），格栅光凝处 RPE 增殖，自发荧光信号增强（橙色箭头所示），与 BL-FAF 表现一致

图点评：BL-FAF 和 NIR-FAF 均反映 RPE 代谢情况，因此在激光光凝后的表现上具有一致性。此外，我们注意到传统激光斑和格栅光凝光斑在 FAF 成像上存在差异，是由于激光能量与曝光时间不同造成热扩散不同，导致 RPE 及周围视网膜损伤存在差异。

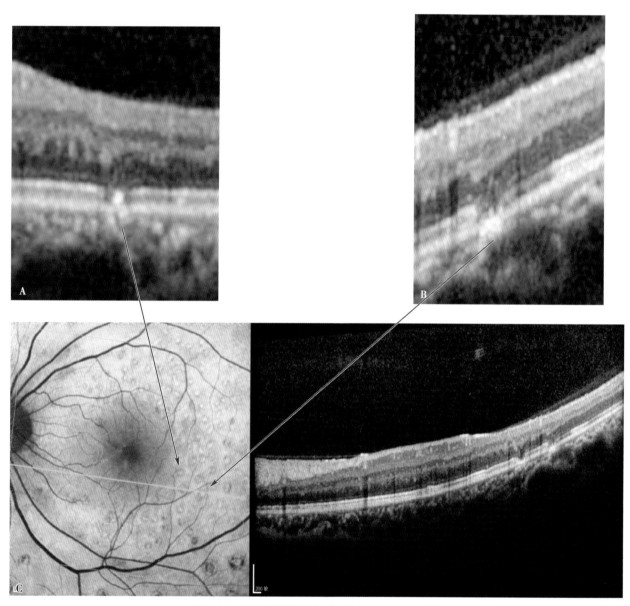

图 7-12 左眼格栅光凝术后 2 个月 BL-FAF 图像

A、B. SD-OCT 提示视网膜格栅光凝斑处内界膜至外核层间视网膜结构基本正常、外界膜断裂、光感受器外节破坏、RPE 层呈向心性增殖；C. BL-FAF 提示激光斑处中心为高荧光信号伴随周边低荧光，提示中心 RPE 增殖，激光斑之间正常视网膜组织自发荧光信号正常

图点评：格栅光凝对内层视网膜和 RPE 损伤小，BL-FAF 提示 RPE 修复过程。

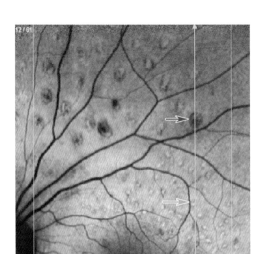
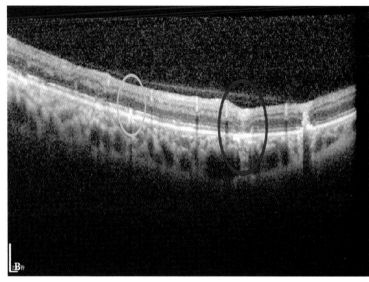

图 7-13　左眼格栅光凝术后 2 个月 BL-FAF 成像

A. BL-FAF 上传统激光斑呈现低自发荧光信号（红色箭头所示），格栅光凝区呈现高自发荧光信号（橙色箭头所示），绿色箭头为 B 图中 SD-OCT 扫描方向；B. SD-OCT 提示格栅光凝区域内界膜至外核层间视网膜结构基本正常、外界膜断裂、光感受器外节破坏、RPE 层呈向心性增殖。光凝反应直径为 179nm（橙色圆圈区域）；传统激光斑处外核层、外界膜、光感受器外节破坏，RPE 层部分增殖，外核层以上视网膜组织塌陷，光凝反应直径为 374nm（红色圆圈区域）

　　图点评：两种激光斑的能量与曝光时间不同，造成眼底损伤亦不相同，通过 BL-FAF 可以较好反映不同激光斑的转归。

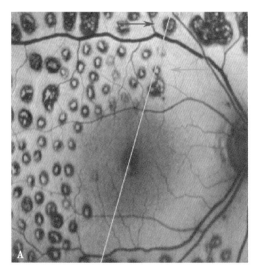
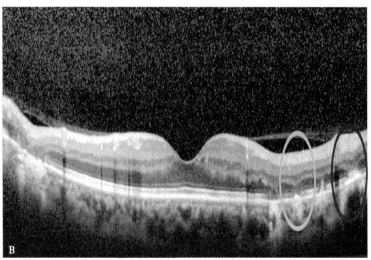

图 7-14　右眼格栅光凝术后 4 年 BL-FAF 成像

A. BL-FAF 上传统激光斑呈现低自发荧光信号（红色箭头所示），格栅光凝区呈现高自发荧光信号（橙色箭头所示），绿色箭头为 B 图中 SD-OCT 扫描方向；B. SD-OCT 提示 PRP 激光斑间正常组织与激光斑处塌陷视网膜形成"拱门"结构（红色圆圈区域），格栅激光斑处视网膜内层轻微向激光斑中心牵拉（橙色圆圈区域）

　　图点评：本例说明直到光凝 4 年后，传统激光斑和格栅光凝斑之间 RPE 修复上仍存差异。目前由于眼内抗 VEGF 治疗的广泛应用和微脉冲光凝的普遍开展，黄斑部格栅光凝越来越少了，关于其长时间的转归有待进一步随访观察。

● 糖尿病性黄斑水肿（diabetic macular edema，DME）激光术后的眼底自发荧光特征（图7-15）。

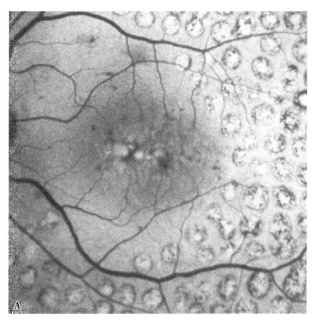

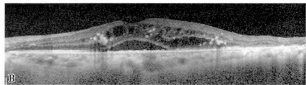

图7-15　DME患眼的BL-FAF成像

A. BL-FAF提示黄斑部囊样自发荧光增强，后极部多个圆盘样自发荧光增强区域提示视网膜激光斑转归；B.对应位置水平SD-OCT扫描提示视网膜囊样水肿、弥漫海绵样水肿及浆液性黄斑脱离，同时可见视网膜渗出

图点评：DME造成黄斑部叶黄素移位，对于蓝光的吸收作用减弱，因此，BL-FAF信号增强。但BL-FAF无法提示浆液性黄斑脱离，同样在没有染料渗漏的情况下，FFA检查中也较难提示浆液性黄斑脱离病灶。此外，激光斑处高自发荧光信号提示RPE增殖。

● 视盘玻璃膜疣的眼底自发荧光特征（图7-16）。

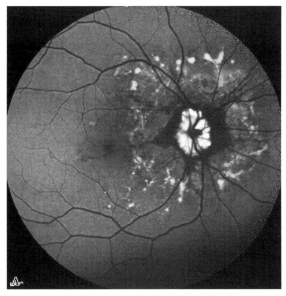
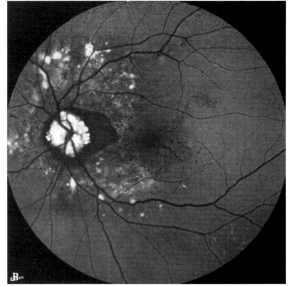

图7-16　双眼弹性纤维假黄瘤的眼底BL-FAF图像

A、B.双眼底BL-FAF可见视盘玻璃膜疣（高荧光信号）、视盘周围萎缩（低荧光信号）、血管条纹征（低荧光信号）和彗星样钙化病变（高荧光信号）

图点评：BL-FAF在识别视盘玻璃膜疣方面具有一定优势。正常视盘处无RPE组织，不含有脂褐素，因此在BL-FAF上显示为暗区，BL-FAF极大地提高了视盘玻璃膜疣的检出率。

● BEST 病的眼底自发荧光影像学特征（图 7-17、图 7-18）。

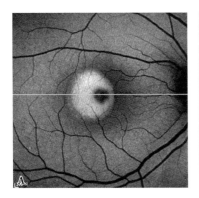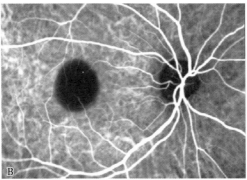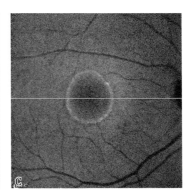

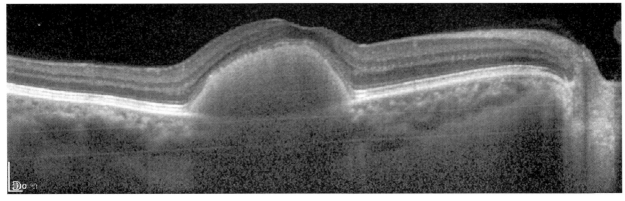

图 7-17 成人 BEST 病自发荧光图像

A. 黄斑部 BL-FAF 提示中心凹处高自发荧光信号伴色素沉着（绿线为水平 SD-OCT 扫描方向）；B. 同一患者的 ICGA 成像可见黄斑中心处荧光遮蔽；C. 同一患者黄斑部 NIR-FAF 图像提示黄斑中心圆盘样低荧光信号伴高荧光边缘（绿线为水平 SD-OCT 扫描方向）；D. SD-OCT 可见中心凹下方 RPE 层面中等反射隆起

图点评：成人型 BEST 病中，脂褐素在 RPE 层面蓄积，BL-FAF 表现为高荧光信号。然而卵黄样病变下方 RPE 变性和萎缩导致中心部 NIR-FAF 呈现低信号，但边缘 RPE 中脂褐素黑色素复合体沉积则导致 NIR-FAF 信号增强。

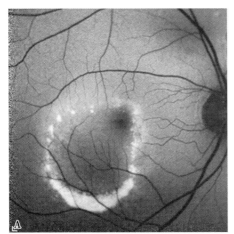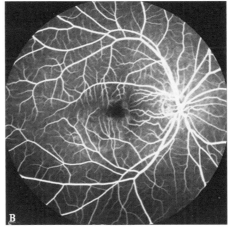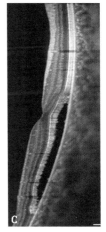

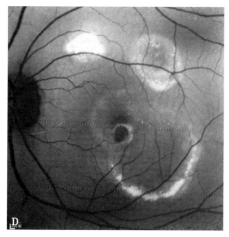
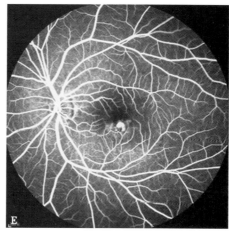
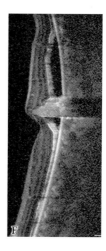

图 7-18　双侧 BEST 病的 BL-FAF 成像

A. 右眼 BL-FAF 提示脂褐素蓄积的边缘；B. FFA 中隐见黄斑部"泪滴样"背景荧光增强；C. SD-OCT 提示视网膜神经上皮层渗出性脱离，光感受器细胞变性，未见 RPE 脱离；D. 左眼 BL-FAF 提示后极部斑片状高自发荧光信号，黄斑中心可见脂褐素蓄积的边缘以及 RPE 萎缩或瘢痕呈现的弱自发荧光信号；E. FFA 中可见黄斑中心凹处染料渗漏；F. SD-OCT 提示视网膜神经上皮层渗出性脱离，光感受器细胞变性以及脱离下方纤维血管性渗出

图点评：本例通过 BL-FAF 诊断了双侧 BEST 病，联合 FFA 和 OCT 发现左眼继发 CNV。BL-FAF 有助于不典型 BEST 病和 CSC 之间的鉴别。

● 视网膜色素变性的眼底影像学特征（图 7-19～图 7-22）。

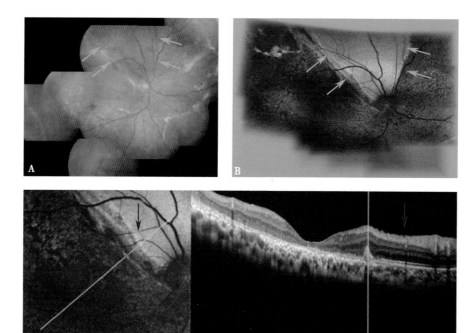

图 7-19　象限性视网膜色素变性的 BL-FAF 成像

A. 眼底彩色照相可见视盘上方楔形的正常视网膜保留范围（绿色箭头所示），其余视网膜色灰暗，RPE 萎缩、色素沉着及视网膜下纤维条索形成；B. BL-FAF 提示视盘上方未累及视网膜区域的自发荧光信号正常（绿色箭头所示），其余病变区域为未见自发荧光信号；C. BL-FAF 联合 SD-OCT 提示骨细胞沉着处为高荧光（C 中绿色垂直线所示），正常 BL-FAF 区域（左图红色箭头所示）内 SD-OCT 提示视网膜光感受器、RPE 保存完整（右图红色箭头所示），外界膜部分断裂（左侧图绿色箭头为 SD-OCT 扫描方向）

图点评：该病例中眼底可见正常视网膜范围略小于 BL-FAF 正常荧光范围，象限性视网膜色素变性中保留视野部分与 BL-FAF 象限性正常荧光区域高度一致。

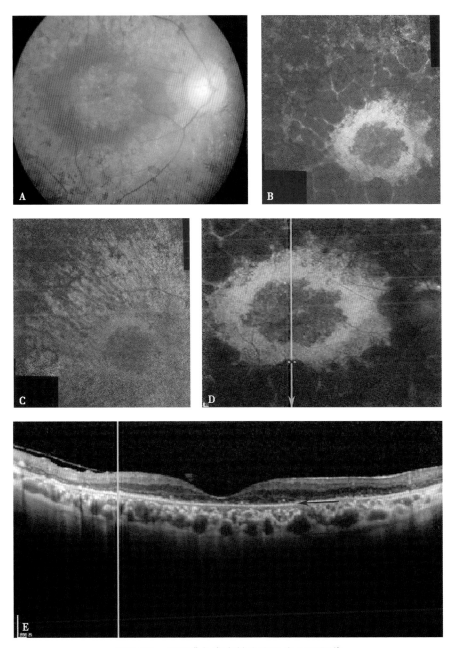

图 7-20　视网膜色素变性患眼眼底 FAF 图像

A. 眼底彩色照相可见眼底视网膜 RPE 萎缩，"骨细胞样"沉着，仅保留黄斑部环形正常视网膜区域，视盘色淡；B. BL-FAF 提示黄斑部环形正常荧光，其余病变区域为斑片状低荧光区域；C. NIR-FAF 提示黄斑中心凹处圆盘状低荧光区域，其余为弥漫的中等荧光伴随点片状低荧光区域；D. 绿色箭头提示 SD-OCT 扫描方向；E. SD-OCT 提示大范围外层视网膜萎缩，中心凹厚度变薄，脉络膜透见增强（红色箭头所示）

图点评：该例中 NIR-FAF 正常范围较 BL-FAF 大，可能与 RPE 萎缩后，脉络膜中 NIR-FAF 信号占主导地位有关。同样，RPE 萎缩导致脉络膜在 SD-OCT 中的透见增强，即使不启动增强深部成像功能，同样能够清晰显示脉络膜结构以及脉络膜与巩膜分界线。

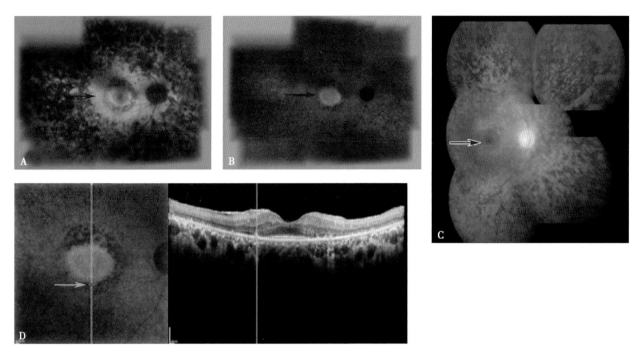

图 7-21 视网膜色素变性自发荧光图像

A. BL-FAF 提示黄斑部仅有小部分的斑片状低荧光，其余大部分为正常荧光信号（红色箭头所示），周边部视网膜可见大片低荧光信号，提示 RPE 萎缩；B. NIR-FAF 显示黄斑中心正常荧光范围（红色箭头所示）比 BL-FAF 范围小，周边较低的荧光信号反映了 RPE 萎缩以及脉络膜自发荧光信号；C. 同一患者眼底照相可见视盘蜡黄色，黄斑部视网膜大致正常（红色箭头所示），周边部视网膜可见萎缩"骨细胞样"沉着；D. NIR-FAF 联合 SD-OCT 提示光感受器和 RPE 保留范围与 NIR-FAF 中正常信号范围完全一致（绿色箭头所示），小于 BL-FAF 正常范围，在外层视网膜萎缩区域 SD-OCT 中脉络膜图像增强，此外旁中心凹区域可见黄斑前膜

图点评：笔者认为本例中 BL-FAF 和 NIR-FAF 间差异原因可归纳为如下 5 点：①氧化作用吞噬作用造成了 NIR-FAF 的改变；②RPE 中黑色素位置的异常也会影响到 NIR-FAF；③微结构改变导致 NIR-FAF 改变；④变性 RPE 缺乏黑色素，但脂褐素和紫褐素黑色素复合体持续沉积；⑤RPE 脱色素改变先于脂褐素改变。笔者建议需联合 BL-FAF 和 NIR-FAF 进行 RP 的监测与随访。

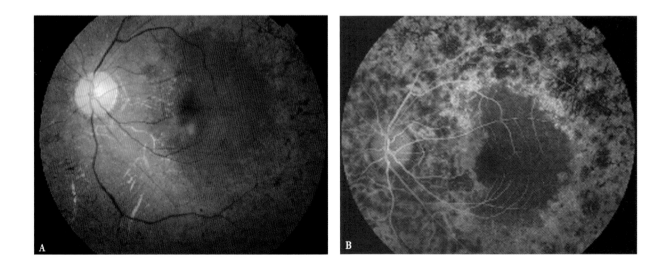

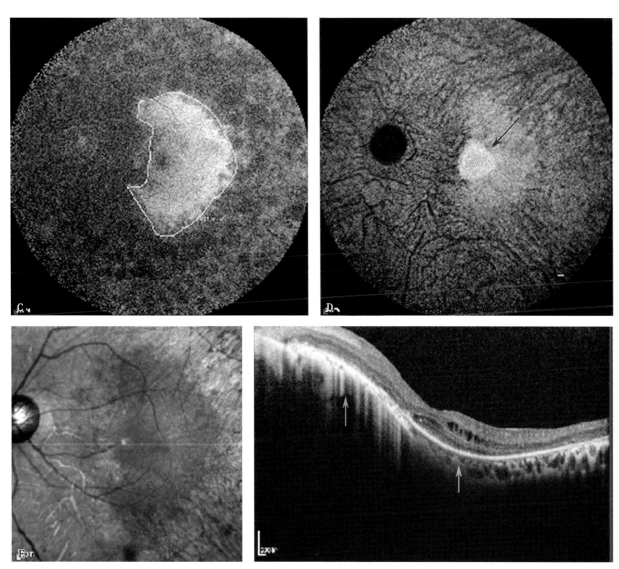

图 7-22　两种波长自发荧光在视网膜色素变性中的应用

患者男性,32 岁,A. 左眼底彩照可见视盘蜡黄,血管细,除后极部外视网膜色素紊乱,周边骨细胞样色素沉着;B. 左眼 FFA 上下血管弓以外见多数大小不等弱荧光区及色素遮蔽荧光;C. BL-FAF 示黄斑区保留"肾型"正常荧光信号(黄色区域示),周边部视网膜呈团块样低荧光信号,有融合,提示 RPE 萎缩;D. NIR-FAF 显示黄斑区类圆形正常荧光信号(红色箭头所示)比 BL-FAF 范围小,周边较低信号提示 RPE 萎缩及脉络膜自发荧光信号;E. OCT 示视网膜神经上皮层萎缩变薄,囊样水肿,视盘至黄斑区间 RPE 层完全萎缩,透见脉络膜高反射信号(橘黄色箭头示),黄斑部 RPE 及光感受器保留位置与 NIR-FAF 正常信号区域一致;颞侧部分 BL-FAF 正常区域,OCT 可见外层视网膜结构完全萎缩(绿色箭头示,本病例由四川大学华西医院张韵主治医师、张美霞教授提供)

图点评:同图 7-21。

● 视网膜出血的自发荧光特征（图 7-23）。

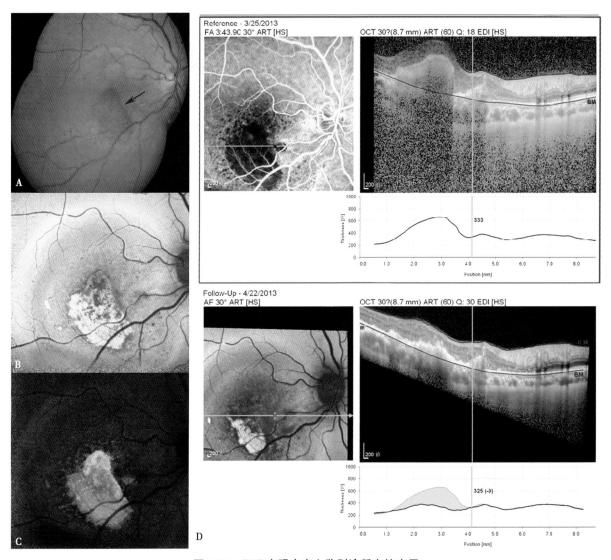

图 7-23　FAF 在眼底出血鉴别诊断中的应用

A. 眼底彩色照相可见黄斑部视网膜下色素沉着（红色箭头所示）；B. BL-FAF 中该处为高荧光信号，提示该处脂褐素代谢增强或视网膜下出血后产生的含铁血黄素信号；C. NIR-FAF 中该处为高荧光信号，提示该处黑色素代谢增强或视网膜下出血后产生的含铁血黄素信号；D. 上图 ICGA 中遮蔽荧光旁可见一处类似于息肉病灶，在上图 SD-OCT 提示为 RPE 纤维血管性隆起，下图为单次光动力治疗（photodynamic therapy, PDT）术后 2 个月，陈旧性出血基本吸收，RPE 隆起降低。

　　图点评：含铁血黄素的激发波长被 BL-FAF 和 NIR-FAF 均覆盖，因此在两个图像中均为高荧光，两种波长自发荧光的同时应用在多发性息肉样脉络膜血管病变（PCV）继发视网膜下陈旧性出血的鉴别诊断中发挥了重要作用，指导了后续治疗。

● 原发性炎性脉络膜毛细血管病变的眼底自发荧光特征（图7-24～图7-27）。

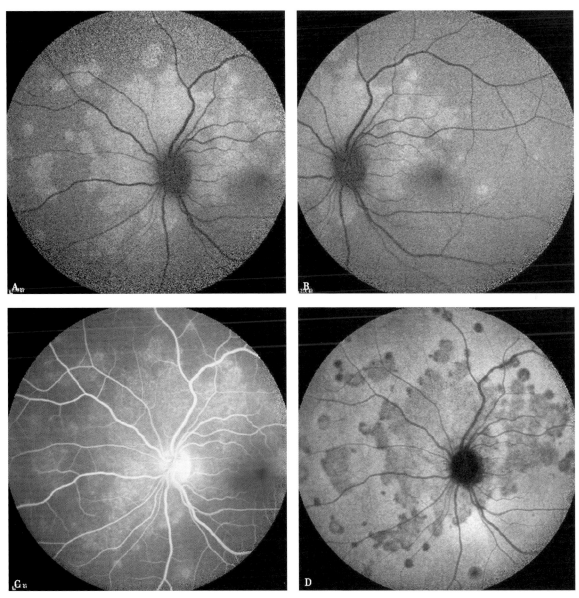

图7-24 RPE相关炎症性病变的BL-FAF成像

A、B. 原发性炎性脉络膜毛细血管病变患眼BL-FAF图像可见斑片状的高自发荧光信号,融合病灶和孤立病灶;
C. FFA提示后极部大范围染料渗漏、边界不清;D. ICGA晚期可见脉络膜毛细血管炎症性低灌注及穿凿样外观

　　图点评:PICCP是一类累及RPE、Bruch膜和脉络膜毛细血管的免疫性炎症,包括点状内层脉络膜血管病变(punctate inner choroidopathy,PIC)、一过性多发性白点综合征(multiple evanescent white dot syndrome,MEWDS)、急性区域性隐匿性外层视网膜病变(acute zonal occult outer retinopathies,AZOOR)等。疾病早期RPE炎性代谢增强,BL-FAF可呈现高自发荧光信号。目前文峰教授等认为PIC的靶结构是光感受器及视网膜外核层。BL-FAF有助于该类疾病的早期诊断,但所示疾病范围略小于ICGA检查,笔者认为ICGA在检测该类疾病中不可或缺。此外,FFA中染料渗漏主要由于视网膜外层缺血及炎症因素。

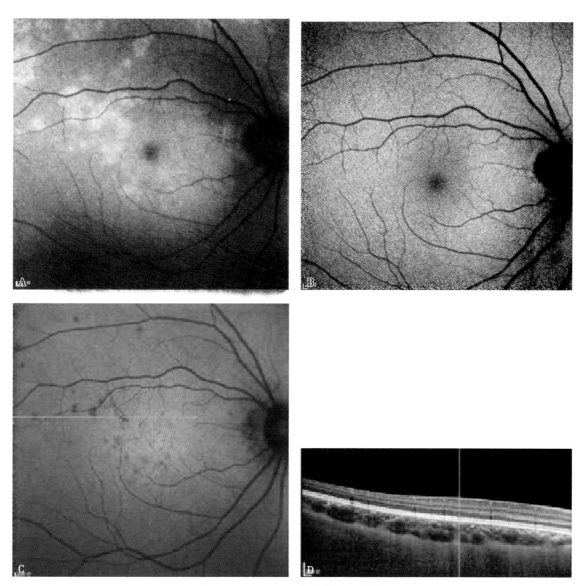

图 7-25 MEWDS 患眼的 FAF 成像

A. 发病时 BL-FAF 上黄斑部可见点状、斑片状高荧光信号，未累及中心凹；B. 8 个月后上述病灶消失，黄斑部 BL-FAF 恢复正常；C. 8 个月后 NIR-FAF 依然可见黄斑部数个低荧光暗点（绿色箭头为 D 图中 SD-OCT 扫描方向）；D. SD-OCT 提示 NIR-FAF 低荧光暗点处视网膜结构正常（绿线所示）

图点评：MEWDS 可自行痊愈，BL-FAF 亦随之恢复正常，而在 NIR-FAF 中仍存暗点，说明疾病在影响脂褐素和黑色素代谢方面有所不同，目前尚无关于 NIR-FAF 应用于 MEWDS 中的研究报告。由于 SD-OCT 上视网膜结构恢复正常。因此，NIR-FAF 中暗点的临床意义有待于进一步研究。

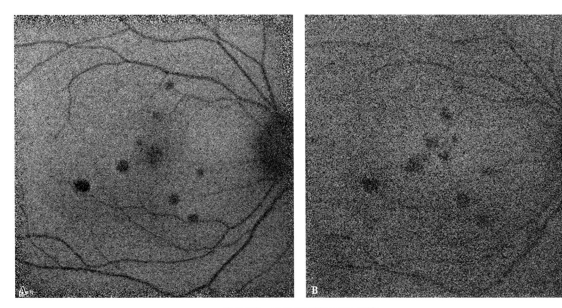

图 7-26 PIC 患眼的 FAF 图像

A. BL-FAF 可见黄斑部数个低荧光暗点；B. NIR-FAF 中暗点范围较 A 图中略大

图像点评：PIC 属于原发性炎性脉络膜毛细血管病变的一个亚型，主要累及 RPE、Bruch 膜和脉络膜毛细血管，同时影响脂褐素和黑色素代谢。NIR-FAF 病灶范围大于 BL-FAF 中范围，提示 PIC 潜在的视网膜损伤更为广泛。

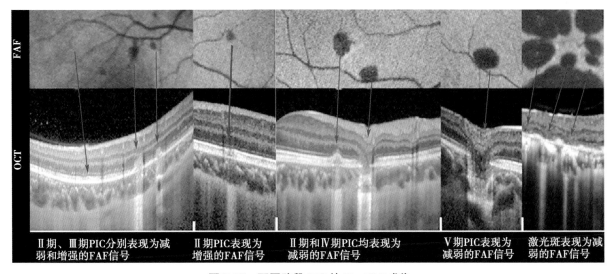

图 7-27 不同阶段 PIC 的 BL-FAF 成像

PIC 病灶处 RPE 局限性隆起，上方光感受器内节椭圆体带断裂，表现为高信号 BL-FAF 或低信号 BL-FAF。与之相反，在 RPE 缺损区域则为低信号 BL-FAF

图点评：PIC 病灶的 BL-FAF 观察是对文峰教授通过 SD-OCT 提出的 PIC5 期转归理论的重要补充。

● 脉络膜黑色素痣的自发荧光特征（图7-28、图7-29）。

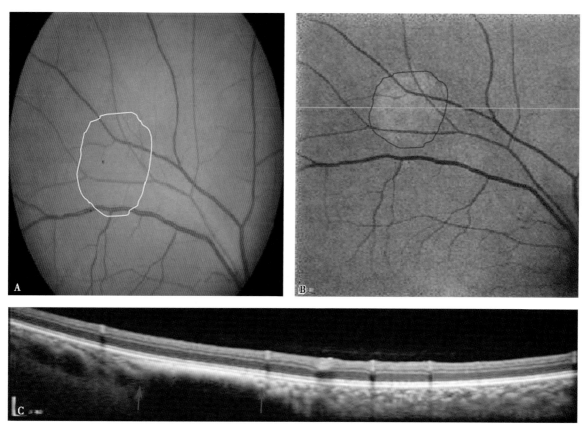

图7-28 脉络膜黑色素痣的NIR-FAF成像

A. 眼底照相显示右眼颞上血管弓处类圆形视网膜下灰色病灶（黄圈区域）；B. NIR-FAF提示A图病灶处局限的自发荧光信号增强（红圈区域）；C. SD-OCT提示NIR-FAF局限增强区域可见脉络膜黑色素痣（红色箭头所示）

图点评：NIR-FAF主要检测眼内黑色素代谢情况，在检测脉络膜黑色素痣方面具有一定优势。正常眼颞上血管处应为均匀一致的NIR-FAF信号减低，而该处的异常荧光增强则提示相关疾病。

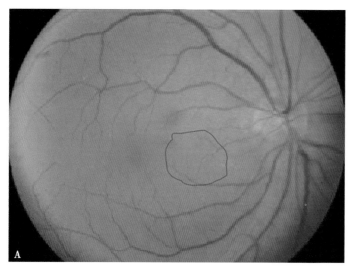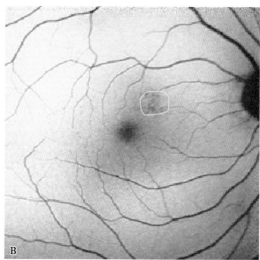

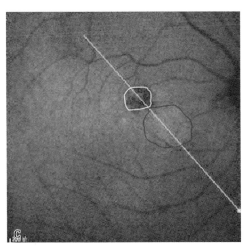
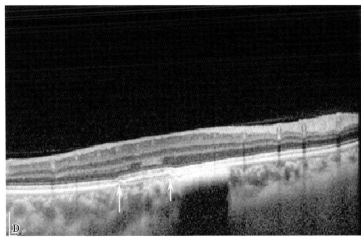

图 7-29　脉络膜黑色素痣的 FAF 成像

A. 眼底照相可见右眼中心凹鼻侧脉络膜黑色素痣（红圈区域）；B. BL-FAF 中未见脉络膜黑色素痣，仅见中心凹鼻上方斑驳样自发荧光信号，为视网膜玻璃膜疣病灶（黄圈区域）；C. NIR-FAF 图像上既可观察到脉络膜黑色素痣的高自发荧光信号（红圈区域），也可观察到玻璃膜疣处斑驳样的低自发荧光信号（黄圈区域）；D. EDI-OCT 提示融合玻璃膜疣（黄色箭头所示）和脉络膜黑色素痣（红色箭头所示），与 C 图中 NIR-AF 改变一致（OCT 扫描方向如图 C 中绿色箭头所示）

　　图点评：由于 NIR-FAF 可以检测黑色素，同时 NIR-FAF 具有较长的扫描波长，与 BL-FAF 相比，能够更好地反映脉络膜病变。

● 视网膜玻璃膜疣的自发荧光特征（图 7-30）。

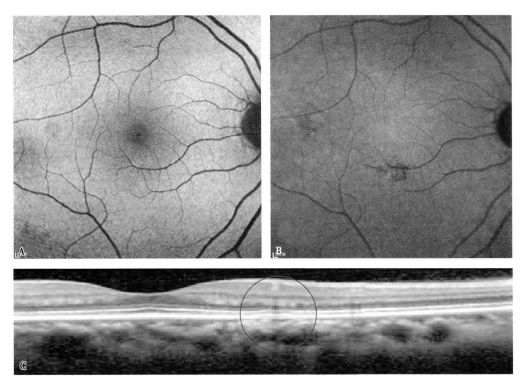

图 7-30　视网膜玻璃膜疣的 FAF 成像

A. BL-FAF 可见大致正常的黄斑部自发荧光图像；B. NIR-FAF 提示中心凹高荧光信号下方团块样低自发荧光信号；C. SD-OCT 提示 B 图中低自发荧光信号区域为融合玻璃膜疣（红圈区域）

　　图点评：融合性软疣的自发荧光主要来自于巨噬细胞或其他细胞外荧光物质，NIR-FAF 成像较好。

细胞内荧光信号

- 眼内代谢
  - 外部：微循环（血流、氧饱和度）；内部：细胞内代谢。

- 内源性荧光物质所发射荧光反映了细胞内的代谢状态
  - 氧化还原电对 NAD+ / NADH 和 FAD/FADH 的荧光取决于氧溶解的程度。

- 荧光物质的检查方法
  - 激发与发射光谱；
  - 荧光强度的衰减（lifetime）。

- lifetime 检测
  - 不受荧光浓度和周围组织吸收情况影响；
  - 细胞内荧光物质可由长短两种波长激发、并获得该物质信号的衰减时间，不同物质的衰减时间差异反映了眼底细胞内代谢情况，弹力蛋白可被长短波长激光激发，说明 RPE 下 Bruch 膜同样具备自发荧光信号（表 7-2）；
  - 时间积分的荧光信号测量光谱为 490～560nm，560～700nm。非渗出性老年性黄斑变性（AMD）患者中可通过荧光衰减时间图像可以判断 AMD 患眼视网膜功能，预测疾病的进展与转归。

表 7-2　眼内不同荧光物质的激发波长与荧光物质衰减时间

眼内荧光物质	最大激发波长 /nm	最大发射波长 /nm	α1 振幅 /%	τ1 的衰减周期 /ps	α2 振幅 /%	τ2 的衰减周期 /ps
游离 NADH	350	450	73	387	27	3 650
游离 FAD	370，446	525	18	330	82	2 810
AGE	360	505	62	865	28	4 170
A2E	437	600	98	170	2	1 120
脂褐素			48	390	52	2 240
黑色素	360	436	70	280	30	2 400
弹力蛋白	275	304	72	380	28	3 590
视网膜			90	260	10	2 790
RPE			96	210	4	1 800
脉络膜			70	500	30	3 400
巩膜			65	450	35	3 110
角膜			70	570	30	3 760
晶状体			69	490	31	3 600

定量与定性：FAF 的规范化探索

- 影响 FAF 成像因素诸多，如曝光时间（图 7-31）、激发波长和检测敏感度等，由于 FAF 是观察眼底代谢情况的影像手段，因此其信号强弱对疾病的判断具有重要临床意义。如何正确获取和解读 FAF 图像是我们需要面对和解决的问题。

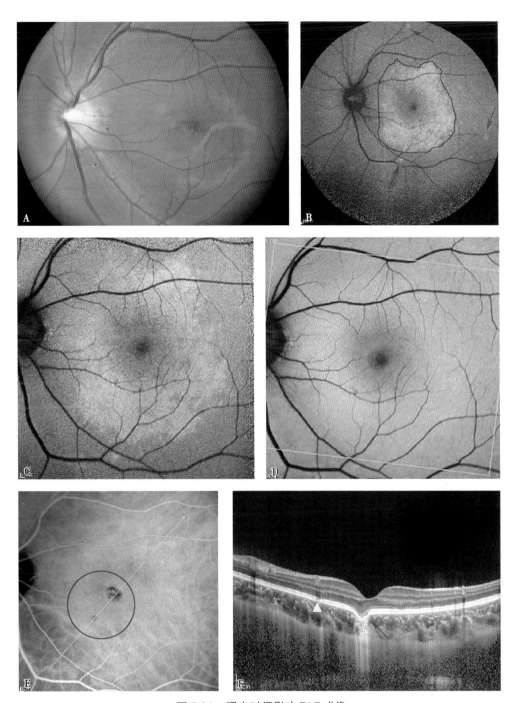

图 7-31 曝光时间影响 FAF 成像

A. 年轻女性患者左眼视物黑影 1 周，眼底照片大致正常；B. 55° BL-FAF 提示黄斑部地图样自发荧光信号增强（红色区域），周边伴随高自发荧光的卫星灶（红色箭头所示）；C. 30° BL-FAF 更加清晰观察到黄斑部地图样自发荧光信号增强；D. 当延长 BL-FAF 图像获取的曝光时间，原有高自发荧光信号消失了，整个背景荧光信号普遍增强；E. ICGA 中期可见黄斑部斑块样低荧光，提示脉络膜浅层毛细血管炎性无灌注（红色圆圈），其中绿线箭头提示具有增强深部成像功能的 OCT（enhanced depth imaging OCT，EDI-OCT）扫描方向；F. EDI-OCT 上可见部分光感受器断裂（黄色三角）和脉络膜凹陷（红色箭头所示），BL-FAF、ICGA 和 EDI-OCT 联合提示诊断为 PIC

　　图点评：PIC 为原发性炎性脉络膜毛细血管病变的一个亚型，发源于脉络膜浅层毛细血管，靶结构为视网膜光感受器层，如果合并脉络膜凹陷提示有 CNV 发生的风险。BL-FAF 可早期提示 PIC，但获取图像的曝光时间影响 BL-FAF 图像，继而影响对疾病的早期无创诊断。

● 因此，我们在获取和解读 FAF 图像时需遵循一定规范和标准，明确 FAF 的激发波长，荧光物质以及拍摄参数，如拍摄时间，设备敏感度，瞳孔直径和屈光状态等。下面我们再举一个例子（图 7-32、图 7-33）。

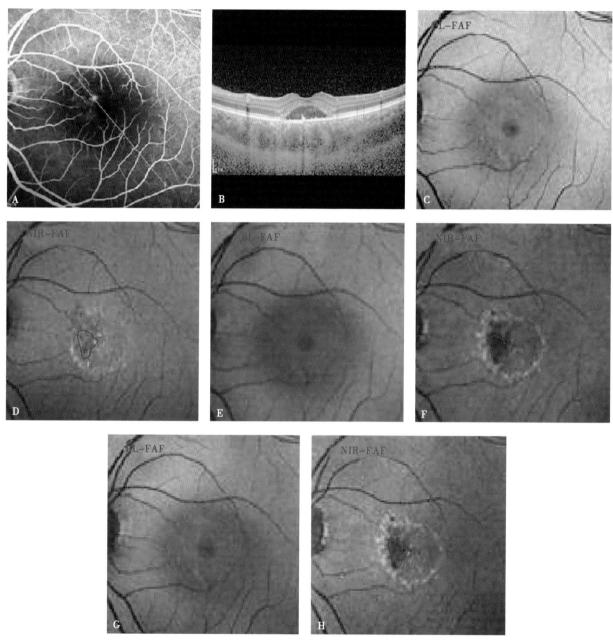

图 7-32　CSC 患者 FAF 成像的影响因素

A. FFA 中可见黄斑部墨滴样染料渗漏（绿色箭头为 EDI-OCT 扫描方向）；B. EDI-OCT 提示黄斑部视网膜浆液性脱离以及脉络膜厚度增加（扫描方向为 A 图中绿色箭头所示方向，B 图中视网膜下积液高度和中心凹下脉络膜厚度均被测量）；C. BL-FAF 可见黄斑部圆盘状信号增强（信号敏感度 100%，瞳孔直径 7mm，曝光时间 15s）；D. NIR-FAF 可见黄斑部数个斑点状高荧光信号，中心凹鼻侧并未见明确"肾型"低信号区域（红线所示区域），该 NIR-FAF 图像是在信号敏感度 100%，瞳孔直径 7mm 和曝光时间 15s 下获得；E. BL-FAF 可见黄斑部信号略增强（信号敏感度 100%，瞳孔直径 2.5mm，曝光时间 4s），与图 C 比较；F. 与 E 相同参数下获得 NIR-FAF 图像，可见黄斑部数个斑点状高荧光信号，中心凹鼻侧边界清晰的"肾型"低信号区域（红线所示区域）；G. BL-FAF 可见黄斑部信号（信号敏感度 100%，瞳孔直径 2.5mm，曝光时间 15s）较图 E 增强，低于图 C；H. 与 G 相同参数下获得 NIR-FAF 图像，可见黄斑部数个斑点状高荧光信号，中心凹鼻侧边界较为清晰的"肾型"低信号区域（红线所示区域）

图点评：减少曝光时间，控制入光量后 NIR-FAF 中病变区域出现肾形低荧光区域。

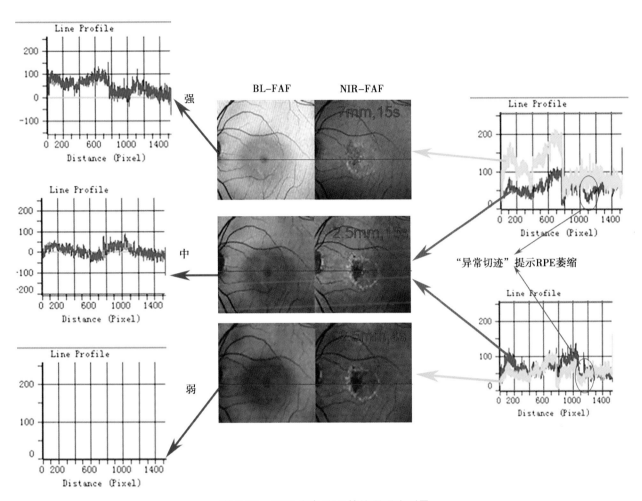

图 7-33　CSC 患者 FAF 的信号强度测量

以 2.5mm，4s 获得图像为基准，对比相同部分"红线"处信号强度；2.5mm（瞳孔直径），15s（曝光时间）获得图像为中等信号；7mm（瞳孔直径），15s（曝光时间）获得图像为强信号；右侧蓝色信号图像上"异常切迹"（红色圆圈）提示 RPE 萎缩

　　图点评：眼底 AF 受拍摄相关参数：如拍摄时间，设备敏感度，瞳孔直径及屈光状态等影响，因此笔者认为自发荧光图像的采集需要统一标准。

- 眼底 FAF 除了信号强度测量，还可以进行区域范围的计算评估。
- 眼底无 FAF 区域范围和进展速率可采用海德堡自带软件 Region finder 测量与计算。
  - 该技术在国外广泛应用于视网膜萎缩性疾病上，如萎缩性 AMD 等。
  - 我们尝试将该技术进行拓展应用（图 7-34），相关研究已经发表于 SCI 杂志。

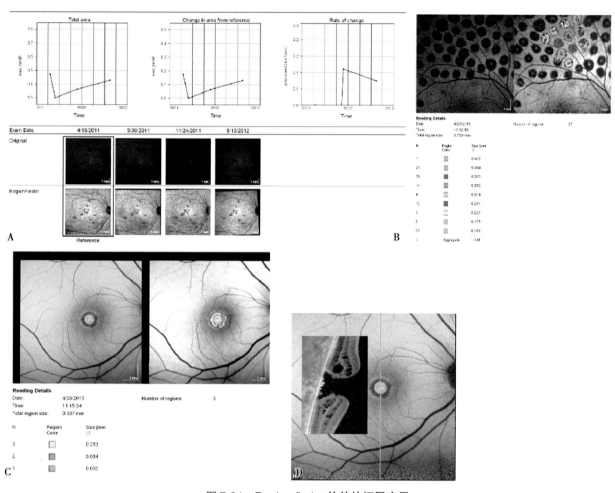

图 7-34　Region finder 软件的拓展应用

A. 利用 Region finder 软件检测 PIC 眼底萎缩病灶的进展速率；B. 利用 Region finder 软件检测全视网膜激光光凝激光斑的扩大速率；C. 利用 Region finder 软件计算黄斑裂孔患者 RPE 萎缩范围，预测术后视力转归；D. 黄斑裂孔的 BL-FAF 和 SD-OCT 图像

　　图点评：我们的既往研究表明 PIC 眼中 RPE 萎缩的平均进展速率为 $3.735\text{mm}^2/\text{y}$；而非增殖性 DR 眼中激光斑处 RPE 萎缩的平均进展速率则为 $0.127\text{mm}^2/\text{y}$。比较末次随访萎缩区面积，PIC 中萎缩病灶进展速率显著高于非增殖性 DR 眼。此外，PIC 眼中 RPE 萎缩速率显著高于 AMD 晚期地图样萎缩的平均进展速率。

● BL-FAF 中的"光色素"（photopigment）现象。下面的例子通过显示视网膜"光色素"说明高自发荧光图像并不一定代表病理状态。自发荧光异常可能是"伪影"（图 7-35）。

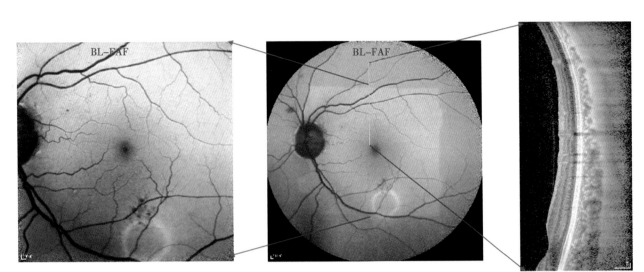

30° 镜下曝光30s　　　　　　　迅速转为55° 镜下曝光

图 7-35　蓝光自发荧光中的"光色素"

30° 范围 BL-FAF 成像，曝光时间持续 30s，之后迅速切换至 55° 镜头下进行 BL-FAF 成像，可见后极部方形高荧光区域，与 30° BL-FAF 范围一致；在 55° BL-FAF 图像中，正常 FAF 信号与强 FAF 信号之间行 EDI-OCT 检查（中间图绿色箭头所示扫描方向）未见视网膜结构异常

图点评：长时间曝光导致 BL-FAF 图像信号增强，与 RPE 中脂褐素信号过饱和有关，并非病理性改变，被定义为"光色素（photopigment）"，影响对于 FAF 图像信息解读。

自发荧光数字剪影技术与黄斑色素

- 黄斑色素（macular pigment，MP）
  - 成分包括叶黄素，玉米黄质，内消旋玉米黄质等；
  - 分布：①黄斑中心凹处 Müller 细胞；②中心凹 Henle 纤维；③旁中心凹内核层；④黄斑组织学证实 MP 主要存在于外丛状层（Henle 纤维），较少部分位于内丛状层；⑤中心视网膜区域沿视锥 - 光感受细胞轴索分布；⑥中心凹区域色素密度最高，其外 1 000μm 处开始减弱；
  - 吸光性能：①吸收波谱 400～540nm；相当于蓝光滤光片；② Hogan MJ 等研究提示黄斑色素能够最大限度地吸收蓝光波长；
  - MP 的密度与分布能够间接反映黄斑部视网膜的代谢与功能，黄斑色素（叶黄素）在多种视网膜疾病的诊断中发挥着重要作用，如黄斑旁毛细血管扩张症（macular telangiectasia，MacTel）、黄斑板层裂孔等，MP 成像具有一定的临床价值。
- 蓝光与近红外光自发荧光数字剪影技术（图 7-36）。
  - 在相同参数下同时获取眼底蓝光与近红外光自发荧光，确保蓝光与近红外光自发荧光图像对点对位一致；
  - 黄斑色素能够吸收 BL-FAF 信号，但无法吸收 NIR-FAF 信号；
  - 因此，蓝光与近红外光自发荧光数值剪影技术可近似获得黄斑色素的分布图像；
  - 国外一般采取蓝光和绿光自发荧光图像获取，这样可以保证黄斑色素信号更加精确；

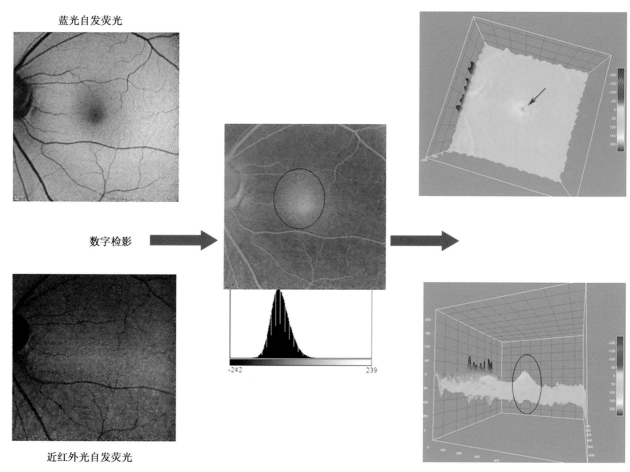

蓝光自发荧光

数字检影

近红外光自发荧光

图 7-36 自发荧光数字剪影术

左上图为正常眼底的蓝光自发荧光图像，黄斑中心信号被黄斑色素吸收而呈现低荧光信号；左下图为同一患者的近红外光自发荧光图像，黄斑中心为高荧光信号；中上图为两种波长 AF 数字剪影后获得近似黄斑色素的分布图；中下图为信号强度图；右上与右下图可见黄斑色素的分布为中心高、向周边逐渐降低的"山峰"样信号。

图像点评：NIR-FAF 激发波长和 BL-FAF 激发波长间距较宽，因此在获取黄斑色素图像的同时必然混杂着其他荧光物质信号。此外，眼底某些物质可同时产生蓝光和近红外光自发荧光信号，因此在分析上述信号的临床意义时需综合考虑。

解读自发荧光数字剪影所获荧光图像需明确以下几点：
- 除脂褐素外，BL-FAF 还检测到黑色素，玻璃体的短波长 FAF，视紫红质等；
- 大量存在于光感受器内节线粒体内黄素腺嘌呤二核苷酸（FAD），是呼吸链酶复合体的一个组成部分，FAD 的荧光特征为激发峰值 <460nm；发射峰值，<520nm，也可被 BL-FAF 检测到；
- 黑色素一般位于 RPE 细胞的顶端，构成中心凹处 83% 的弱荧光；
- 有趣的是黑色素相关 FAF 在 488nm 波段的强度是 787nm 波段的 9 倍，然而 488nm 波段激发的黑色素相关 AF 仅是脂褐素相关 AF 的 3%～10%；
- 因此在 500nm 波段激发的眼底荧光物质十分复杂；
- NIR-FAF 与 BL-FAF 的共同荧光物质包括黑素体、黑色素溶酶体及黑色素脂褐素复合体。在年长者 RPE 细胞中，色素颗粒几乎全部由黑色素为主的核心以及脂褐素的边缘构成，称之为黑色素脂褐颗粒。此外，在 479nm 的激发波长下，氧化黑色素亦可以产生荧光；

- 与此同时，Bruch 膜表现为蓝绿色荧光，主要有胶原蛋白和弹力蛋白发射光谱构成，然而这两种物质也会产生 NIR-FAF；
- 黄斑部 RPE 和脉络膜中黑色素在氧化应激后可发出类似脂褐素样荧光，激光参数为（激发光 400nm，滤光片 520nm）；
- 眼内脂褐素中哪些基团产生 BL-FAF，哪些产生 NIR-FAF 呢？
  - 我们知道脂褐素是一个复合体，其中至少包括了 10 个以上的荧光基团，这里大部分是被短波长激光激发，然而也有 3 个脂褐素基团可被长波长激光激发，产生橙色光谱，主要集中在 620 到 630nm 之间，均大于 400nm；
  - RPE 中脂褐素作为眼底蓝光激发的主要荧光物质，并没有或者仅一部分影响 NIR-FAF 的检出。
- 下面通过一些实例来进一步说明自发荧光数字剪影技术与黄斑色素之间关系，以及在临床中的应用价值（图 7-37～图 7-42）。

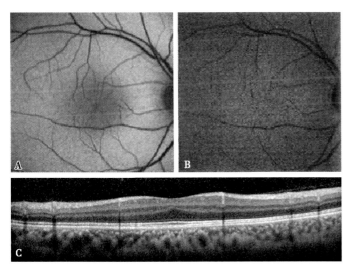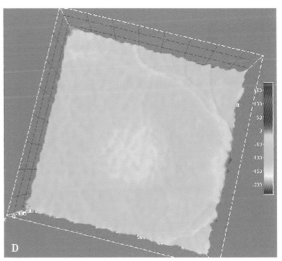

图 7-37 黄斑部先天发育不良

A. BL-FAF 提示黄斑部叶黄素遮蔽荧光减弱；B. NIR-FAF 提示黄斑部黑色素荧光分布正常；C. SD-OCT 中黄斑部未见中心凹结构，提示黄斑部发育不良；D. BL-FAF 和 NIR-FAF 的数字剪影技术提示叶黄素含量减低

图点评：自发荧光数字剪影技术可以清晰观察到疾病中黄斑色素代谢下降情况，为明确诊断提供一定影像依据。

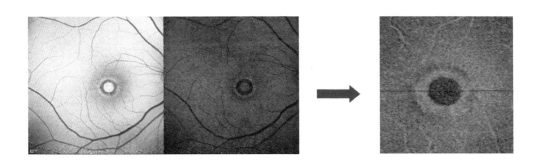

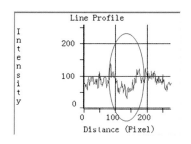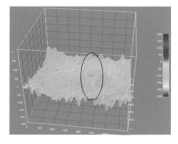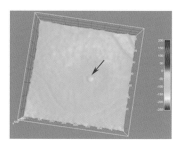

图 7-38　自发荧光的数字剪影技术与全层黄斑裂孔

首先同步拍摄黄斑部 BL-FAF 和 NIR-FAF 图像；进行数字剪影处理，获得近似黄斑部叶黄素分布图像（第一行右一）；测量图像中"红线"处的信号强度，转化成信号强度曲线，可见中心凹处叶黄素信号大幅降低（第二行左一）；将黄斑部叶黄素分布图像转换成信号强度图，可以观察到中心凹处类似于火山口样外观（第二行中图红色圆圈内）；通过 En Face 平面的信号强度图可见黄斑中心处低信号（第二行右一红色箭头所示）

图点评：目前国内尚无 MPOD 测量软件，而且不具备通过 BL-FAF 和绿光 FAF 获取黄斑色素的能力。本研究通过 BL-FAF 和 NIR-FAF 联合剪影技术，同时利用第三方软件近似测量了黄斑部叶黄素的分布情况，有助于相关疾病的诊断。

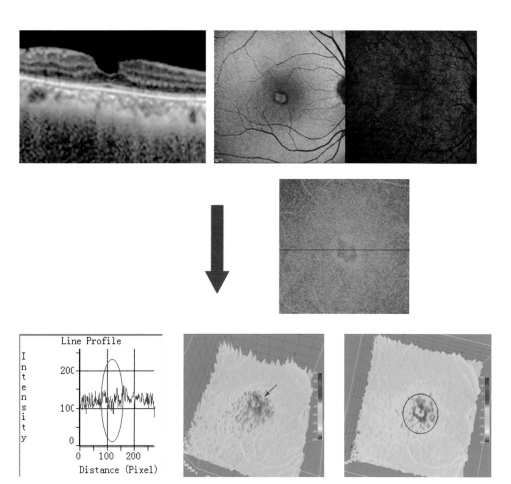

图 7-39　自发荧光的数字剪影技术与内板层黄斑裂孔

SD-OCT 上内板层黄斑裂孔表现为中心凹处不规则外观（第一行左一）；同步拍摄 BL-FAF 和 NIR-FAF 图像（第一行右一、二）；进行数字剪影处理，获得近似黄斑部叶黄素分布图像（第二行）；测量图像中"红线"处的信号强度，转化成信号强度曲线，可见中心凹处叶黄素轻度降低（第三行左一蓝色椭圆所示）；将黄斑部叶黄素分布图像转换成信号强度图，可以观察到中心凹处类似于"石林样"外观（第三行中图红色箭头所示）；通过 En face 平面的信号强度图可见黄斑中心处斑驳样低信号（第三行右一红色圆圈所示）

　　图点评：板层黄斑裂孔主要是由于牵拉作用造成黄斑部内侧视网膜与下方细胞组织分离而形成；SD-OCT 表现为 RPE 上方组织变薄，中心凹轮廓不规则。也可理解为未能形成真正的全层黄斑裂孔或为黄斑囊腔"去顶"的结果。目前板层黄斑裂孔和假性黄斑裂孔鉴别较为困难，原因是二者均具有不规则中心凹外观，此外在我们既往研究中发现二者均具有相同比例的黄斑前膜，在中心凹厚度方面二者之间亦不具备统计学差异，因此很难确定哪种出现了黄斑部组织缺失，即为板层黄斑裂孔。通过 FAF 的数字剪影技术检测黄斑色素，可以清晰观察到板层黄斑裂孔中叶黄素含量减低，说明含有叶黄素的组织缺失，支持板层黄斑裂孔诊断。

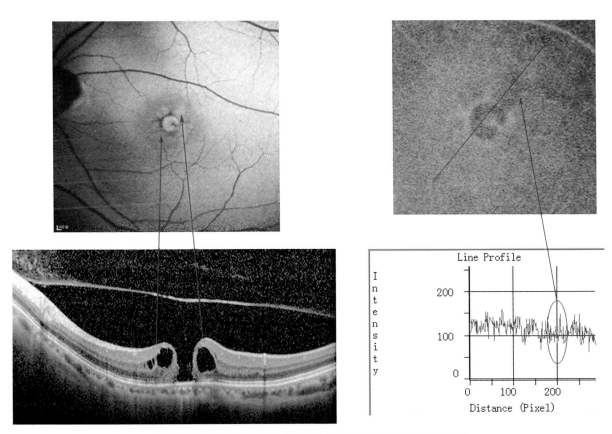

图 7-40　FAF 数字剪影技术与视网膜囊样变性和全层黄斑裂孔

SD-OCT 中可见全层黄斑裂孔和视网膜囊样变性，玻璃体后脱离（左下图）；BL-FAF 上可见黄斑裂孔和视网膜囊样变性处信号增强（左上图）；通过 FAF 数字剪影技术获得近似黄斑色素分布图可见黄斑裂孔和视网膜囊样变性处黄斑色素无分布（右上图）；测量黄斑色素分布图中红线处的信号强度获得信号强度曲线，可见黄斑裂孔和视网膜囊样变性处信号减低（蓝色椭圆所示）

　　图点评：与全层黄斑裂孔不同，视网膜囊样变性处含有黄斑色素的组织移位，导致黄斑色素信号减低，而囊腔间隔处细胞外液造成黄斑色素异常聚集（以外丛状层中纤维部分为主），导致黄斑色素呈高信号。

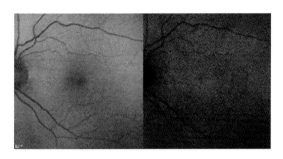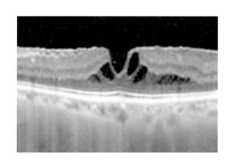

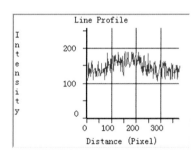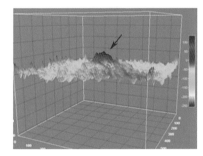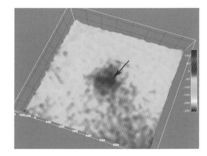

图 7-41　自发荧光的数字剪影技术与假性黄斑裂孔

SD-OCT 上假性黄斑裂孔表现为中心凹处不规则外观、黄斑前膜、视网膜劈裂（第一行右一）；同步拍摄 BL-FAF 和 NIR-FAF 图像（第一行左一、二）；进行数字剪影处理，获得近似黄斑部叶黄素分布图像（第二行）；测量图像中"红线"处的信号强度，转化成信号强度曲线，可见中心凹处叶黄素轻度增强（第三行左一）；将黄斑部叶黄素分布图像转换成信号强度图，可以观察到中心凹处类似于"山峰样"外观（第三行中图红色箭头所示）；通过 En Face 平面的信号强度图可见黄斑中心处高信号（第三行右一红色箭头所示）

　　图点评：目前板层黄斑裂孔和假性黄斑裂孔鉴别较为困难，原因是二者均具有不规则中心凹外观，此外在我们既往研究中发现二者均具有相同比例的黄斑前膜，在中心凹厚度方面二者之间亦不具备统计学差异，因此很难确定哪种出现了黄斑部组织缺失。通过 FAF 的数字剪影技术检测黄斑色素，可以清晰观察到假性黄斑裂孔中叶黄素含量正常，说明没有含有叶黄素的组织缺失，结合不规则中心凹外观，支持假性黄斑裂孔诊断。

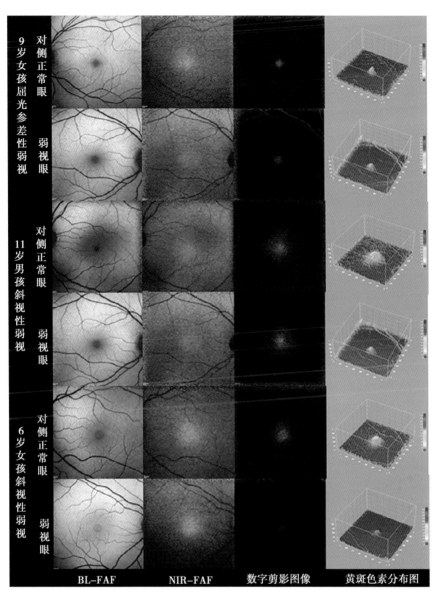

图 7-42　自发荧光的数字剪影技术与弱视

单侧弱视患儿双眼行同步 BL-FAF 和 NIR-FAF 检查,通过的数字剪影技术获得近似黄斑色素分布图,进而转换成信号强度图,可见健侧眼黄斑色素呈现山峰样外观,而弱视眼则表现为黄斑色素信号减低或消失

　　图点评:自发荧光的数字剪影技术应用到单眼弱视的患儿中,发现与健侧眼对比,弱视眼黄斑色素明显降低,支持了弱视患儿需补充叶黄素的治疗理念。

小　结

● 自发荧光能够反映眼内多种荧光物质的代谢情况,揭示疾病病理机制,具有广泛的临床应用前景。

● 自发荧光信号强度受多种因素影响,在获取自发荧光图像时需要统一标准。

● 自发荧光的定量分析是未来发展方向。

（华　瑞　文　峰）

参 考 文 献

1. KEILHAUER C N, DELORI F C. Near-infrared autofluorescence imaging of the fundus: visualization of ocular melanin. Invest Ophthalmol Vis Sci, 2006, 47 (8): 3556-3564

2. DUNCKER T, GREENBERG J P, SPARROW J R, et al. Visualization of the optic fissure in short-wavelength autofluorescence images of the fundus. Invest Ophthalmol Vis Sci, 2012, 53 (10): 6682-6686

3. HOGAN M J, ALVARADO J A, WEDDELL J E. Histology of the Human Eye: An Atlas and Textbook. Philadelphia, PA: Saunders, 1971: 393-522

4. GUO L, TAO J, XIA F, et al. In vivo optical imaging of amblyopia: Digital subtraction autofluorescence and split-spectrum amplitude-decorrelation angiography. Lasers Surg Med, 2016, 48 (7): 660-667

5. HUA R, YAO K, LIU L, et al. Near infrared autofluorescence findings in diffuse subretinal fibrosis syndrome. Lasers Med Sci, 2015, 30 (9): 2395-2397

6. HUA R, GANGWANI R, LIU L, et al. Use digital subtraction images of blue-light and near-infrared autofluorescence for the assessment of irregular foveal contour. Lasers Med Sci, 2015, 30 (1): 445-451

7. HUA R, LIU L, CHEN L. Evaluation of the progression rate of atrophy lesions in punctate inner choroidopathy (PIC) based on autofluorescence analysis. Photodiagnosis Photodyn Ther, 2014, 11 (4): 565-569

8. 华瑞, 柳力敏, 张慧, 等. 两种波长自发荧光在眼底疾病诊断中的应用. 眼科新进展, 2010, 30 (11): 1048-1053

9. 华瑞, 胡悦东, 柳力敏, 等. 两种波长自发荧光联合频域光学相干断层扫描对视网膜色素变性微结构与功能的再认识, 中华眼视光学与视觉科学杂志, 2011; 13 (3): 178-182

10. 华瑞, 柳力敏, 万超, 等. 联合应用谱域 OCT 和眼底自发荧光观察激光术后光凝斑视网膜结构的变化. 中国激光医学杂志, 2010 年; 5 期: 286-290.

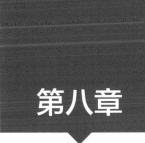

第八章

眼底多光谱激光成像技术
Fundus Multispectral Imaging

本章中眼底多种激光光谱成像技术主要围绕近红外光和多波长炫彩成像的技术特征与临床应用展开讨论。

近红外光成像

- 眼底 NIR 成像基于激光共聚焦扫描技术（confocal scanning laser technology），利用 820nm 波长扫描激光进行眼底成像。

- 激光共聚焦扫描技术主要通过 cSLO 实现。其利用低强度扫描激光取代刺眼的白色闪光进行成像，能够屏蔽眼底其他层次反光，获得靶结构的共焦平面图像，利用 cSLO 拍摄眼底图像具有图像对比度增强，可实现实时录像功能，同时提高了小瞳孔下成像清晰度等特点。

- 近红外光成像具有上述优势，其具有 820nm 的扫描波长，穿透能力强，可以反映眼底各层面的病变，类"En Face"成像，为个体化、特异性检查提供依据。

- NIR 检查无创、刺激性小、无需散瞳、易于普查，同时以 cSLO 为基础，可以与眼底自发荧光、无赤光等多种成像模式联合应用。

- 同时，动态 NIR 通过反光可以观察到视网膜血管内的红细胞流动（video 模式）。

- 此外，NIR 图像还作为 OCT 的定位界面，但其作用常被临床忽视（图 8-1）。

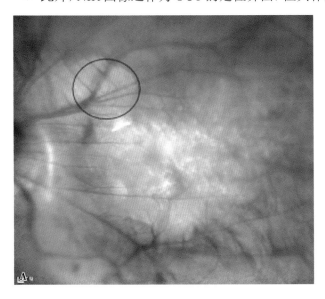
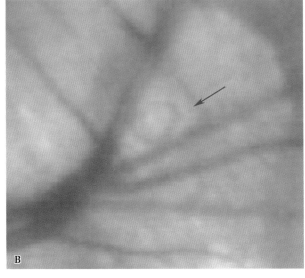

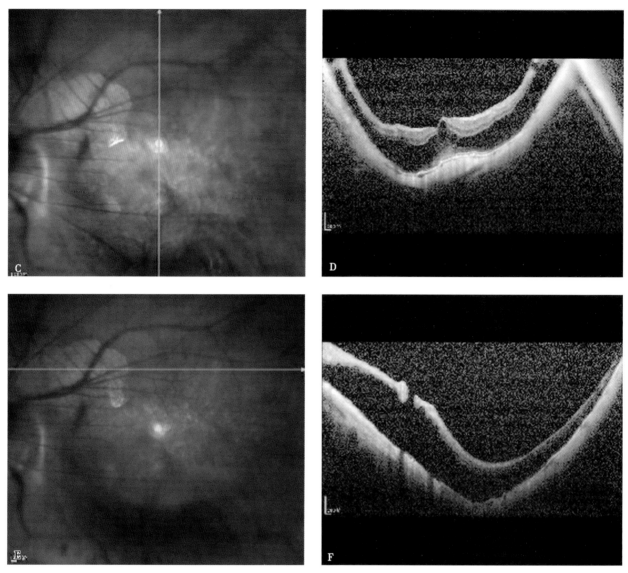

图 8-1　NIR 显示视网膜微小裂孔

A. 左眼高度近视眼底 NIR 成像，可见视网膜萎缩，颞上血管弓处一处类圆形反光（红色圆圈所示）；B. 放大该处图像可见血管交叉处一类圆形区域（红色箭头所示）；C. 常规行黄斑部垂直的 SD-OCT 扫描（绿线为图 D 中 SD-OCT 扫描方向）；D. SD-OCT 提示黄斑部视网膜劈裂；E. 以 NIR 图像为引导，经过图 A、B 中类圆形反光区域行水平 SD-OCT 检查（绿线为图 F 中 SD-OCT 扫描方向）；F. SD-OCT 提示微小视网膜裂孔、孔源性视网膜脱离

　　图点评：NIR 图像一般作为 SD-OCT 检查的定位平面，但其临床作用常被忽视。本例中利用 NIR 图像成功找到微小视网膜裂孔，对高度近视视网膜劈裂与孔源性视网膜脱离进行鉴别诊断，避免漏诊。

● 近红外光可获得类似"En Face"图像，为眼底各个层次的混合图像，类似于"X 射线"图像，需要阅片医师根据病灶特征区分（图 8-2）。

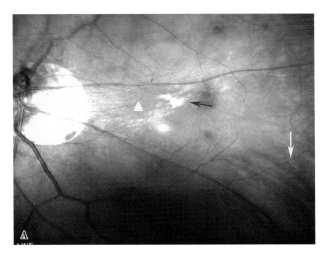

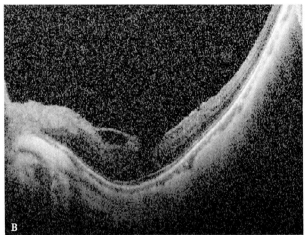

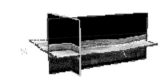

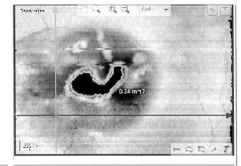

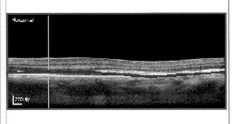

图8-2 NIR中眼底不同层次病灶解读

A.高度近视眼底NIR成像可见RPE萎缩（红色箭头所示）、视网膜前膜（黄色三角所示）及脉络膜血管（黄色箭头所示）；B.图A患者的SD-OCT检查提示黄斑前膜、板层黄斑裂孔以及脉络膜萎缩；C.另一患者眼底OCT"En Face"成像，与NIR成像类似，OCT的"En Face"成像分层明确，并非为混合图像

　　图点评：近红外光可获得类似"En Face"图像，为眼底各个层次反光的混合图像，类似于"X射线"图像，需要阅片人员根据病灶特征区分，本例中NIR图像提示眼底多个层次病灶，与OCT部分结果一致。此外，NIR图像与OCT的"En Face"成像虽然类似，但机制不同，NIR是通过cSLO扫描激光对视网膜和脉络膜分层成像，再同时获取；而OCT中的"En Face"成像则是利用密集OCT断层扫描获取图像后再进行分层处理及冠状面三维重建。

- NIR可对视网膜内表面大血管、眼底各光学组织界面，如内界膜、光感受器、RPE和脉络膜中黑色素，甚至巩膜进行反射。
- 除此之外，NIR亦可对眼底血细胞、纤维蛋白、胶原等进行反射成像。
  - 因此，我们相信NIR具有对视网膜渗漏及液体积存的检测作用，在某种程度上可以补充眼底血管造影和SD-OCT诊断。
- NIR对屈光介质的穿透力强，成像清晰，再结合SD-OCT断面扫描，实现精准定位，精确诊断。

- 此外，NIR 可以与其他眼底扫描激光成像模式相结合，具有提示疾病作用。
  - 因此我们推荐建立以近红外光为核心的多种成像模式诊断策略。
- 下面以 NIR 定位病灶层面不同进行分类，通过典型病例说明 NIR 的技术特点与临床应用。

玻璃体与视网膜交界、视网膜病灶的 NIR 图像特征

- 黄斑前膜的 NIR 成像特征（图 8-3～图 8-5）

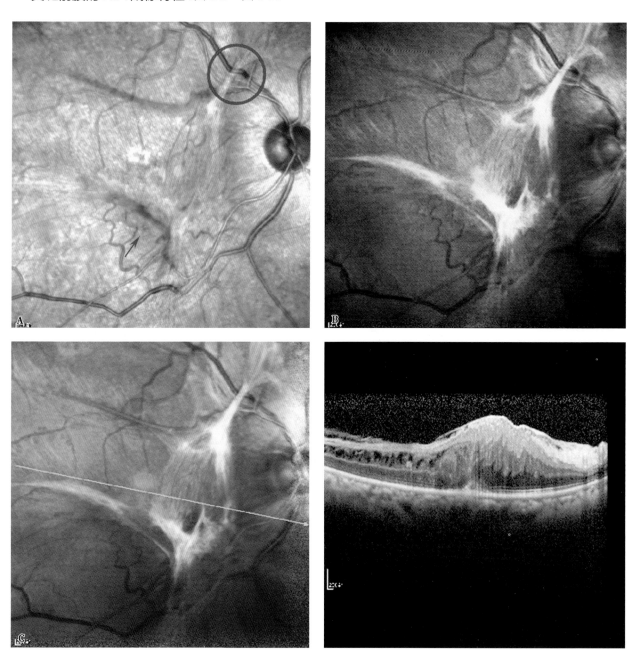

图 8-3　黄斑前膜的 NIR 图像特征

A. NIR 提示右眼黄斑部视网膜前膜，可见前膜与黄斑部粘连不紧密区域（红色箭头所示）以及视网膜血管位于前膜下方的位置关系（红色圆圈所示）；B. 同一患者进行无赤光成像，证实黄斑前膜存在，与图 A 中位置、形态一致；C. 左图提示 SD-OCT 扫描方向（绿色箭头所示），右图可见黄斑前膜、视网膜牵拉皱褶以及视网膜劈裂

图点评：NIR 能够在玻璃体和视网膜交界面反射，对视网膜前膜及内界膜成像。NIR 同时可以进行深层成像。因此，与无赤光成像技术相比，NIR 能够显示出黄斑前膜与下方视网膜之间的关系，如与视网膜血管的位置关系。此外，还可以显示黄斑前膜与下方视网膜粘连状态，有助于指导进一步治疗。NIR 在小瞳孔下也能实现视网膜清晰成像，这也是 NIR 优于无赤光之处。

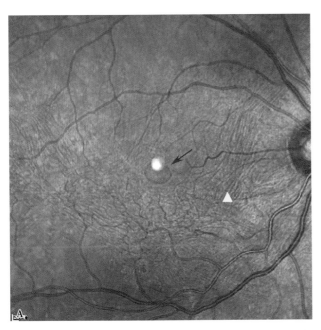
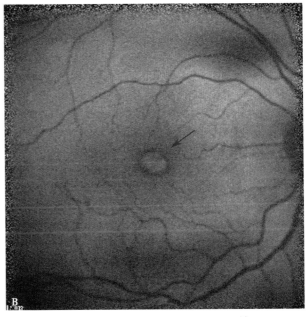
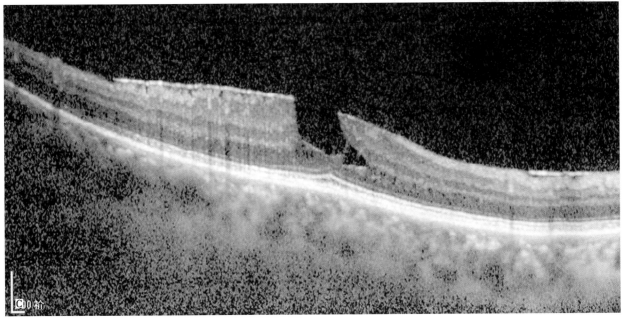

图 8-4　黄斑裂孔和黄斑前膜的 NIR 图像特征

A. NIR 提示黄斑部皱褶样外观（黄色三角所示），中心凹处可见类圆形反光（红色箭头所示），中心凹处白色亮点为 NIR 的瞄准光；B. 蓝光自发荧光显示中心凹处自发荧光异常增强（红色箭头所示），呈类圆形，与 NIR 图像中心凹处类圆形反光一致；C. 同一患者的 SD-OCT 成像显示黄斑前膜及板层黄斑裂孔

图点评：NIR 可在玻璃体视网膜之间成像，因此能够较好地显示黄斑裂孔和黄斑前膜等病灶。本例 NIR 图像清晰显示了黄斑部皱褶样外观与 SD-OCT 中黄斑前膜一致。此外，NIR 图像可见中心凹处类圆形反光，与蓝光自发荧光中黄斑中心自发荧光异常增强区域一致，说明该处黄斑色素减少，换而言之，含有黄斑色素的组织缺失，结合图 C 中不规则的中心凹外观及视网膜劈裂样改变，提示板层黄斑裂孔改变，与 NIR 中反光一致。

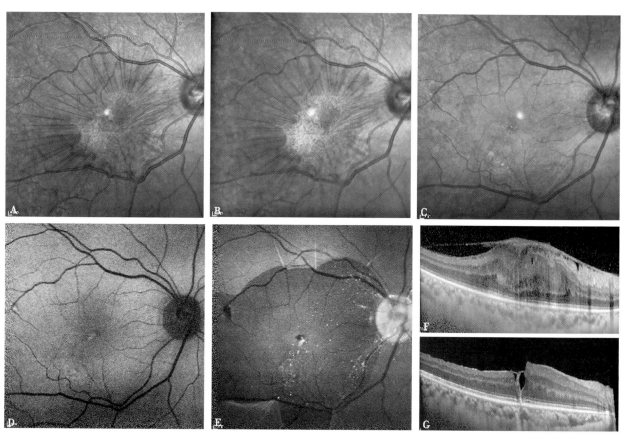

图 8-5　黄斑前膜手术前后 NIR 图像特征

A. NIR 图像可见黄斑前膜，牵拉视网膜（NIR 扫描的聚焦点为周围正常视网膜），黄斑中心高亮点为 NIR 扫描的视标，下同；B. 同一患者再次行 NIR 检查，可见黄斑前膜的形态较图 A 更加清晰，此时的 NIR 聚焦黄斑前膜表面；C. 同一患者 NIR 图像提示术后黄斑前膜消失，视网膜平伏；D. 术后蓝光自发荧光可见黄斑部自发荧光信号略增强，中心凹旁可见囊样高荧光信号；E. 利用近红外光自发荧光模式扫描该患者术后眼底可见黄斑部斑片状融合的低信号区域伴随点状高荧光信号，低信号区域周围呈现均匀一致的荧光信号，视盘处为高荧光信号；F. 术前 SD-OCT 提示黄斑部增厚，视网膜皱褶，黄斑前膜牵拉；G. 术后 SD-OCT 可见黄斑前增殖膜消失，视网膜厚度减低，板层黄斑裂孔

图点评：NIR 依靠共聚焦扫描检眼镜技术成像，因此，聚焦平面影响最终获得的 NIR 图像特征。换而言之，错误的聚焦平面有可能会遗漏疾病的特征改变。本例中改变聚焦平面，黄斑前膜在 NIR 中的图像特征亦不相同，在玻璃体切割联合内界膜剥离术后黄斑前膜反光消失。本例中应用 ICG 进行染色，因此在蓝光自发荧光中并未见明显异常，仅见黄斑中心凹旁斑块样高自发荧光信号可能与术后黄斑内层未完全闭合造成黄斑色素分离有关。利用近红外光自发荧光技术可以检测到外源性 ICG 在视网膜代谢情况，黄斑部大片低荧光区域提示术中内界膜剥离范围，周围呈现均匀一致的荧光信号，视盘处为高荧光信号。我们既往研究发现眼内外源性 ICG 可通过视网膜神经纤维运输到视盘处排出，视盘处高荧光可数年内存在。

● 视网膜前出血的 NIR 成像特征（图 8-6）

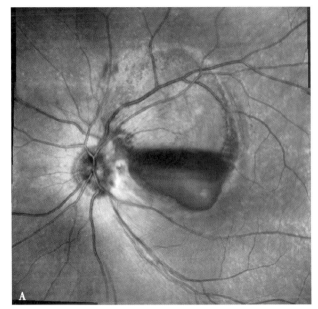
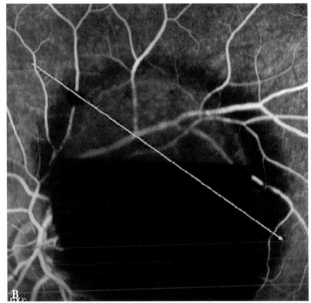
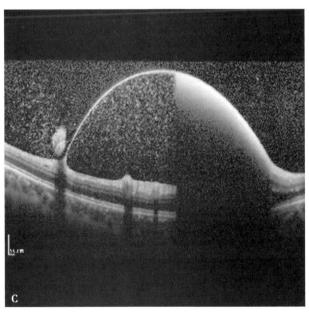

图 8-6 左眼 Valsalva 视网膜病变的 NIR 图像特征

A. 左眼底 NIR 拼图可见黄斑部视网膜前出血的"液平"，出血遮蔽了下方视网膜图像，可见视网膜内界膜脱离反光以及内界膜脱离鼻上方一处斑片状出血；B. FFA 可见黄斑部出血造成的荧光遮蔽（绿色箭头为图 C 中 SD-OCT 扫描方向）；C. SD-OCT 提示内界膜脱离、视网膜前出血、液平清晰可见，此外，在图像左侧视网膜内界膜脱离外侧可见一处玻璃体腔内积血

图点评：NIR 在玻璃体视网膜交界面成像，能够清晰显示内界膜改变及其下方视网膜结构，但出血能够吸收 NIR 扫描激光，因此产生遮蔽作用。

● 视网膜血管相关疾病的 NIR 成像特征(图 8-7)

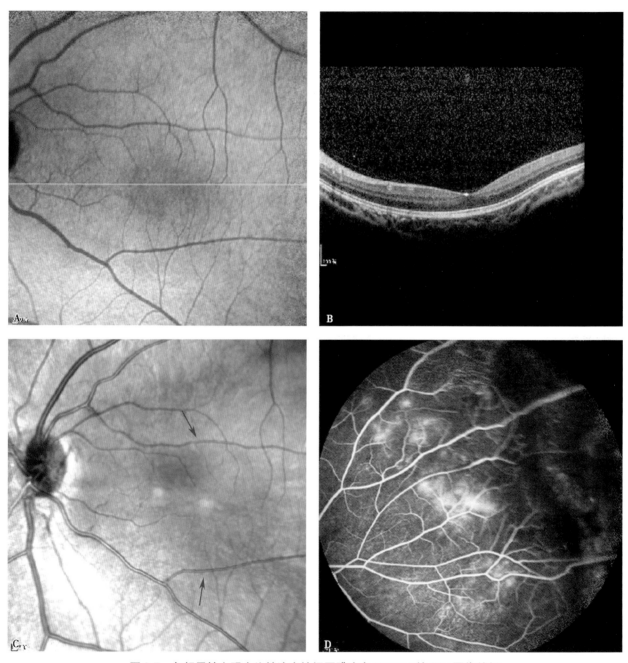

图 8-7　年轻男性左眼家族性渗出性视网膜病变(FEVR)的 NIR 图像特征

A. 蓝光自发荧光未见黄斑部异常荧光(绿色箭头为 B 图中 SD-OCT 的扫描方向);B. SD-OCT 提示黄斑结构大致正常;
C. NIR 图像提示黄斑部两支视网膜动脉走行平直(红色箭头所示),向颞侧黄斑牵拉;D. FFA 图像可见颞侧周边视网膜无灌注区,视网膜血管渗漏,毛细血管扩张

　　图点评:本例中通过 NIR 较高的对比敏感度,显示出黄斑部两支走行异常视网膜动脉,进而提示了诊断。NIR 可对眼底血细胞、纤维蛋白、胶原等进行反射成像,与传统眼底照相比较,对血管检测的敏感度更高。

● 视神经相关疾病的 NIR 成像特征（图 8-8）

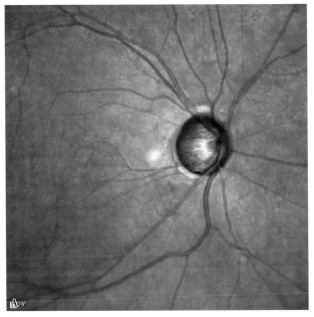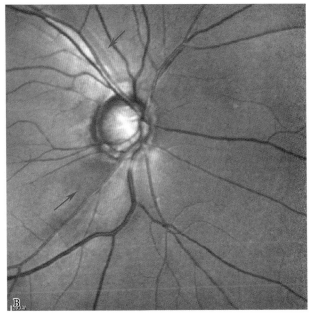

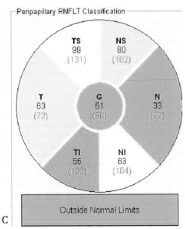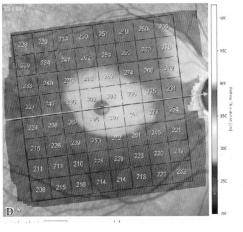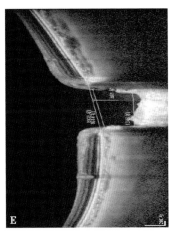

图 8-8　青光眼患者眼底的 NIR 图像特征

A. NIR 显示右眼视盘杯盘比近 1.0，视盘周围神经纤维层反光消失；B. 同一患者无赤光成像可见清晰的视盘旁神经纤维层楔形缺失（红色箭头所示），视盘杯盘比近 1.0，上述改变与图 A 中 NIR 成像一致；C. 同一患者视盘旁神经纤维层厚度分析提示部分区域视神经萎缩；D. 同一患者后极部非对称性分析（posterior pole asymmetry analysis，PPAA）提示黄斑大范围神经纤维层萎缩以及中心凹旁神经节细胞层萎缩；E. 同一患者视盘处行 EDI-OCT 扫描成像，可见视杯深，杯盘比近 1.0，图像中绿线为杯盘比和视杯深度的测量

　　图点评：NIR 能够检测视网膜神经纤维层的分布情况，与无赤光短波长扫描激光比较，可以实现小瞳孔下清晰成像，对患者刺激小，可以在 OCT 检测同时进行，易于开展。本例中 NIR 显示神经纤维层缺失范围更广，与 PPAA 检测结果一致，较无赤光图像中楔形缺损相比，更能反映疾病的真实病程。

● 视网膜内侧病灶的 NIR 成像特征（图 8-9）

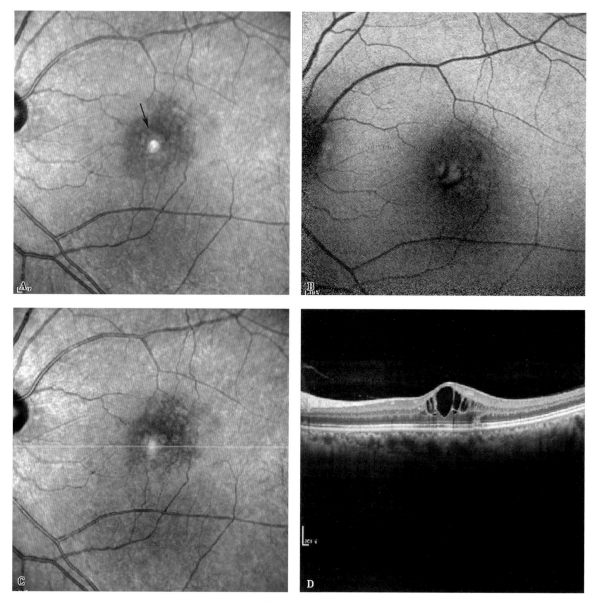

图 8-9　黄斑部囊样水肿的 NIR 图像特征

A. NIR 提示左眼黄斑中心凹处数个透明囊腔样改变（红色箭头所示）；B. 蓝光自发荧光可见黄斑部"花瓣样"自发荧光信号增强，"花瓣样"边缘可见低自发荧光信号；C. 以 NIR 为定位平面进行 OCT 扫描，其中经过中心凹的绿色水平箭头为图 D 中 SD-OCT 扫描方向；D. SD-OCT 提示黄斑部囊腔样改变

图点评：黄斑部囊样水肿增强了 NIR 扫描激光的穿透力，同时改变了 NIR 在视网膜不同层次的反射，呈现出透明囊腔样结构，囊样水肿使黄斑色素移位，在囊腔周围异常聚集，黄斑色素移位导致蓝光未被吸收，因此在蓝光自发荧光中表现出"花瓣样"自发荧光增强信号，而"花瓣样"边缘由于聚集移位的黄斑色素，蓝光吸收增强，呈现低自发荧光信号。

　　视网膜与脉络膜交界面、脉络膜病变的 NIR 影像学特征，该处病变常累及光感受器、视网膜色素上皮层与脉络膜血管系统。

● 视网膜色素上皮层脱离（图 8-10）

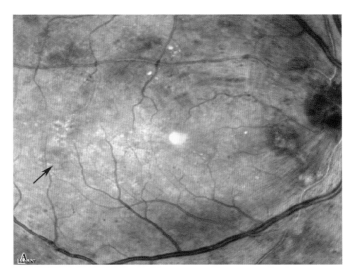

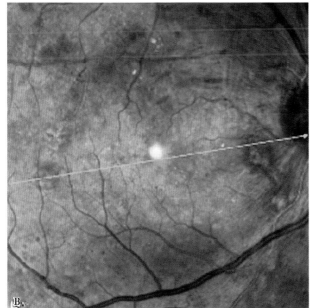
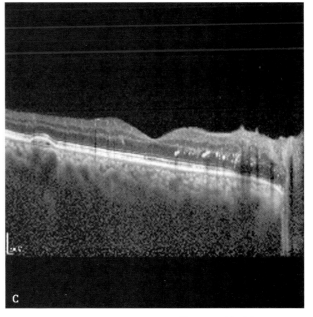

图 8-10　右眼非增殖性糖尿病视网膜病变（non proliferative diabetic retinopathy，NPDR）的 NIR 图像特征
A. NIR 显示视网膜不同层次出血，视盘颞侧可见棉绒斑，黄斑部可见高亮反射，提示视网膜硬性渗出，视网膜血管走行迂曲，视网膜静脉呈串珠样改变，颞侧黄斑可见一处类圆形视网膜深层低反射（红色箭头所示）；B. NIR 作为 SD-OCT 检查的定位平面，绿色箭头为图 C 中 OCT 扫描方向；C. SD-OCT 扫描可见鼻侧黄斑硬性渗出，颞侧黄斑可见 RPE 脱离，与 NIR 图像中类圆形视网膜深层低反射区一致

　　图点评：NIR 可以在视网膜脉络膜交界面反射，均匀排列的 RPE 细胞呈现规则弥漫反光，出现 RPE 脱离，NIR 反光也将发生改变，如果 RPE 脱离为浆液性的，则下方液体会吸收 NIR 扫描激光能量，形成暗区。单纯 SD-OCT 扫描或眼底照相极有可能会漏掉该病灶，因此 NIR 在 OCT 检查定位方面具有重要的临床意义。

● 脉络膜破裂的 NIR 图像特征（图 8-11）

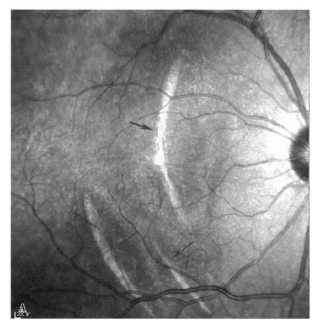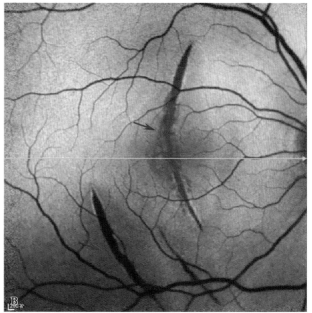

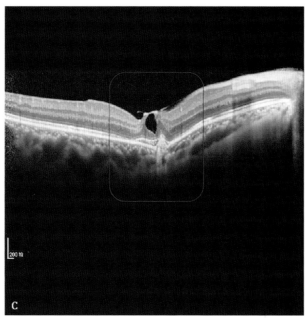

图 8-11　右眼脉络膜破裂的 NIR 图像特征

A. NIR 图像中可见黄斑部 3 条弧形高反射区域（红色箭头所示），弧形的中心指向视盘；B. 蓝光自发荧光可见 NIR 中高反射的弧形区域为低自发荧光信号（红色箭头所示），绿色箭头为图 C 中 OCT 的扫描方向；C. SD-OCT 提示黄斑中心凹处板层黄斑裂孔，RPE 不连续，脉络膜破裂（红色方框所示）

　　图点评：脉络膜破裂患者中 RPE 断裂，在蓝光自发荧光上表现为低自发荧光信号。NIR 中由于 RPE 缺失，脉络膜破裂，表现出下方巩膜的强反光，形成弧形高反射区域。

● 视网膜色素变性的 NIR 成像特征（图 8-12）

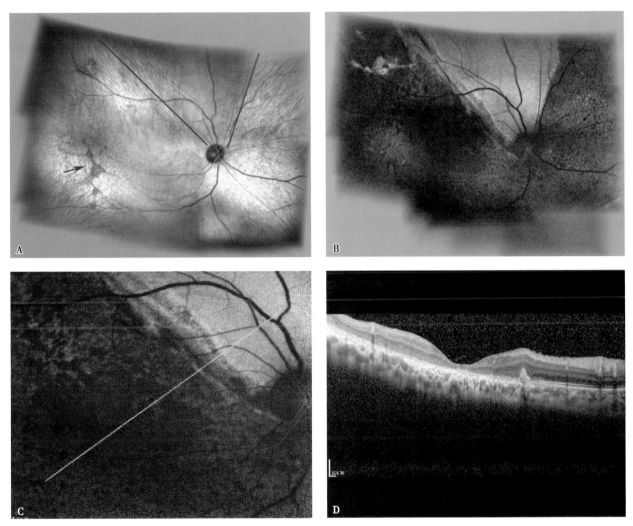

图 8-12　右眼象限性视网膜色素变性的 NIR 图像特征

A. NIR 拼图显示后极部大片 RPE 萎缩，可见"骨细胞样"色素沉着（红色箭头所示），仅余视盘上方三角形局限性正常视网膜区域（红色直线区域），与患者视野保留范围一致；B. 蓝光自发荧光提示左眼底大片低自发荧光信号，余视盘上方三角形局限性正常荧光区域，与 NIR 图像一致；C. 蓝光自发荧光联合 SD-OCT 扫描，绿色箭头为图 D 中 SD-OCT 扫描方向；D. SD-OCT 提示低自发荧光信号区域视网膜外层和脉络膜毛细血管层萎缩，中心凹厚度降低，正常自发荧光区域视网膜脉络膜结构大致正常

　　图点评：蓝光自发荧光通过脂褐素代谢成像反映视网膜色素变性患眼中视网膜 RPE 的功能，NIR 可直接在光感受器、RPE 和脉络膜毛细血管层成像，同样可以准确地反映视网膜色素变性患者视网膜和脉络膜损伤情况，与视野保留范围一致。因此，在某些萎缩性疾病中，NIR 可以代替眼底自发荧光进行早期筛查。

● 网格状假性玻璃膜疣（pseudo-reticular drusens）的 NIR 成像特征（图 8-13）

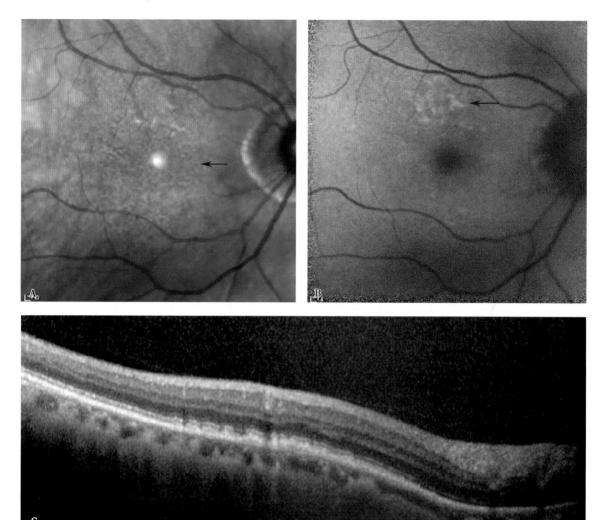

图 8-13　网格状假性玻璃膜疣的 NIR 图像特征

A. NIR 可见右眼黄斑部大量点状、网格状玻璃膜疣（红色箭头所示），黄斑上方可见融合性玻璃膜疣反光；B. 蓝光自发荧光可见黄斑上方斑块样、地图样高自发荧光信号，提示融合性玻璃膜疣（红色箭头所示），但黄斑部未见明确网格状玻璃膜疣的自发荧光改变；C. SD-OCT 可见 RPE 上连续"驼峰样"隆起，伴随光感受器不连续，提示网格状假性玻璃膜疣诊断

　　图点评：RPE 代谢产物长期积存、无法通过 Bruch 膜进入脉络膜，形成玻璃膜疣，由于其中含有大量脂褐素，因此在蓝光自发荧光中表现为高自发荧光信号，但在部分融合的玻璃膜疣中，由于巨噬细胞吞噬脂褐素产生了长波长激发的物质，有可能在蓝光自发荧光中表现为低自发荧光信号，或者中等荧光信号，而在近红外光自发荧光中表现为高自发荧光信号。本例中，由于网格状假性玻璃膜疣不具备短波长激发的物质，因此在蓝光自发荧光图像中并不显示。而 NIR 可直接扫描 RPE 及其相关结构，是目前学术界公认的网格状假性玻璃膜疣筛查方式。此外，由于炫彩成像中具备近红外光的扫描波长，因此也可高效检测出网格状假性玻璃膜疣。

● 原发性炎性脉络膜毛细血管病变的 NIR 成像特征（图 8-14、图 8-15），该类疾病为脉络膜毛细血管原发炎症，主要累及脉络膜毛细血管层、RPE 及光感受器，NIR 可对上述组织结构成像，因此能够清晰显示该类疾病的典型改变。

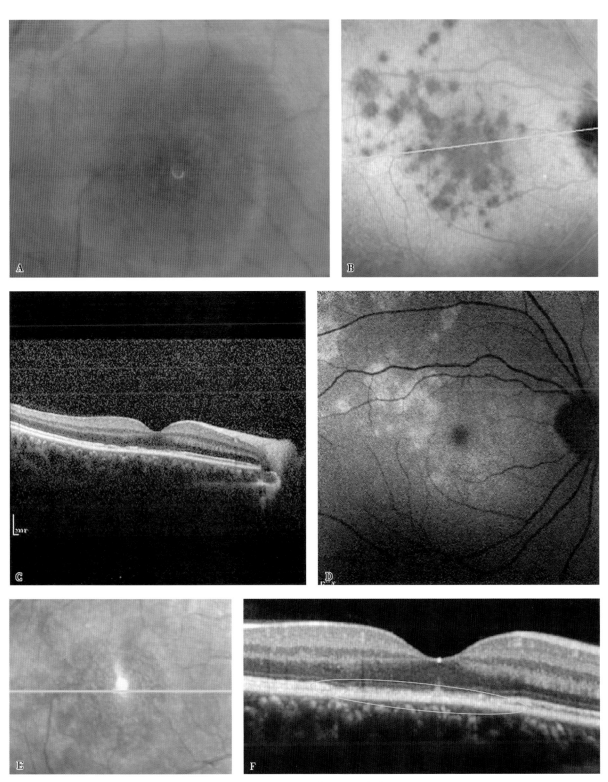

图 8-14 MEWDS 的 NIR 图像特征

A. 眼底彩色照相提示黄斑中心凹处隐约可见颗粒状外观,周围灰色点状视网膜下病灶;B. ICGA 反转期可见黄斑多个圆点状、斑片状及融合弱荧光暗点(绿色箭头为图 C 中 SD-OCT 扫描方向);C. SD-OCT 提示与图 B 中弱荧光暗点对应位置处视网膜光感受器内节椭圆体带不连续;D. 蓝光自发荧光可见黄斑部斑片状融合高自发荧光信号,中心凹处由于黄斑色素的吸收作用呈现低自发荧光信号;E. NIR 可见黄斑中心凹处明确颗粒状外观改变(图中水平绿线为图 F 中 SD-OCT 扫描方向);F. SD-OCT 提示中心凹下视网膜光感受器内节椭圆体带和嵌合体带不连续,与图 E 中 NIR 颗粒状外观一致

　　图点评：MEWDS 常发生于年轻女性，双眼近视，免疫系统异常是其常见诱因。MEWDS 常累及脉络膜毛细血管层、RPE 及光感受器层，在 ICGA 可表现为造影全程的脉络膜毛细血管炎性无灌注，由于造影反转期 RPE 会主动吞噬 ICG 形成均匀一致的背景荧光，因此，ICGA 反转期斑片状低灌注提示 RPE 受损。由于炎症累及光感受器和 RPE，脂褐素代谢增强，因此在蓝光自发荧光上表现为高荧光信号。眼底彩色照相常常会漏掉中心凹处光感受器颗粒状外观的典型改变，NIR 能够在光感受器和 RPE 层面反光，因此，更易于检测到 MEWDS 的上述病变。

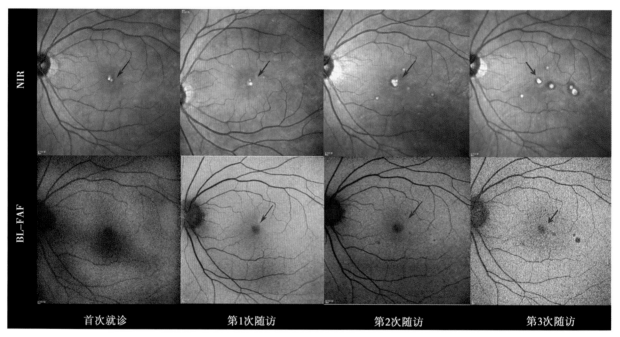

图 8-15　PIC 的 NIR 图像特征

患者年轻女性，左眼视物不清就诊。首诊时，NIR 提示左眼中心凹旁 RPE 与光感受器层圆点状反光增强（红色箭头所示），中心凹处高反射点为 NIR 的瞄准光，然而，此时 BL-FAF 并未见异常改变。随着疾病的进展，NIR 中 RPE 和光感受器层斑点样病灶不断增多（红色箭头所示），BL-FAF 中低荧光暗点亦不断增加（红色箭头所示），但暗点数量少于 NIR 图像检测结果

　　图点评：与 MEWDS 类似，PIC 同样累及脉络膜毛细血管层、RPE 及光感受器层。中山眼科中心的文峰教授通过 SD-OCT 将 PIC 的转归分为 5 期，并提出光感受器为 PIC 侵袭的靶结构。我们既往研究发现在 PIC 早期，未出现 RPE 萎缩时，BL-FAF 可表现为高自发荧光、中等自发荧光和低自发荧光信号，因此不具有特异性，RPE 萎缩后，BL-FAF 可表现为低自发荧光信号。相比之下，NIR 由于其独特的成像原理，在早期检测 PIC 中 RPE 和光感受器改变时具有显著优势。

● CSC 的 NIR 成像特征（图 8-16、图 8-17）。
● CSC 常伴随脉络膜血管异常扩张与通透性增强，在我们的既往研究中发现，80.8% 可检测脉络膜血管异常扩张，19.2% 黄斑可伴随光感受器断裂。而 NIR 恰好能够对视网膜光感受器层和脉络膜血管无创成像，因此，在 CSC 患眼中可表现为特异性的图像改变。

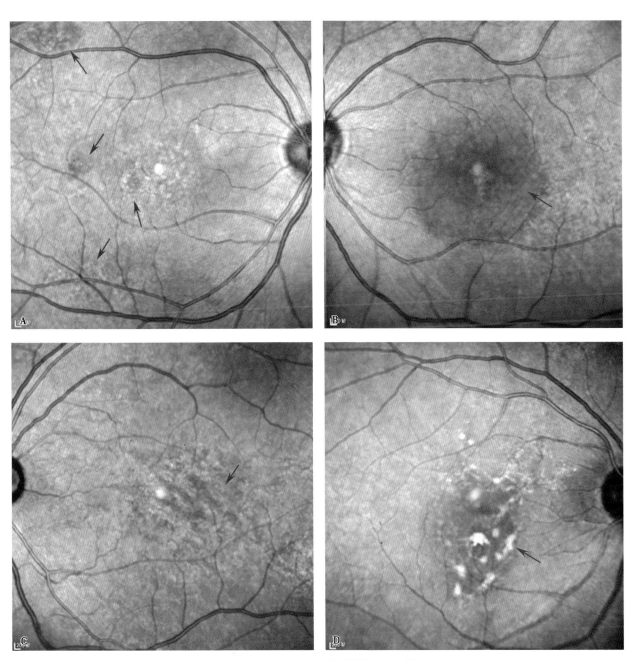

图 8-16 CSC 患眼不同类型的 NIR 成像

A. 不规则型 NIR 图像特征（红色箭头所示）；B. 遮蔽型 NIR 图像特征（红色箭头所示）；C. 缺失型 NIR 图像特征（红色箭头所示）；D. 增强型 NIR 图像特征（红色箭头所示）

图点评：CSC 患眼可表现为视网膜浆液性脱离，视网膜下纤维素性沉积、RPE 萎缩及脉络膜血管扩张。因此 NIR 可以无创的检查上述改变，在联合进行 SD-OCT 检查同时即可给出 CSC 判断。

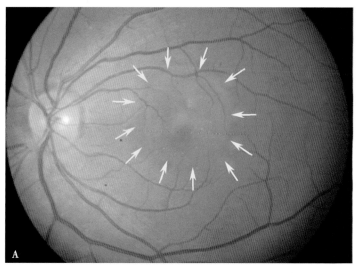
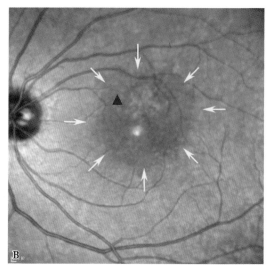
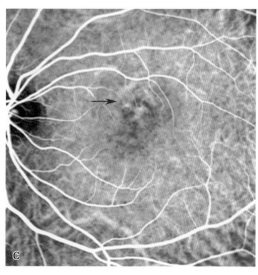
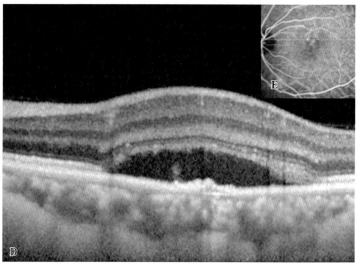

图 8-17 一位 57 岁女性 CSC 患者的 NIR 成像

A. 眼底彩色照相可见左眼黄斑部浆液性脱离（黄色箭头所示范围）；B. 不规则型 NIR 图像（红色三角所示），伴随遮蔽型 NIR 图像（黄色箭头所示区域）；C. ICGA 造影中可见脉络膜血管异常扩张和通透性增强（红色箭头所示），与图 B 中不规则型 NIR 位置一致；D. EDI-OCT 可见该处光感受器内节椭圆体带断裂，视网膜神经上皮层脱离，RPE 呈"双轨征"；E. 图中绿色箭头为图 D 中 EDI-OCT 扫描方向

　　图点评：不规则型 NIR 提示脉络膜血管异常扩张和通透性增强位置，与该处 ICGA 表现及 EDI-OCT 中 RPE"双轨征"一致，联合应用 NIR 和 EDI-OCT 可早期无创提示诊断。

● 我们既往研究发现不规则的 NIR 图像模式联合 SD-OCT 中光感受器断裂可预测 60% 的脉络膜血管异常扩张，在提示脉络膜血管异常扩张方面，优于中心凹下脉络膜厚度。
● VKH 综合征同样可累及外层视网膜及脉络膜，因此，也具有特征性 NIR 改变（图 8-18）。

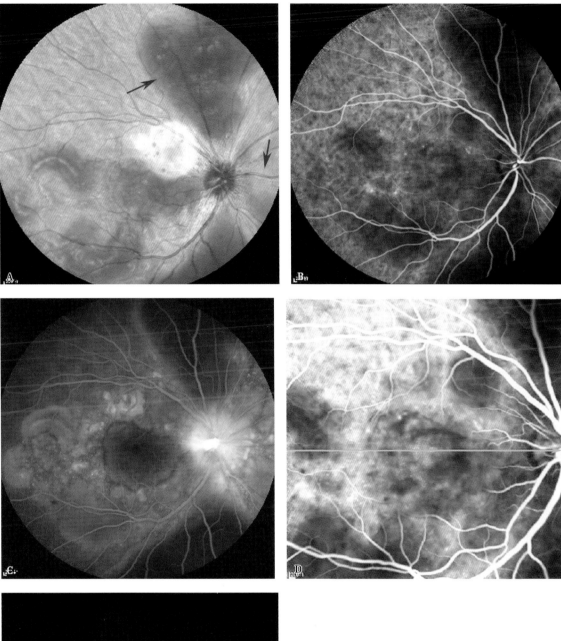

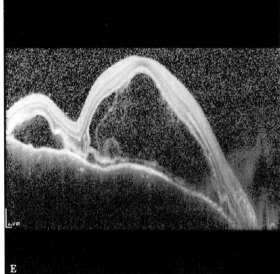

图 8-18　VKH 患眼的 NIR 图像特征

A. NIR 可见右眼后极部"泪滴样"视网膜遮蔽信号（颞上血管弓处红色箭头所示），脉络膜"皱褶样"外观（视盘鼻侧红色箭头所示）；B. 同一患眼 ICGA 可见后极部"泪滴样"遮蔽荧光，脉络膜斑点状弱荧光以及 RPE 层面点状强荧光；C. FFA 晚期可见后极部"多湖样"视网膜渗漏；D. ICGA 图像中水平绿色箭头提示图 E 中 SD-OCT 扫描方向；E. SD-OCT 可见黄斑部视网膜神经上皮层"皇冠样"脱离，脉络膜皱褶样外观

　　图点评：NIR可无创观察到渗出性视网膜脱离以及脉络膜皱褶样外观，对VKH的早期诊断具有一定辅助作用。

● 脉络膜黑色素痣的NIR成像特征（图8-19）。

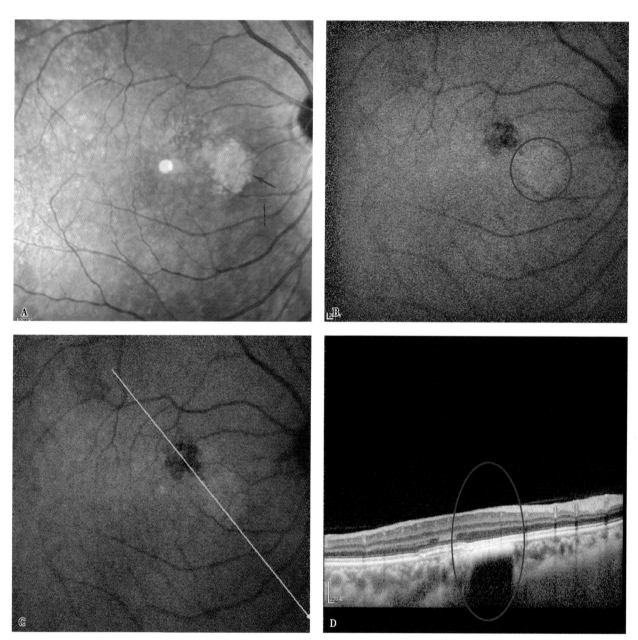

图 8-19　脉络膜黑色素痣的 NIR 图像特征

A. NIR图像中可见右眼鼻侧黄斑可见一处视网膜下高反射（红色箭头所示）；B. 近红外光自发荧光提示该处为高自发荧光信号（红色圆圈所示）；C. 经过高近红外光自发荧光信号处行EDI-OCT检查（绿色箭头为OCT扫描方向）；D. EDI-OCT可见该处为脉络膜高反射，边界清晰（红色圆圈所示），符合脉络膜黑色素痣的影像学特征

　　图点评：NIR可以在脉络膜成像，尤其对脉络膜中黑色素能够形成较清晰的反光，具有较好的识别能力。近红外光自发荧光主要反映眼内黑色素代谢，在黄斑部表现为从中心凹向周边信号降低趋势，本

例中鼻侧黄斑可见异常斑块样自发荧光增强信号，提示脉络膜黑色素代谢增强。经过该处的 EDI-OCT 可见脉络膜反光增强，边界清晰，后方信号衰减，符合脉络膜黑色素痣的影像学特征。单独依靠 OCT 检查有可能会遗漏该处病灶，近红外光自发荧光虽能反映黑色素代谢，但其成像质量受瞳孔直径等因素限制，不利于在临床筛查中应用，NIR 扫描无创，快捷，穿透力强，无需散瞳，联合 OCT 可以快速筛查出眼底一些特征性疾病。

● PCV 的 NIR 成像特征（图 8-20、图 8-21）。

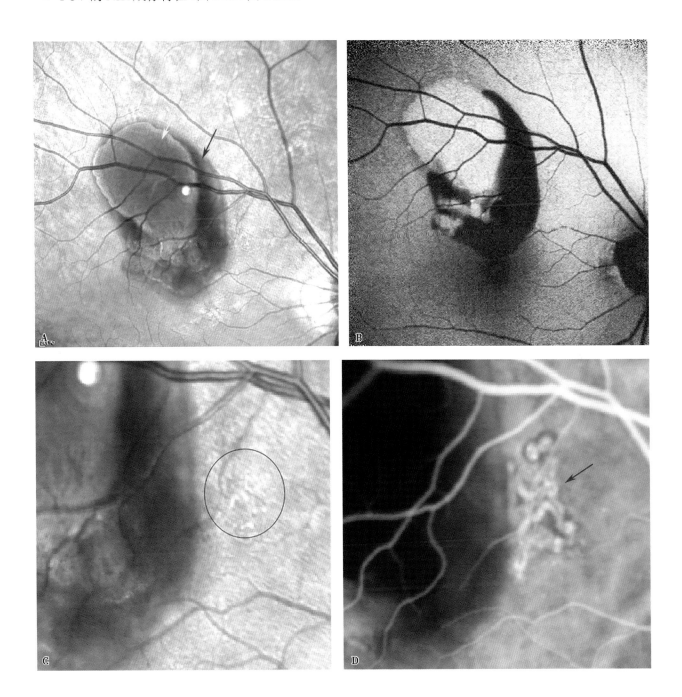

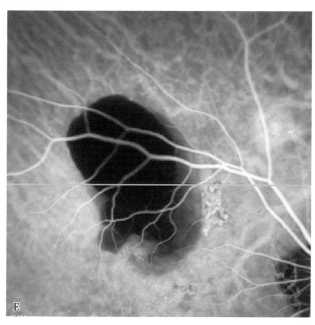
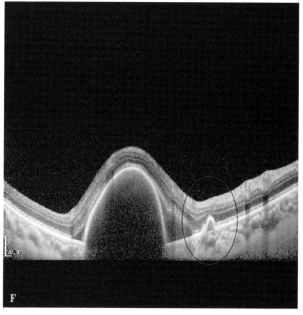

图 8-20　PCV 的 NIR 图像特征

A. NIR 可见右眼颞上血管弓处 RPE 脱离（黄色箭头所示）和视网膜下出血（红色箭头所示）；B. 蓝光自发荧光可见 RPE 脱离区域为高自发荧光信号，周围视网膜下出血区域为自发荧光信号遮蔽；C. NIR 局部放大图像可见病灶旁正常视网膜区域视网膜下迂曲样脉络膜血管外观（红色圆圈区域）；D. ICGA 提示迂曲样脉络膜血管外观区域为 BVN 和息肉样病变（红色箭头所示）区域；E. 经过 ICGA 中息肉病灶处行水平 OCT 扫描（图像中绿色箭头为 OCT 扫描方向）；F. EDI-OCT 可见息肉处为 RPE 微小隆起，息肉颞侧为视网膜神经上皮层脱离及 RPE 脱离

　　图点评：NIR 可在眼底不同层面同时成像，因此可以观察到眼底各层次病灶，如 RPE 脱离和视网膜下出血，此外，NIR 亦可扫描脉络膜血管，通过反光的不同观察脉络膜浅层血管的异常改变，因此能够提示 PCV 患眼中 BVN 和息肉病灶，与 ICGA 检查结果一致。

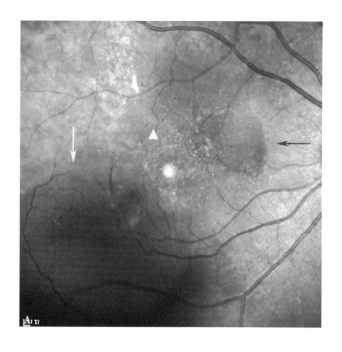

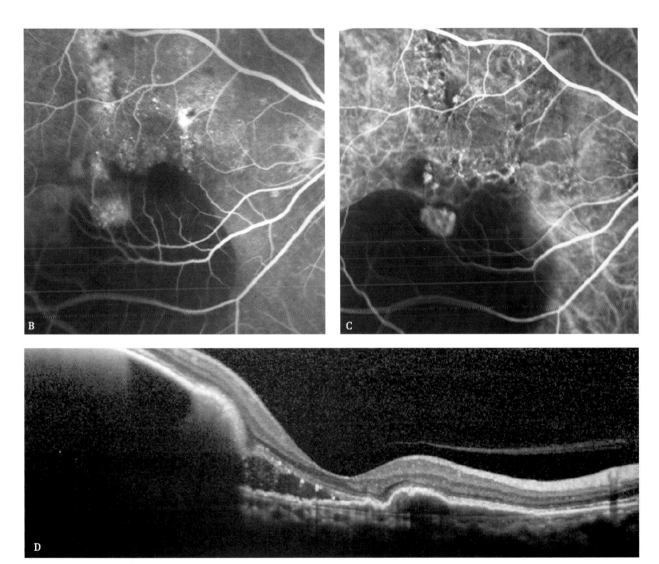

图 8-21　PCV 的 NIR 图像特征

A. NIR 可见右眼黄斑中心凹处斑驳样反光（黄色三角所示），鼻侧黄斑可见斑块样视网膜下反光（红色箭头所示），颞下方黄斑部视网膜下反射遮蔽（黄色箭头所示）；B. FFA 造影晚期可见黄斑部荧光渗漏，颞下方视网膜荧光遮蔽，仅见部分斑块状强荧光；C. ICGA 可见右眼黄斑部大片脉络膜新生血管及息肉样病灶，颞下方视网膜荧光遮蔽，该区域内部可见脉络膜新生血管；D. SD-OCT 提示中心凹处视网膜神经上皮层脱离，下方 RPE 双层征（+），颞下方视网膜 RPE 浆液血液性脱离，中心凹鼻上方 RPE 纤维血管性隆起

　　图点评：在 PCV 患眼中，NIR 斑驳样反光提示脉络膜异常血管网，斑块样视网膜下反光提示 RPE 隆起，视网膜下反射消失提示深层出血，与 ICGA 和 SD-OCT 检查结果一致，具有一定临床指导意义。

● 脉络膜缺损患眼的 NIR 成像特征（图 8-22）。

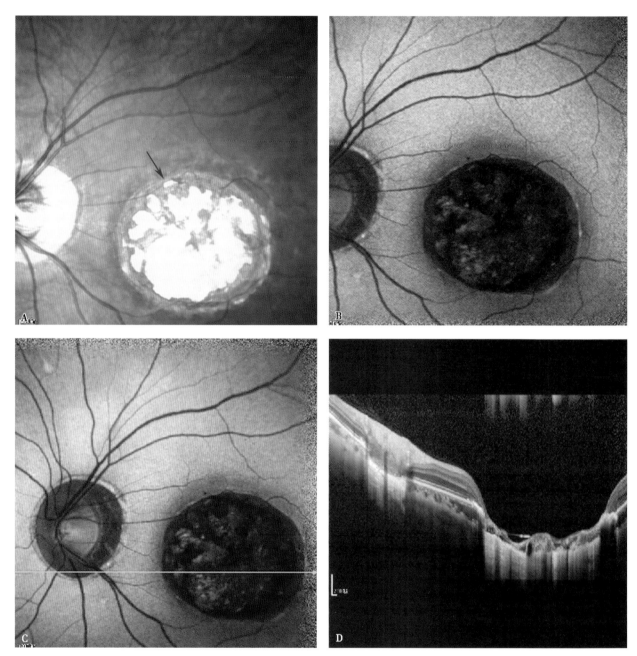

图 8-22　左眼脉络膜缺损的 NIR 图像特征

A. NIR 可见左眼黄斑部深层圆盘状高反射（红色箭头所示）；B. 蓝光自发荧光可见黄斑部圆盘状低自发荧光信号；C. 经过低蓝光自发荧光区域行水平 OCT 扫描（绿色箭头为 OCT 扫描方向）；D. SD-OCT 可见病变处视网膜萎缩，脉络膜缺损，裸露巩膜反光

图点评：NIR 可在脉络膜巩膜交界面成像，如果上方脉络膜缺损，则下方巩膜反光增强，NIR 特征性改变与蓝光自发荧光中低信号一致。

眼底炫彩成像技术（multi-color imaging，MCI）

- 海德堡多波长激光炫彩成像技术（multi-color imaging，MCI）是基于眼底共聚焦激光扫描检眼镜技术。
- 与上文中单纯 NIR 成像不同，MCI 通过发射三种不同波长扫描，即蓝光（486nm），绿光（518nm）和红外光（815nm），进而获得不同层次的组织反光成像，覆盖从视网膜表层到脉络膜（图 8-23）。

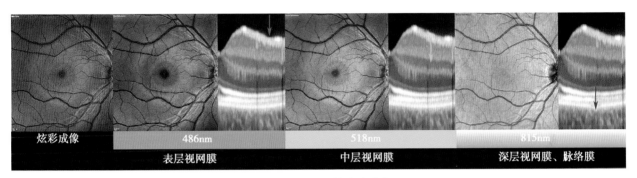

图 8-23　多波长炫彩技术的成像原理

炫彩成像基于眼底共聚焦激光扫描检眼镜技术，可以分别获得眼底不同层次的组织图像，例如 486nm 激光主要识别视网膜表层病变（蓝色箭头），518nm 激光主要识别视网膜中层病变（绿色箭头），815nm 激光主要识别视网膜深层和脉络膜病变（红色箭头）

　　图点评：MCI 获得的是多波长扫描激光合成图像，与传统白光成像有一定差异，在读图时需要注意。

- 486nm 扫描激光主要观察表层视网膜、玻璃体视网膜交界面疾病成像；518nm 扫描激光主要观察中浅层视网膜；815nm 扫描激光主要观察外层视网膜和脉络膜。
- 与传统眼底照相机相比，利用不同波长扫描激光代替光谱卤素灯成像，炫彩成像的穿透力更强，图像更清晰，对于眼内多个特征性病灶诊断的特异性较强，视网膜前膜，网格状视网膜玻璃膜疣等。
- 本部分将利用具体病例详解介绍炫彩成像的临床应用优势。

视网膜玻璃体交界面与视网膜浅层病灶的 MCI 影像学特征

- PDR 常伴随视盘处新生血管（optic disk neovascularization，NVD），但由于屈光间质影响以及传统眼底相机的对比敏感度不高，有时会造成漏诊（图 8-24）。
- 多波长炫彩成像技术具有较高的成像穿透力与图像对比度，其包括的蓝光在显示视网膜表层病灶方面具有较强的优势。
- 炫彩成像技术具有多波长扫描激光和共聚焦的双重优势。

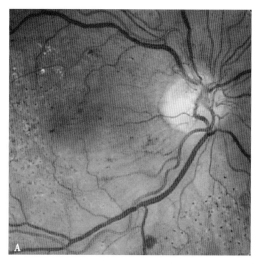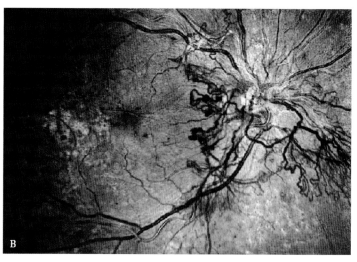

图 8-24 右眼 PDR 激光术后 MCI 成像

A. 传统眼底照相隐见视盘处新生血管、视网膜出血和激光斑；B. MCI 提示视盘处可见大范围的视网膜新生血管，范围较 A 图中增加，图像对比敏感度增强，同时清晰可见视网膜出血及激光斑

图点评：传统眼底相机一般应用卤素灯作为光源，发出白光成像，在屈光间质混浊的情况下极易形成散射，造成眼底图像不清晰。相比之下，MCI 通过扫描激光成像，穿透力强，散射小，其中包含的短波长激光更易检测玻璃体视网膜交界面的病灶，蓝光为无赤光的一种，在检测眼底出血及视网膜新生血管方面具有较强的敏感度。

● 尤其是其中短波长激光（如蓝光和绿光），在显示视网膜"膜性"结构与浅层组织缺损方面具有较强优势（图 8-25～图 8-27）。

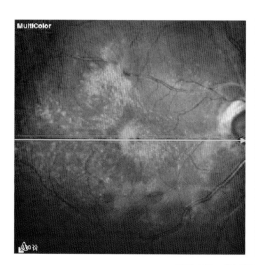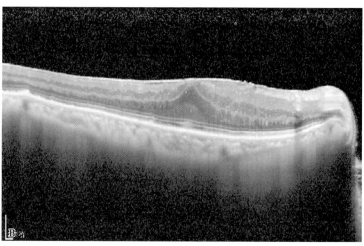

图 8-25 69 岁男性患者右眼黄斑前膜的 MCI 成像特征

A. MCI 可见黄斑部视网膜前膜，视网膜呈皱褶样外观，视网膜血管扭曲变形，颞侧黄斑部可见玻璃膜疣（绿色箭头为图 B 中 SD-OCT 扫描方向）；B. SD-OCT 提示右眼黄斑前膜，中心凹压陷消失，颞侧黄斑可见玻璃膜疣

图点评：MCI 中蓝光与绿光组合可清晰显示黄斑前膜范围与状态。MCI 图像中可以通过不同颜色反光区分病灶的位置关系，例如本例中黄斑前膜因其位于视网膜表层而呈现蓝绿色反光，而颞侧黄斑的视网膜玻璃膜疣因其位于视网膜深层而呈现橘红色反光。MCI 的这一优势在视网膜水肿和占位性病变中亦较为显著。

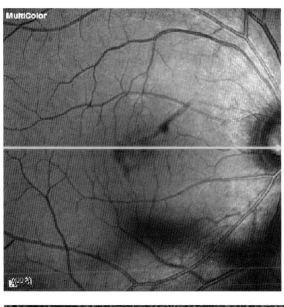
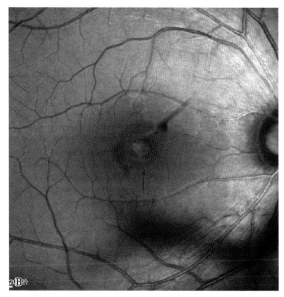
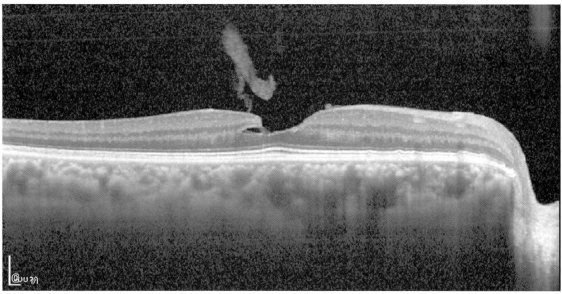

图 8-26 60 岁女性右眼板层黄斑裂孔的 MCI 成像特征

A. MCI 可见黄斑前遮蔽信号，图中绿色水平箭头为图 C 中 SD-OCT 扫描方向；B. MCI 中蓝光扫描可见中心凹处黄斑色素对于蓝光吸收减弱，呈现较高的反射信号（红色箭头所示）；C. SD-OCT 可见黄斑中心凹前视网膜增殖，进入玻璃体，中心凹形态不规则，变薄，周围可见视网膜劈裂

图点评：MCI 中的短波长扫描激光蓝光可以被中心凹附近的黄斑色素吸收，如果吸收减弱，则提示含有黄斑色素的组织缺失，再结合 SD-OCT 中不规则的中心凹外观可明确板层黄斑裂孔诊断。OCT 中外观相似的板层黄斑裂孔和假性黄斑裂孔不易鉴别，与此同时，单纯通过 OCT 中厚度分析亦无法确定是否伴随组织缺失，通过 MCI 中的蓝光扫描或者利用两种波长自发荧光获取黄斑色素的方法，可以间接反映黄斑中心凹处组织的完整性，为上述疾病的鉴别诊断提供一定依据。

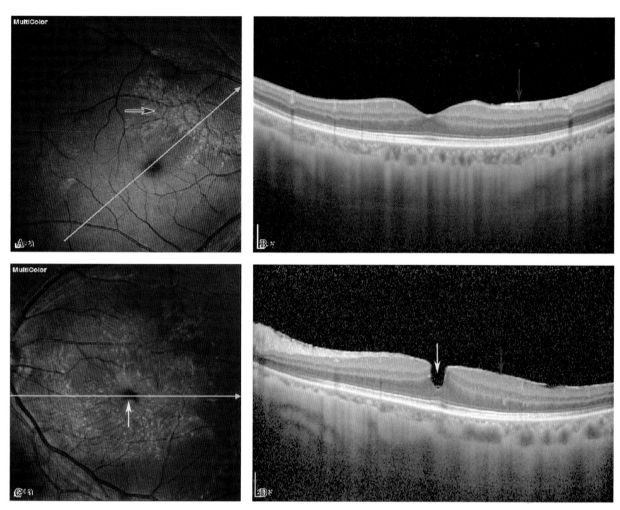

图 8-27 62 岁女性双眼黄斑前膜的 MCI 成像特征

A. MCI 清晰显示右眼中心凹鼻上方视网膜表层的"膜样"结构（红色箭头所示），图中绿色箭头为图 B 中 SD-OCT 扫描方向；B. SD-OCT 可见中心凹旁视网膜前膜结构（红色箭头所示），与图 A 一致；C. MCI 清晰显示左眼黄斑前膜（红色箭头所示），视网膜皱褶样外观，视网膜血管扭曲变形，黄斑中心凹处圆形裂孔（黄色箭头所示），水平绿色箭头为图 D 中 SD-OCT 扫描方向；D. SD-OCT 提示中心凹外观不规则，周围视网膜增厚、陡峭，符合假性黄斑裂孔改变（黄色箭头所示），裂孔周围可见视网膜前膜（红色箭头所示），与图 C 中 MCI 成像一致

图点评：MCI 中短波长扫描激光有利于玻璃体视网膜交界面病灶的识别，由于利用激光扫描成像，散射小，穿透力强，尤其是在屈光间质不佳的患眼中能够发挥较大的优势。

视网膜中浅层病灶的 MCI 影像学特征

● 与 NIR 相比，MCI 中的蓝光和绿光扫描波长较短，两者结合可以反射出视网膜中浅层病灶信息。

● 此外，二者均属于无赤光，在识别视网膜微血管瘤、微小出血具有较强优势。

● 下面通过具体病例说明。

● 61 岁女性右眼视网膜微血管瘤，患者自述无糖尿病病史（图 8-28）。

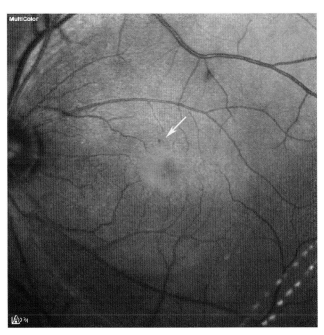
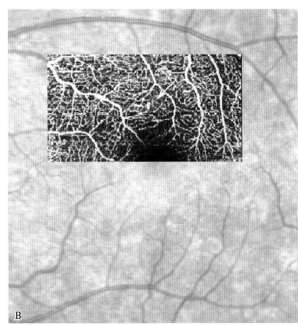

图 8-28　视网膜微血管瘤的 MCI 成像特征

A. MCI 清晰可见中心凹上方圆点状红色病灶（黄色箭头所示）；B. OCTA 中浅层毛细血管成像提示该处为视网膜微血管瘤（黄色箭头所示）

　　图点评：该患者由于白内障后囊下混浊，在传统眼底照相中难以发现微血管瘤改变，加之患者否认糖尿病病史，空腹血糖正常，极易被漏诊，本病例联合应用 MCI 和 OCT 血流成像（OCT angiography，OCTA）技术，成功定位视网膜微血管瘤病变，为临床诊断与治疗提供一定线索。

● 73 岁男性患者主诉右眼视物不清数日，右眼为老年性白内障，眼底朦胧（图 8-29）。

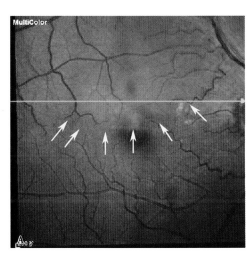
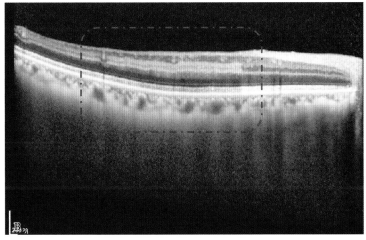

图 8-29　视网膜分支动脉阻塞（branch retinal artery occlusion，BRAO）的 MCI 成像特征

A. MCI 图像可见中心凹上方视网膜呈斑片样青灰色改变（黄色箭头所示），绿色水平箭头为图 B 中 SD-OCT 扫描方向；B. SD-OCT 可见视网膜中层反光增强（红色虚线方框所示），提示细胞内水肿，与图 A 中 MCI 青灰色改变一致

　　图点评：MCI 中青灰色改变说明中短波长的反射光增强，换而言之，视网膜中浅层增厚，炫彩蓝光与绿光组合准确定位视网膜浅层细胞内水肿，与 SD-OCT 中改变一致，联合应用 MCI 和 SD-OCT 可以有效地减少屈光间质混浊患者的视网膜动脉阻塞漏诊的发生，有助于及时对症治疗，挽救患者视力。

● 66 岁男性患者主诉左眼视物不清 2 天（图 8-30）。

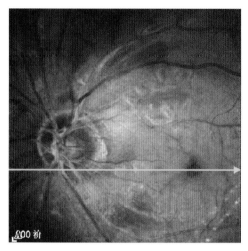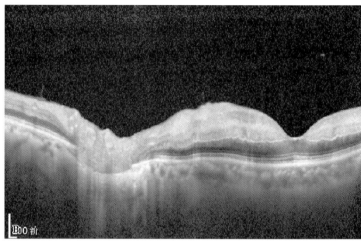

图 8-30　CRAO 的 MCI 成像特征

A. MCI 可见左眼黄斑部大范围的青灰色反光，绿色水平箭头为图 B 中 SD-OCT 扫描方向；B. SD-OCT 可见视网膜内层大范围水肿，与图 A 中青灰色改变一致

　　图点评：MCI 联合 SD-OCT 应用可增加 CRAO 第一时间诊断的准确性。类似的，MCI 也可应用于急性旁中心中层黄斑病变（paracentral acute middle maculopathy，PAMM）的早期诊断中。

● 48 岁男性患者左眼视物变形（图 8-31）。

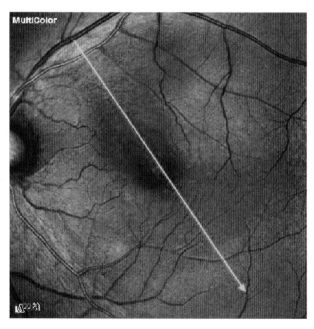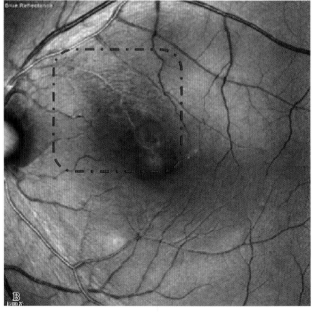

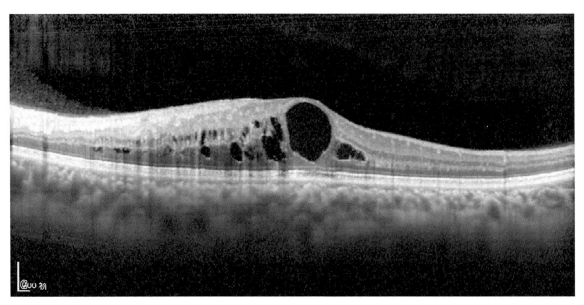

图 8-31 黄斑部视网膜分支静脉阻塞（branch retinal vein occlusion，BRVO）的 MCI 成像特征

A. MCI 成像可见左眼黄斑部可见视网膜浅层出血，绿色箭头为图 C 中 SD-OCT 扫描方向；B. MCI 中的蓝光扫描清晰可见出血下方闭塞的视网膜静脉（红色虚线方框所示）；C. SD-OCT 可见视网膜静脉闭塞区域黄斑囊样水肿

图点评：视网膜浅层出血会造成下方遮蔽，给诊断带来一定困难，本例中通过 MCI 中蓝光扫描识别阻塞静脉范围，结合 SD-OCT 扫描，在未行 FFA 检查前即可提示诊断。

● 48 岁女性患者，右眼 BRVO（图 8-32）。

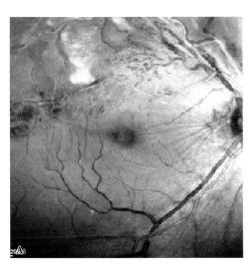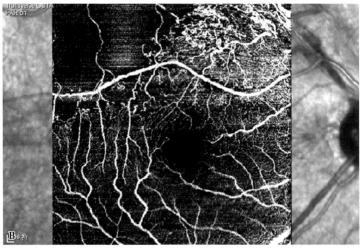

图 8-32 BRVO 的 MCI 成像特征

A. MCI 图像可见右眼黄斑颞上方色橘红，青灰色反光消失，部分棉绒斑，黄斑颞侧可见视网膜浅层出血；B. OCTA 提示右眼黄斑颞上方浅层毛细血管丛层面无灌注，与图 A 中橘红反光区域一致（该病例由中国医科大学附属第一医院眼科张含教授提供）

图点评：既往有研究表明无赤光技术能够识别视网膜无灌注区，无赤光能够识别视网膜中的红细胞和血红蛋白，如出现无灌注区，则无赤光反射会出现异常改变。MCI 中蓝光和绿光扫描均为无赤光，同样具有上述特征，因此能够提示 OCTA 中的无灌注区域。

外层视网膜和脉络膜病灶的 MCI 影像学特征

- 80 岁女性患者左眼 AMD（图 8-33）。

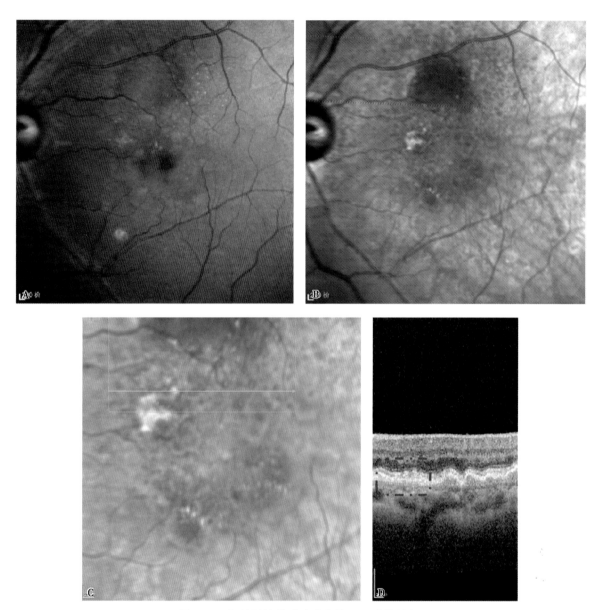

图 8-33 假性网格样玻璃膜疣的 MCI 成像特征

A. MCI 可见左眼黄斑部散在大量青灰色结节样病灶，中心凹鼻侧可见 RPE 脱色素，颞上血管弓处可见 RPE 隆起；B. MCI 中的近红外光扫描清晰可见黄斑部大量散在的假性网格样玻璃膜疣，表现为结节样视网膜下病灶，上方可见 RPE 脱离；C. 经过近红外光成像中结节样视网膜下病灶处行 SD-OCT 检查，水平绿色箭头为图 D 中 SD-OCT 扫描方向；D. SD-OCT 提示假性网格样玻璃膜疣位于 RPE 上方，呈簇样隆起，部分光感受器内节椭圆体带断裂（红色虚线方框所示），与右侧位于 RPE 下方的玻璃膜疣有显著差别

图点评：假性网格样玻璃膜疣是中期 AMD 重要的体征，国外研究表明近红外光在检测假性网格样玻璃膜疣病灶具有较高的敏感度，MCI 中含有近红外光波长，因此同样具备该优势。

- 73 岁男性患者,右眼老年性白内障、干性 AMD（图 8-34）。

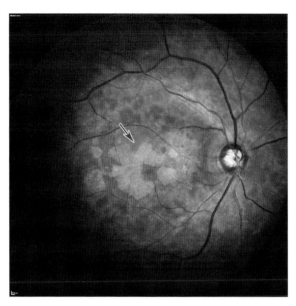

图 8-34 RPE 地图样萎缩的 MCI 成像特征
MCI 可见右眼黄斑部斑片状 RPE 萎缩,边界清晰,呈地图样分布（红色箭头所示）,累及中心凹,下方可见脉络膜血管

图点评：黄斑部 RPE 地图样萎缩是干性 AMD 的终末阶段,较晚累及中心凹。既往应用蓝光自发荧光可以清晰检测出地图样萎缩的范围,同时应用 region finder 软件计算萎缩范围每年的进展速率,有助于对病灶的监测。MCI 中的近红外光同样能够扫描萎缩的 RPE,由于其具有较长的扫描波长,同时散射小,能够穿过混浊的屈光间质,小瞳孔下即可完成诊断成像,准确识别 RPE 地图样萎缩范围,在患者适应度方面优于自发荧光成像。

- 51 岁男性患者左眼 MacTel Ⅱ型（图 8-35）。

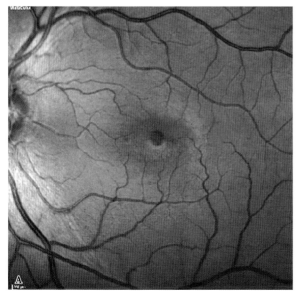

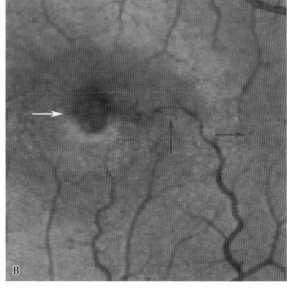

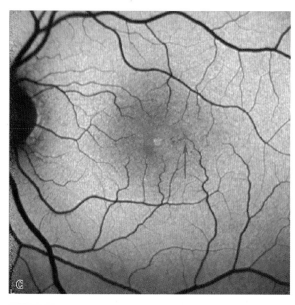
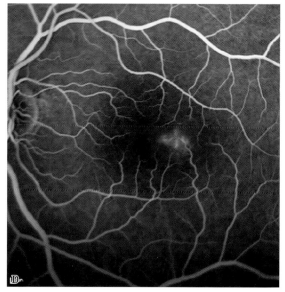

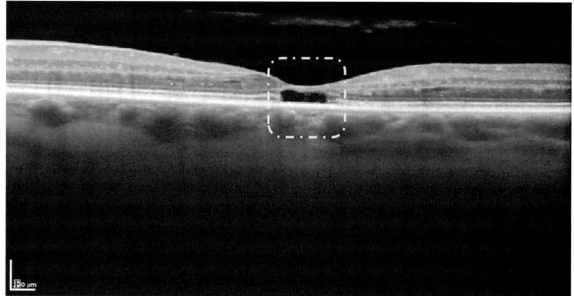

图 8-35 MacTel 病变的 MCI 成像特征

A. MCI 可见左眼黄斑部中心凹处类圆形暗红改变；B. 局部放大的 MCI 图像可见中心凹处暗红，酷似裂孔（黄色箭头所示），中心凹颞侧可见微血管瘤样扩张（水平红色箭头所示），以及直角小静脉（垂直红色箭头所示）；C. 蓝光自发荧光可见中心凹处自发荧光信号增强，颞侧清晰可见直角小静脉（红色箭头所示）；D. FFA 中晚期可见中心凹颞侧无源性的染料渗漏；E. 经过中心凹的水平 SD-OCT 扫描可见中心凹下外层视网膜缺失，外层黄斑裂孔形成（黄色虚线方框所示）

图点评：MacTel 疾病近些年来在国内报道增多，有学者将其归纳为神经血管源性疾病，Ⅱ型发病与Müller 细胞功能异常密切相关，最早通过蓝光自发荧光发现黄斑中心凹处信号增强，进而推断黄斑色素代谢异常是该病的重要特征。近年来，OCTA 的广泛应用，加深了对该疾病的认识，本例中通过 MCI 能够清晰显示视网膜微血管改变与外层缺失，为 MacTel 的无创诊断提供一定依据。

● 男性患者双眼 CSC(图 8-36)。

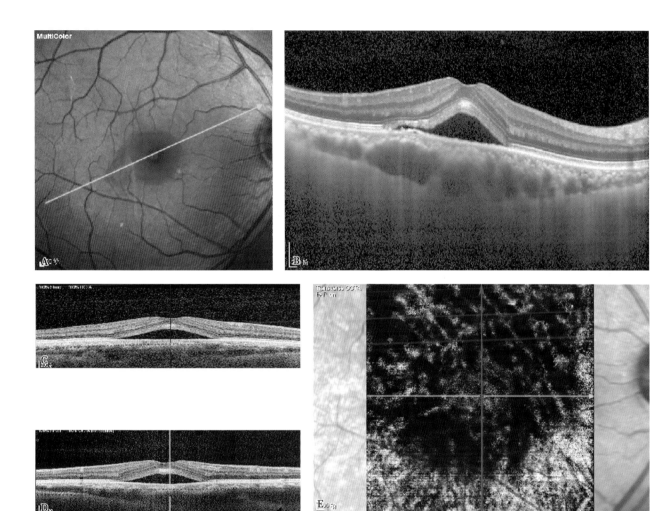

图 8-36 CSC 患眼的 MCI 成像特征

A. MCI 可见右眼中心凹处视网膜下遮蔽,颞下方可见斑驳样反光,绿色箭头提示图 B 中 SD-OCT 扫描方向；B. SD-OCT 可见黄斑部视网膜神经上皮层浆液性脱离,中心凹旁可见 RPE 双层征,与图 A 一致,脉络膜可见 Haller 层和 Satter 层血管明显扩张,毛细血管层挤压；C. 垂直 B 扫描 OCTA 提示视网膜神经上皮层浆液性脱离,内部未见血流信号(扫描方向为图 E 中蓝色箭头所示)；D. 水平 B 扫描 OCTA 同样提示视网膜神经上皮层浆液性脱离,内部未见血流信号(扫描方向为图 E 中绿色箭头所示)；E. OCTA 中 En Face 模式可见脉络膜中大血管扩张

图点评:CSC 患者常伴随浆液性视网膜脱离及 RPE 双层征,MCI 集合多波长扫描,能够准确提示上述病变,与 SD-OCT 结果一致。此外,目前学者将 CSC 归类为脉络膜增厚疾病谱的一个亚型,因此利用 OCTA 能够较好地观察脉络膜血管扩张情况。

● 56岁男性患者，左眼孤立状脉络膜血管瘤（图8-37）。

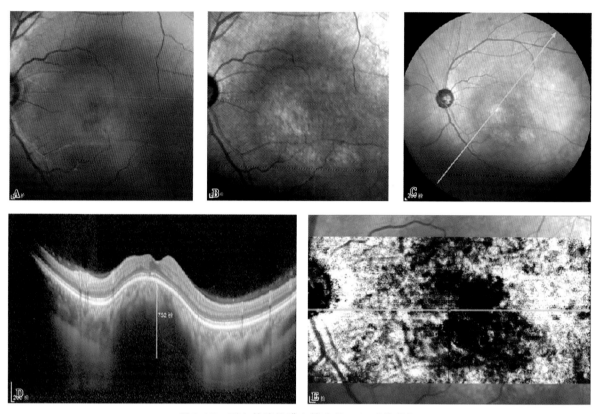

图8-37　孤立状脉络膜血管瘤的MCI成像特征

A. MCI可见左眼黄斑部橘红色隆起，近椭圆形，表面斑驳样反光；B. MCI中近红外光扫描可见该病灶位于视网膜下，隐约可见内部血管；C. 55°广角近红外光成像可观察到视网膜下病灶的确切位置，其中绿色箭头为图D中EDI-OCT扫描方向；D. EDI-OCT可见中心凹下方脉络膜肿瘤占据脉络膜全层，深达巩膜，形态规则，反射低，挤压脉络膜脉细血管，上方视网膜平伏，未见渗出及脱离，图中黄色标记下为瘤体厚度测量；E. OCTA可见孤立状脉络膜血管瘤中粗大致密的高速血流

图点评：MCI利用3种波长扫描成像，立体感强，其中近红外光能够检测脉络病灶，结合EDI-OCT和OCTA，能够提示诊断。

● 右眼视盘旁脉络膜黑色素痣（图8-38）。

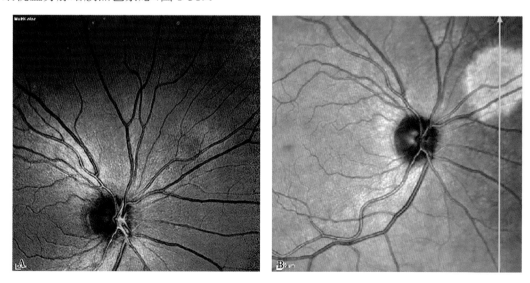

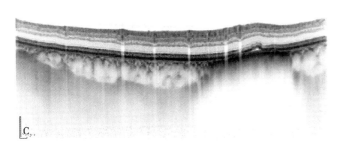

图 8-38 脉络膜黑色素痣的 MCI 成像特征
A. MCI 可见右眼视盘鼻上方约 1.5PD 橘红色反光增强；
B. MCI 中近红外光扫描可见该处反光增强，绿色箭头为图
C 中 SD-OCT 的扫描方向；C. SD-OCT 提示该处脉络膜致
密高反射，上方视网膜神经上皮层轻度隆起，提示脉络膜
黑色素痣诊断

图点评：MCI 中近红外光穿透力强，可以在脉络膜黑色素痣表面形成致密反射，MCI 中的橘红色反光增强即提示长波长扫描激光反射增强。MCI、近红外光和近红外光自发荧光在检测脉络膜黑色素痣方面具有较好的应用。近红外反射成像在脂黑素中为吸收状态，在褐黑素中为反射状态。

视盘深层病灶的 MCI 成像特征（图 8-39）。

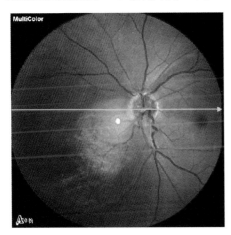 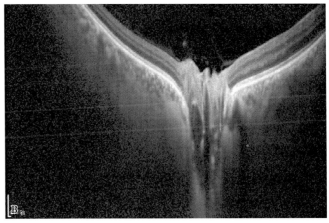

图 8-39 视盘玻璃膜疣的 MCI 图像特征
A. MCI 可见左眼视盘处青灰色反光，绿色箭头提示图 B 中 EDI-OCT 的扫描方向；B. EDI-OCT 可见视盘处
囊腔样改变及点状高反射

图点评：视盘玻璃膜疣常表现为假性视盘水肿、隆起，在蓝光自发荧光中具有特异性的荧光增强外观，视盘隆起可在 MCI 表现为青灰色反光。视盘玻璃膜疣在 OCT 可表现为囊腔样改变，而点状高反射可能为玻璃膜疣中的结晶。

小 结

● 多光谱激光成像技术利用不同波长扫描激光的穿透力差异，对眼底进行分层成像，特异性定位眼底异常改变，提高疾病检出率。

● 多光谱激光成像技术联合共聚焦激光扫描技术极大提高了图像清晰度与层次感。

（华 瑞）

参 考 文 献

HUA R，LIU L，CHEN L. The noninvasive predictive approach for choroidal vascular diffuse hyperpermeability in central serous chorioretinopathy：near-infrared reflectance and enhanced depth imaging.Photodiagnosis Photodyn Ther，2014，11（3）：365-371

第九章

眼底视网膜血管血氧饱和度测量技术
Blood Oxygen Saturation in Retinal Vasculature

本章主要围绕眼底视网膜血管血氧饱和度测量的技术特征与临床应用展开讨论。

视网膜血管血氧饱和度

- 视网膜血氧饱和度测量技术是非侵入性的,利用光谱光度测量并运用专业计算方法获取视网膜组织氧代谢信息的视网膜血氧测定方法。
- 可直接的、非侵入性的获取可靠而准确的视网膜氧化代谢信息,反映微循环状态,测量结果稳定而可靠。
- 血氧饱和度($SatO_2$)是氧合血红蛋白在血液中所占的比例。无创血氧饱和度测定法的原理是在传统眼底照相机的成像基础上,组装特制血氧模块,基于 Lambert. Beer 定律,利用视网膜不同组织对光谱吸收的特异性(氧合血红蛋白 HbO_2 和去氧血红蛋白 Hb 对不同波长的光吸收差异),采集多个波长的眼底图像,结合光谱光度测量技术和计算机软件分析技术,实现对于视网膜中氧合血红蛋白在血液中比例的测量。
- 氧合血红蛋白(HbO_2)和去氧血红蛋白(Hb)对一些波长的光吸收程度相近,为等吸收,例如 548nm、570nm 等,对血氧饱和度不敏感。而二者对其他一些波长光吸收差异大,为不等吸收,例如 600nm、640nm 等,对血氧饱和度敏感(图 9-1、图 9-2)。

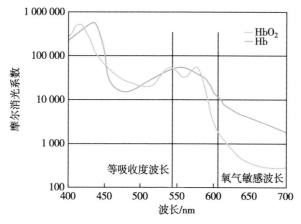

图 9-1　氧合血红蛋白(HbO_2)和去氧血红蛋白(Hb)不同波长光吸收差异
等吸收波长:548nm、570nm 等,对血氧饱和度不敏感;不等吸收波长,600nm、640nm 等,对血氧饱和度敏感

图点评：利用氧合血红蛋白（HbO$_2$）和去氧血红蛋白（Hb）不同波长光吸收的差异即可获得眼底视网膜血氧饱和度情况。

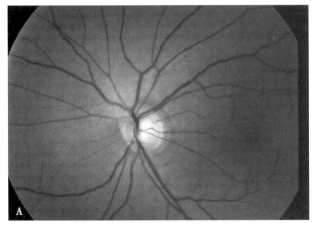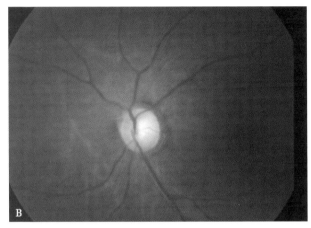

图 9-2 等吸收 570nm 波长及不等吸收波长 600nm 示意图

A. 570nm 波长的图像可见动脉和静脉光密度基本一致，动静脉血管颜色差异不明显；B. 600nm 波长的图像中静脉血管光密度小于动脉血管，静脉血管比动脉血管相对颜色更深

图点评：氧合血红蛋白（HbO$_2$）和去氧血红蛋白（Hb）吸收特性决定不同光谱图像的特征。

● 目前关于视网膜血氧饱和度的研究主要集中于眼底相关疾病和有相关性的全身性疾病的研究，已有证据显示眼部相关疾病如视网膜血管阻塞、DR、AMD、青光眼、近视等，以及全身性疾病如糖尿病、高血压、慢性肾病、严重慢性阻塞性肺疾病等疾病的视网膜血流和氧代谢常发生相应改变。并且得到的视网膜血氧饱和度值具有良好的稳定性及再现性。

● 根据现有技术，采用多光谱测量视网膜血氧含量主要测量视盘周围动静脉血氧饱和度，可在视盘周边区域选定一定范围测量所有动静脉血氧值，加权或算术平均得到动静脉血氧平均值（图 9-3）；也可单选某一根血管进行测量。

● 所得的血氧值是校准后的相对值，某些动脉血氧值可能高于 100%（本章节血氧测量所用设备为 oxymap）。

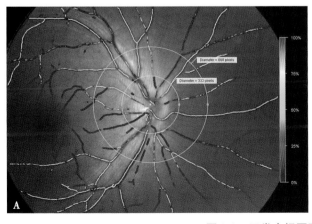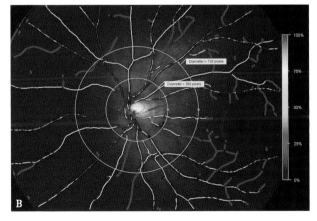

图 9-3 正常人视网膜血管血氧饱和度特征

A、B. 正常人左右眼视网膜血管血氧饱和度，血氧含量越高，颜色越红，图中动脉血氧偏红，静脉血氧值偏绿，在两个圆环内区间测得正常人视网膜动脉值为 92.8%、93.6%，视网膜静脉血的氧饱和度为 54.6%、55.1%

　　图点评：通过多光谱技术可直观观察到视网膜动静脉血氧特征，其中动静脉之差代表视网膜消耗氧气能力，对视网膜血氧代谢判断尤为重要，正常中国人动静脉差值在 33%～37% 左右，具体可根据测量环境不同而有所差异。

● DR（图 9-4）

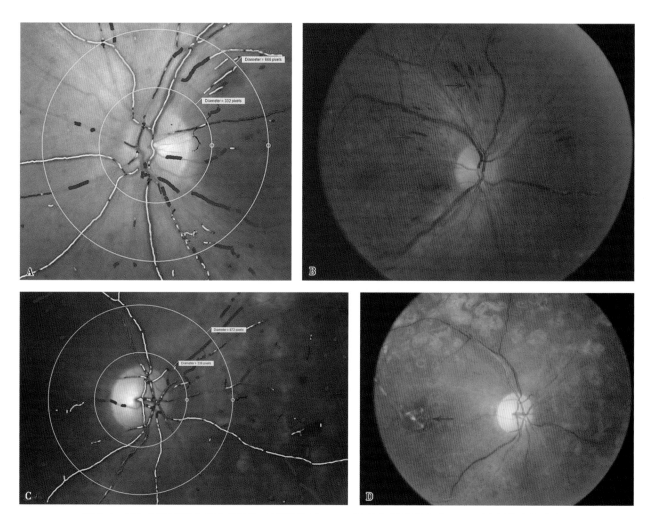

图 9-4　DR 中视网膜血管血氧饱和度图像特征（A、B 图为非增殖期患者，C、D 图为增殖期患者）
A. NPDR 视网膜血氧饱和度测量，动脉平均血氧饱和度 97.86%，静脉平均血氧饱和度 65.79%；B. 眼底彩照提示视网膜散点状出血及硬性渗出；C. PDR 视网膜血氧饱和度测量，动脉平均血氧饱和度 99.62%，静脉平均血氧饱和度 71.13%；D. 眼底彩照提示黄斑区可见新生血管、陈旧性出血，视网膜激光光凝术后

　　图点评：DR 随着病情加重，其静脉血氧饱和度逐渐增高，动静脉差异值减小，提示氧利用降低。

● CRAO（图 9-5）

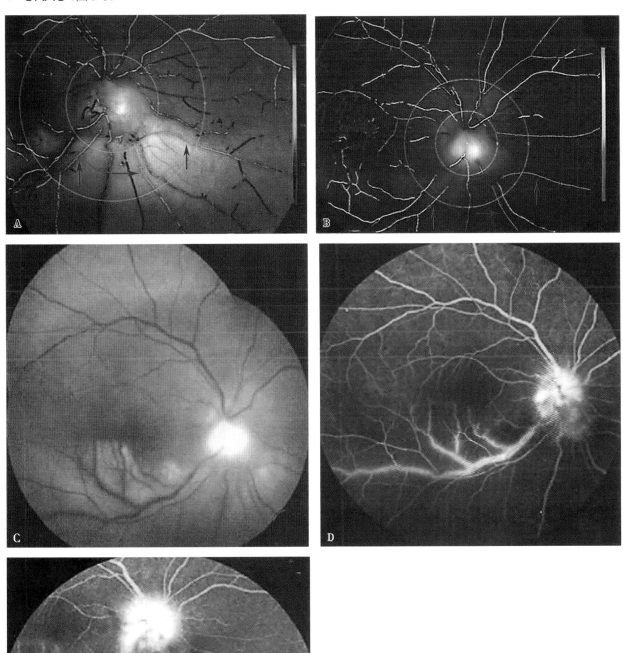

图 9-5 CRAO 中视网膜血管血氧饱和度图像特征
A. 血氧饱和度成像测量显示下半侧呈灰白色改变的视网膜内三支动脉显示为绿色（红色箭头所示），动脉血氧饱和度显著降低（52.81%），静脉血氧饱和度降低（47.86%），动静脉血氧饱和度差值极低（4.95%）；B. 血氧饱和度成像测量示治疗后下半侧三支动脉恢复红色（红色箭头所示），动脉血氧饱和度恢复正常（98.23%），动静脉血氧饱和度差值 56.28%；C. 眼底彩照示视盘边界模糊，下半侧视网膜呈弥漫性灰白色改变，颞下静脉迂曲扩张；D. FFA 示视网膜颞下支和鼻下支动脉充盈迟缓，颞下支静脉迂曲扩张着染渗漏；E. FFA 示下半侧视网膜呈均匀弱背景荧光，视盘呈边界不清强荧光

图点评：CRAO，血供少，氧供不足，动静脉血氧均降低，动静脉血氧饱和度差值低，氧利用低。血氧饱和度可以测量血流恢复情况，是随访视网膜动脉阻塞的重要检查手段之一。

● **原发性开角型青光眼**（图9-6）

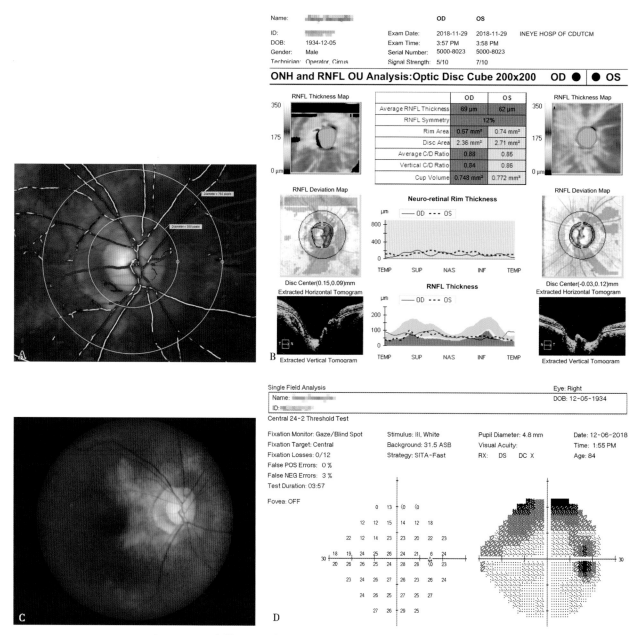

图9-6 原发性开角型青光眼中视网膜血管血氧饱和度图像特征

A. 右眼视网膜动脉平均血氧饱和度99.1%，静脉平均血氧饱和度68.73%，动静脉差值30.37%；B. 视盘OCT示视神经纤维厚度变薄，杯盘比增大，盘沿面积减少；C. 眼底彩照示视神经萎缩，视盘苍白；D. 视野检查提示呈半侧弓形暗点

图点评：在原发性开角型青光眼与正常人的比较中可发现，青光眼患者视网膜静脉平均血氧饱和度增高，动静脉血氧差值降低，表明视网膜氧气的代谢消耗减少，可以反映神经元损失和（或）功能障碍。

● 视神经炎（图 9-7）

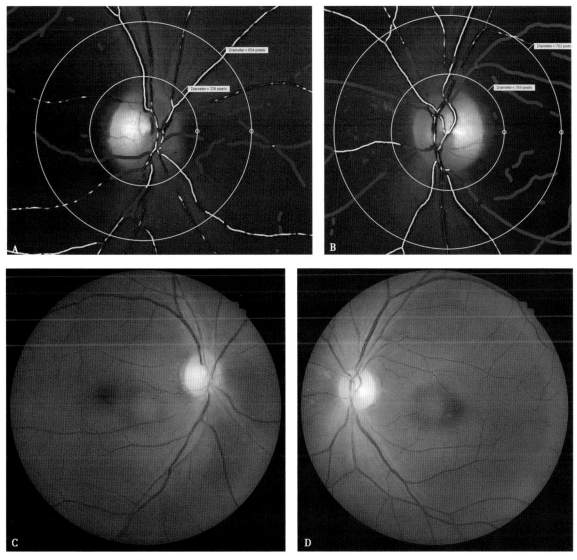

图 9-7　视神经炎中视网膜血管血氧饱和度图像特征

A. 右眼视网膜动脉平均血氧饱和度 110.14%，静脉平均血氧饱和度 49.73%，动静脉差值 60.41%；B. 左眼视网膜动脉平均动脉血氧饱和度 104.18%，静脉平均血氧饱和度 50.40%，动静脉差值 53.78%；C、D. 眼底彩照提示双眼视盘边界稍模糊

图点评：视神经炎血氧饱和度动静脉差值增大，氧的消耗增多。

小　　结

● 眼底血管饱和度测定可直接地、非侵入性地获取可靠而准确的视网膜氧化代谢信息，反映微循环状态。
● 视网膜血氧饱和度测定在视网膜血管性疾病以及全身性疾病如糖尿病、高血压等具有重要的临床应用价值。

（寋文渊　段俊国）

第十章

超广角眼底成像技术
Ultra Wide Fundus Imaging

- 本章主要介绍200°超广角眼底成像技术的特点，并对其在临床中的应用展开讨论。
- 200°超广角眼底成像无需经过散瞳，对瞳孔直径要求小，瞳孔大小≥2mm即可成像，并且对检查室灯光基本无要求。
- 眼底照相成像范围200°，加上眼位引导功能，拍照范围可达到220°～240°，眼球正位一次成像可达到赤道前部至锯齿缘范围，而传统的眼底照相机只能显示45°范围（图10-1、图10-2）。

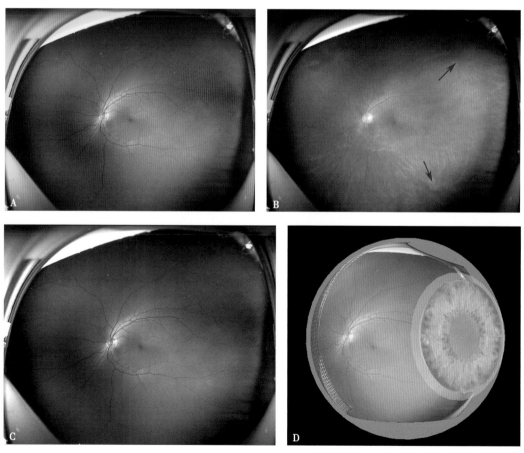

图 10-1　200°超广角正常眼底彩图
A. 可见视盘边界清楚，颜色淡黄，视网膜血管行径正常，黄斑正常，周围见反光圈，视网膜平伏，周边区未见异常；B. 红激光眼底图：可见脉络膜大血管及清晰的多个涡静脉（红色箭头所示）；C. 绿激光眼底图：视网膜和视网膜血管行径更清晰可见；D. 3D模拟眼球图：能更立体地展示眼球内部视网膜形状

图点评：200°超广角检查无需散瞳，成像快，成像范围广，利于眼科筛查。

● 采用红、绿两种波长激光进行成像，可获得来自视网膜不同层次结构信息。红激光图像（633～635nm）反映深层视网膜色素上皮层和脉络膜情况，绿激光图像（532nm）反映视网膜色素上皮层以内各层的情况。两种波长激光穿透力强，适用性广（图 10-3、图 10-4）。

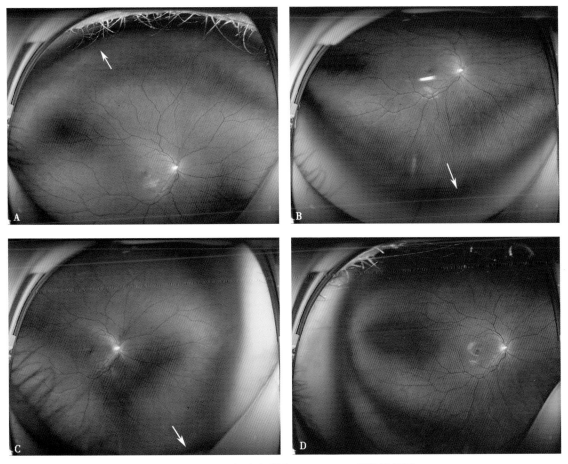

图 10-2　200°超广角眼底 220°～240°眼位引导图
A. 上方位图；B. 下方位图；C. 颞侧图；D. 鼻侧图。各方位均可看见涡静脉及锯齿缘（白色箭头所示）

图点评：通过眼位引导功能，眼底可视范围可达到 220°～240°，可观测锯齿缘。

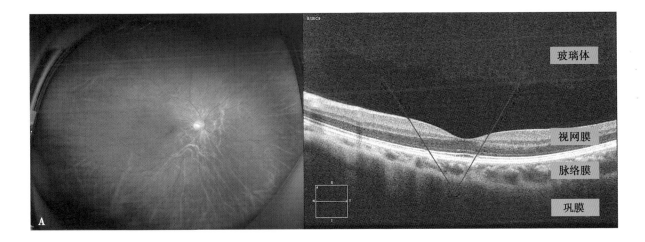

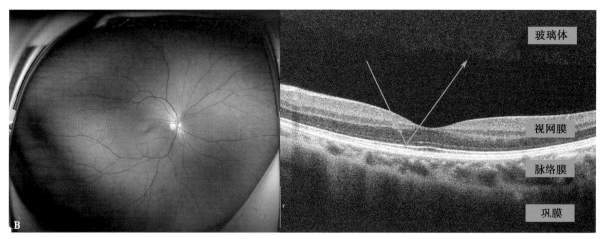

图 10-3 显示 200° 超广角眼底成像技术中红、绿激光入射和反射到达视网膜不同层次结构情况

A. 红激光图像（633～635nm）反映深层视网膜色素上皮层和脉络膜情况；B. 绿激光图像（532nm）反映视网膜色素上皮层以内各层的情况；OCT 为红绿激光所呈现范围示意图

图点评：通过对红绿激光图像分析，可更清楚观测到特定病灶。

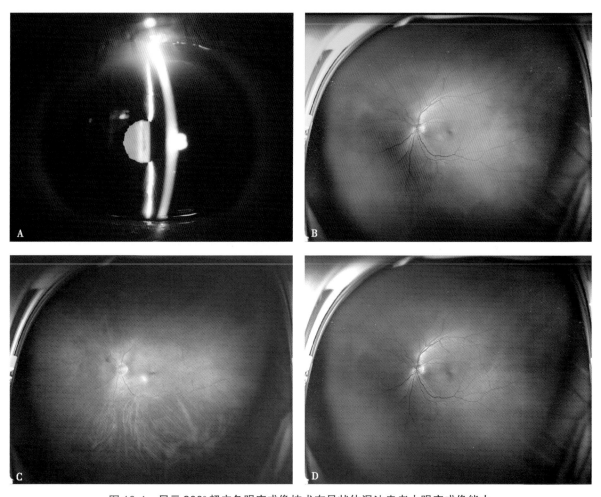

图 10-4 显示 200° 超广角眼底成像技术在晶状体混浊患者中眼底成像能力

A. 左眼眼前节照相显示患者晶状体混浊；B～D. 左眼眼底图：当患者晶状体混浊明显，影响光线穿透时，激光超广角成像技术依然可以获得清晰的眼底图像

图点评：200°超广角眼底成像可以穿透中等混浊的晶状体而取得清晰的眼底图像。

视网膜脱离200°超广角成像特征

● 孔源性视网膜脱离200°超广角眼底成像特征（图10-5）。

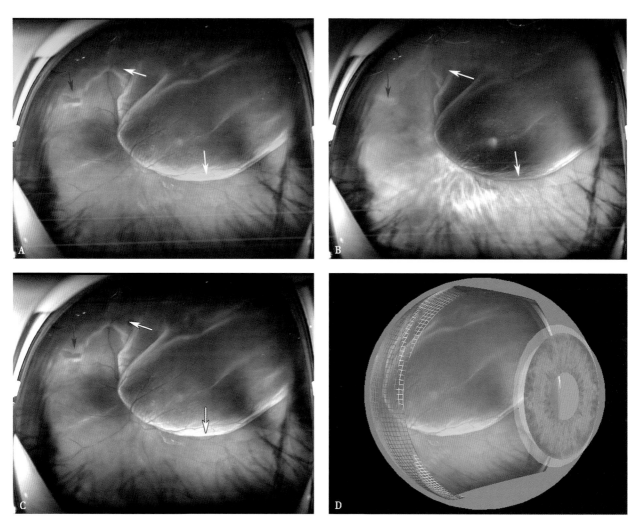

图10-5　孔源性视网膜脱离200°超广角眼底图像特征

A. 200°超广角眼底彩图：右眼上方11点至3点位视网膜脱离，脱离的视网膜呈黄绿色隆起（白色箭头所示），血管迂曲爬行于脱离的视网膜上，10点位见2PD大小带盖马蹄孔（红色箭头所示）；B. 红激光眼底图：视网膜脱离区域脉络膜纹理模糊不清，视网膜脱离范围清楚（白色箭头所示），10点位见带盖马蹄孔（红色箭头所示）；C. 绿激光眼底图：可见清晰的脱离视网膜边界（白色箭头所示）以及视网膜裂孔（红色箭头所示）；D. 3D模型图可显示脱离区域，便于患者教育

　　图点评：视网膜脱离在200°超广角眼底彩图中表现为黄绿色的视网膜隆起。在红激光眼底图中，视网膜脱离区域的脉络膜大多纹理模糊，根据视网膜隆起高度不同而呈现深浅不同的暗灰色，从而帮助判断视网膜脱离的范围。绿激光对于视网膜浅表病变具有较高特异性，易于发现视网膜裂孔和视网膜脱离范围。

● 渗出性视网膜脱离200°超广角眼底成像特征（图10-6）。

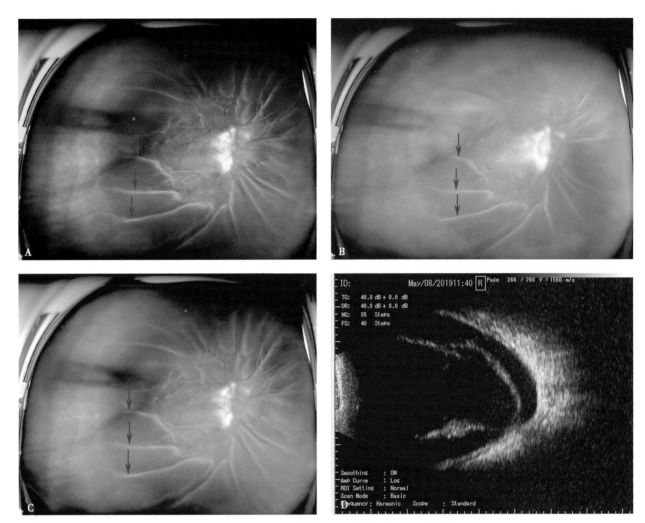

图10-6 渗出性视网膜脱离200°超广角眼底图像特征

A. 200°超广角眼底彩图：右眼全视网膜浅脱离，呈黄绿色，见大量树枝样增殖条索（红色箭头所示）；B. 红激光眼底图：视网膜脱离区域脉络膜纹理模糊不清，可见大量白色树枝状条索增殖（红色箭头所示）；C. 绿激光眼底图：可见白色树枝状增殖条索（红色箭头所示）和黑色视网膜血管；D. 眼B超示：视网膜脱离范围

图点评：视网膜脱离在200°超广角眼底彩图中表现为黄绿色的视网膜隆起，陈旧性视网膜脱离可出现视网膜下白色增殖条索。在红激光眼底图中，视网膜脱离区域的脉络膜大多纹理模糊。在绿激光眼底图中，白色增殖条索与黑色视网膜血管易于区分。

黄斑区疾病200°超广角成像特征

● 黄斑前膜200°超广角眼底成像特征（图10-7）。

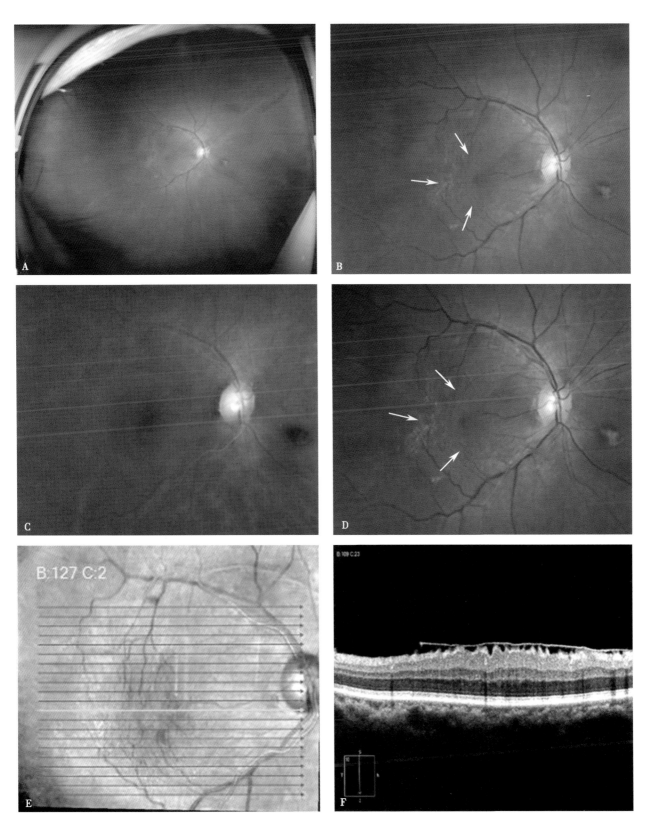

图 10-7 黄斑前膜 200° 超广角眼底图像特征

A. 200° 超广角眼底彩图；B. 为 A 图局部放大图：右眼黄斑区可见黄绿色"玻璃纸样"反光（黄色箭头所示），视网膜小血管迂曲变形（白色箭头所示）；C. 红激光眼底图（放大图）：黄斑区反光增强，遮挡下方脉络膜血管；D. 绿激光眼底图（放大图）：黄斑区视网膜小血管迂曲变形（白色箭头所示），局部见灰白色胶膜样反光视网膜皱襞灶（黄色箭头所示）；E、F. 黄斑 OCT 图：黄斑区视网膜不规则增厚，视网膜内表面的前膜牵拉视网膜致 ILM 皱褶

图点评：200°超广角眼底彩图黄斑前膜呈"玻璃纸样"或"金箔样"反光，短波长扫描激光在检测视网膜浅层"膜样"结构病灶具有显著优势。

● 年龄相关性黄斑变性200°超广角眼底成像特征（图10-8）。

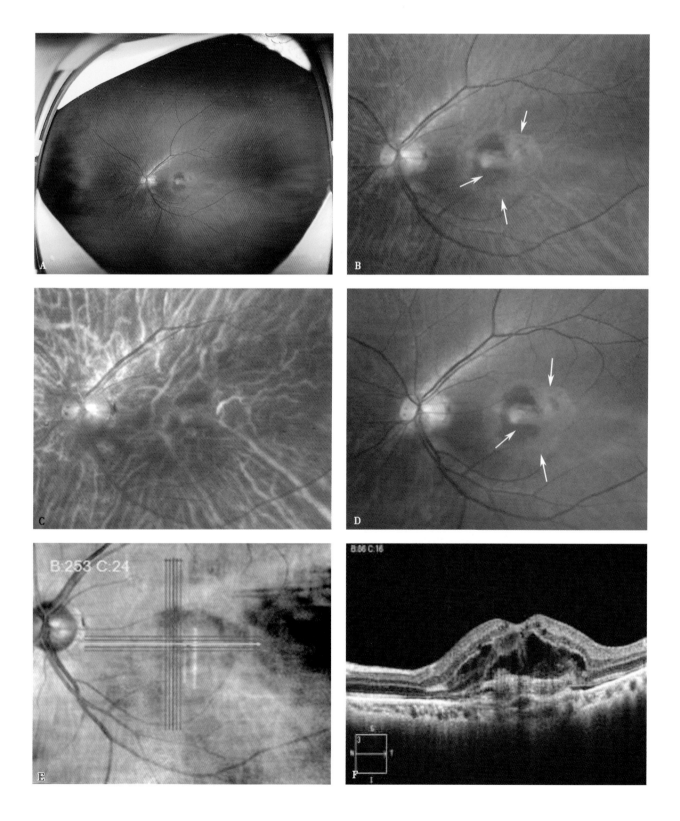

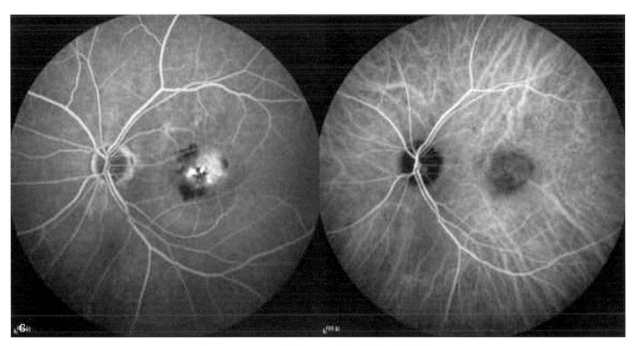

图 10-8 AMD 患眼 200°超广角眼底图像特征

A. 200°超广角眼底彩图；B. 为 A 局部放大图：左眼黄斑区见浅黄绿色视网膜水肿灶（白色箭头所示），周围环绕"C"状出血（黄色箭头所示）；C. 红激光眼底图：黄斑区脉络膜血管异常；D. 绿激光眼底图：黄斑区视网膜可见局部水肿隆起病灶呈一亮区，边界清楚（白色箭头所示），周围环绕黑色带状出血（黄色箭头所示）；E、F. 黄斑 OCT 图：左眼 RPE 断裂，外核层及外丛状层结构紊乱，其间可见局部囊样隆起低信号反射灶，中心凹下可见中高反射物质；G. FFA+ICGA 造影检查图：左眼 FFA 静脉期黄斑区出现斑块状强荧光，荧光素渗漏明显，强荧光周围绕以出血遮蔽荧光，而 ICGA 上可见明确 CNV 病灶

图点评：绿激光眼底图可清晰显示出黄斑区视网膜水肿范围。

视网膜血管性疾病 200°超广角成像特征

- DR 患眼的 200°超广角眼底彩图（图 10-9）

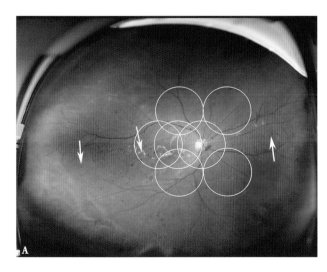

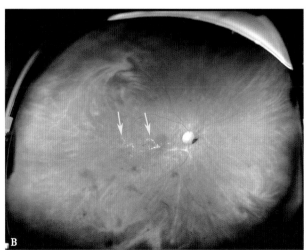

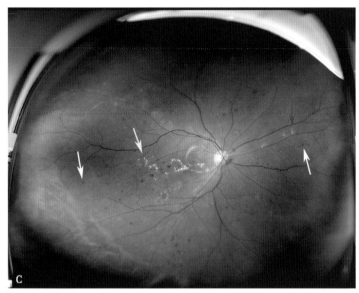
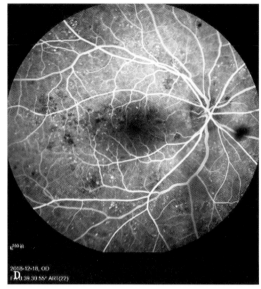
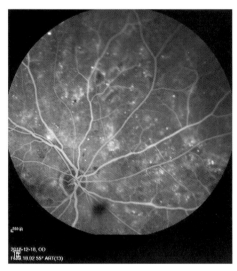
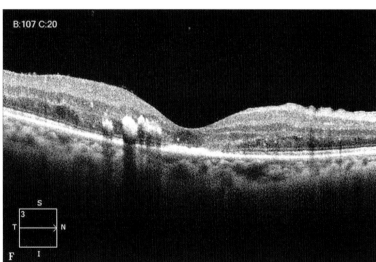

图 10-9　DR 患眼的 200° 超广角眼底彩图

A.200° 超广角眼底彩图：视盘颞侧上下血管弓间大量黄白色硬性渗出（黄色箭头所示）；后极部和周边部可见多个圆点状微血管瘤和小片状出血（白色箭头所示）、棉绒斑（红色箭头所示）；B.红激光眼底图：可见灰白色硬性渗出（黄色箭头所示），而微血管瘤及棉绒斑在此图上显示不清；C.绿激光眼底图：可见灰白色硬性渗出（黄色箭头所示），灰白色棉绒斑（红色箭头所示），微血管瘤和出血呈黑色（白色箭头所示）；D、E.FFA 造影检查图：双眼视网膜见大量微血管瘤，数个小片状无灌注区、IRMA 征及点片状遮蔽荧光，散在点片状强荧光渗漏灶及无灌注区，视网膜静脉迁曲扩张；F.黄斑 OCT 图：右眼黄斑区视网膜弥漫性水肿增厚，层间（外核层、外丛状层）可见颗粒状及团状高反射病灶

图点评：糖尿病视网膜病变在超广角眼底彩图中能看到传统眼底照相七区（图 10-9A 中白圈所示）以外的周边部视网膜异常病变。绿光在检测出血、微血管方面具有优势。

● BRVO 患眼的 200° 超广角眼底成像特征（图 10-10）。

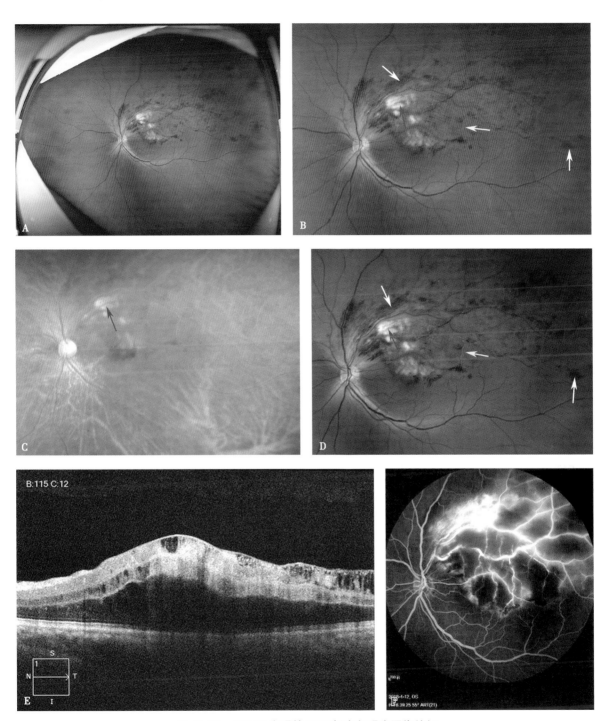

图 10-10　BRVO 患眼的 200° 超广角眼底图像特征

A. 200° 超广角眼底彩图；B. 为 A 的局部放大图：视盘颞上分支静脉迂曲、扩张，沿血管走行方向可见火焰状
及点片状出血（白色箭头所示），并可见黄白色棉绒斑（红色箭头所示）和部分静脉白线状改变（黄色箭头所示）；
C. 红激光眼底图：见灰白色棉绒斑（红色箭头所示），脉络膜血管被出血遮挡模糊不清；D. 绿激光眼底图：颞上分
支静脉迂曲扩张，见黑色大片火焰状出血（白色箭头所示），灰白色棉绒斑（红色箭头所示）和灰白色静脉白线（黄
色箭头所示）；E. 黄斑 OCT 图：黄斑区外核层可见大范围液性暗区，外丛状层局部隆起、内核层及神经节细胞层
呈中高信号发射灶，层间结构模糊；F. FFA 造影检查图：左眼静脉晚期可见颞上分支静脉扩张渗漏，其血管走行
区域可见大片血性遮蔽弱荧光，并可见约大于 10PD 大小的 NP 区

图点评:绿激光眼底图:主要显示视网膜浅层出血和新生血管;红激光眼底图:视网膜出血较少在此图中显示不清,出血多时则会遮挡脉络膜血管。

● 视网膜动脉阻塞200°超广角眼底成像特征(图10-11)。

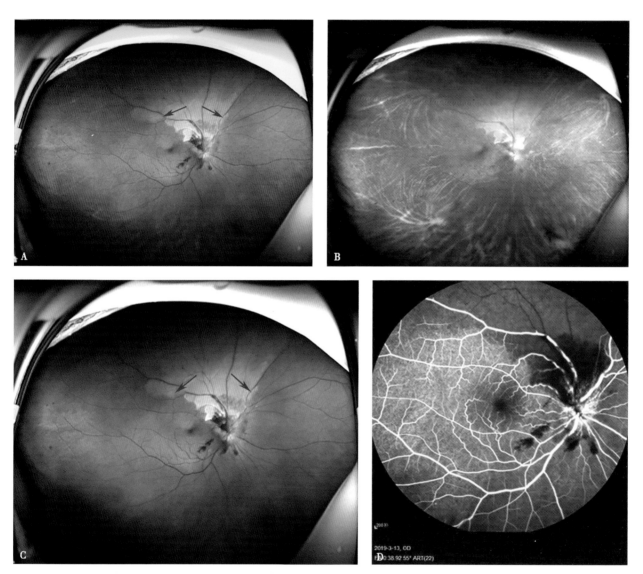

图 10-11 视网膜动脉阻塞200°超广角眼底图像特征

A.200°超广角眼底彩图:视盘水肿边界不清,视盘周围可见多处片状出血,视网膜静脉迂曲,动脉变细,A:V=1:2,中心凹光反射存在,10点至1点位视网膜黄绿色缺血水肿混浊(红色箭头所示);沿阻塞血管分布区视网膜呈火焰状出血;B.红激光眼底图:视网膜水肿范围欠清,其后脉络膜血管影模糊;C.绿激光眼底图:视网膜水肿呈灰白色(红色箭头所示),见黑色火焰状出血;D.FFA造影检查图:右眼静脉期,视网膜颞上、鼻上分支动脉闭塞持续未充盈,颞上、鼻上分支静脉迂曲,部分呈腊肠样改变,视盘上方及颞上方视网膜可见大范围毛细血管无灌注区,视盘周围视网膜散在点片状血性遮蔽荧光,拱环结构尚完整

图点评:FFA是诊断视网膜动脉阻塞的金标准,200°超广角眼底成像可辅助全面地了解并评价周变视网膜和显示阻塞区域范围大小。

视网膜变性疾病200°超广角成像特征

● 视网膜色素变性200°超广角眼底成像特征（图10-12）

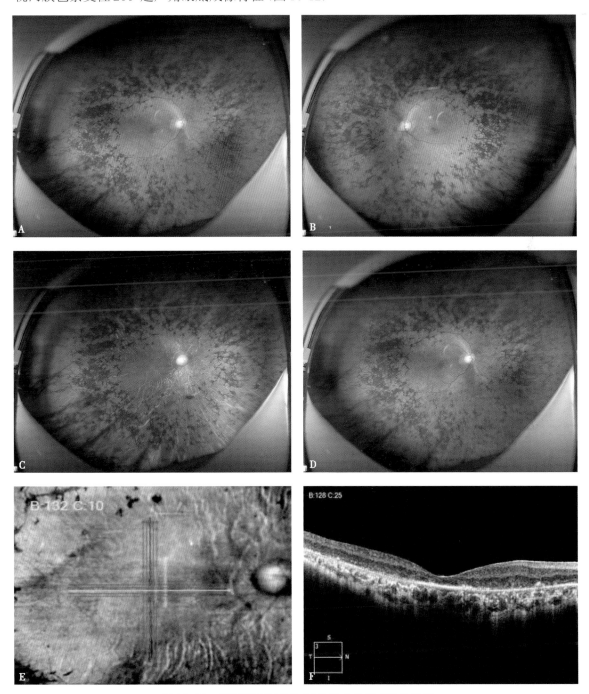

图 10-12　视网膜色素变性 200°超广角眼底图像特征

A、B. 双眼 200°超广角眼底彩图：视网膜弥漫性脱色素，后极部及周边部均见大量骨细胞样色素沉着，视网膜血管变细，视盘呈蜡黄色；C. 右眼红激光眼底图：后极部隐约可透见部分脉络膜大血管条纹，中周部视网膜弥漫性黑色素沉积灶结构清晰，由于视网膜及 RPE 的萎缩使脉络膜血管更加清晰，大面积色素沉着处脉络膜大血管成像不清；D. 右眼绿激光眼底图：明确显示后极部、中周部弥漫性大量黑色骨细胞样色素沉着灶；E、F. 右眼黄斑 OCT 图：黄斑区各层结构不清晰，光感受器外层缺失，RPE 变薄，表面有点状高反射灶图点评：200°超广角眼底成像特点是后极部及周边部可见特征性视网膜骨细胞样色素沉着和RPE的脱色素改变。由于视网膜及RPE的萎缩，脉络膜血管在红激光眼底图中显示尤为清晰。

玻璃体疾病200°超广角成像特征

● 玻璃体星芒状变性200°超广角眼底成像特征（图10-13）

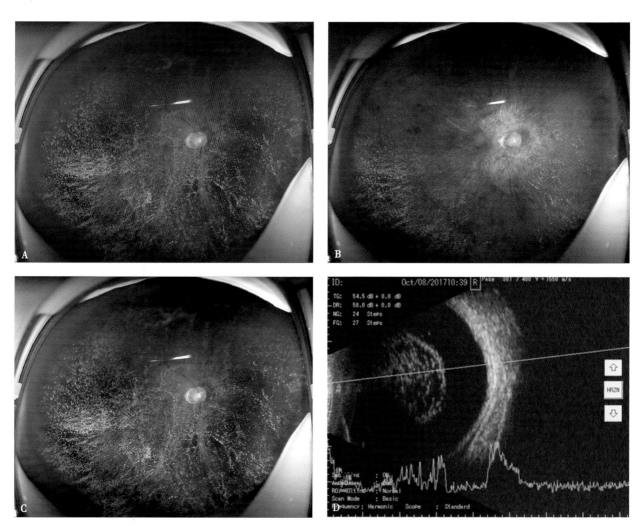

图10-13　玻璃体星芒状变性200°超广角眼底图像特征
A. 右眼200°超广角眼底彩图可见玻璃体腔内悬浮大量密集的黄绿色细小颗粒；B、C. 右眼红激光眼底图和绿激光眼底图：均可见玻璃体腔内悬浮混浊颗粒呈白色；D. 眼部B超图：提示玻璃体腔内混浊

图点评：200°超广角眼底成像可带来更强的景深，因此对玻璃体内病变能进行观测，玻璃体星芒状变性在成像中可见细小、黄白色颗粒状物。此外，绿激光扫描穿透力差，易发生散射，因此在成像中会表现为更多的变性颗粒，而红激光扫描则较少。

● 玻璃体混浊与高度近视200°超广角眼底成像特征（图10-14）。

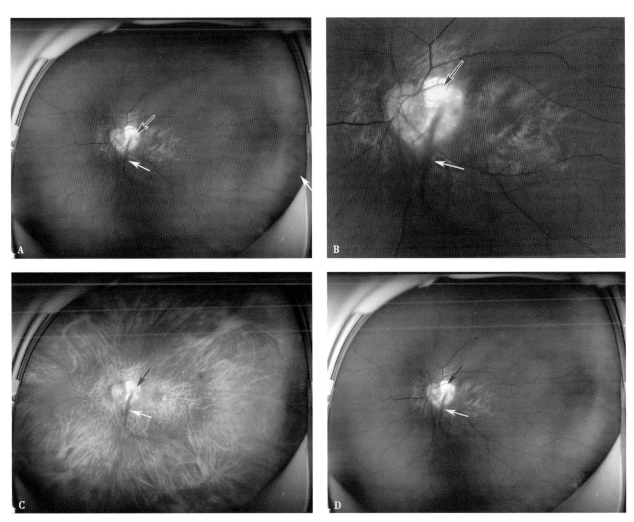

图10-14　玻璃体混浊及高度近视200°超广角眼底成像特征

A. 左眼200°超广角眼底彩图：后极部眼底呈豹纹状，见视盘旁颞侧大片黄白色萎缩斑，边界清楚，又称近视弧斑（红色箭头所示）；玻璃体腔内见黑色条索状混浊物悬浮，遮挡部分视盘（黄色箭头所示），黄斑中心凹光反射未见，白箭头处可见周边视网膜青灰色改变；B. 为A图局部放大图；C. 左眼红激光眼底图：视盘周围见白色环形萎缩斑（红色箭头所示），黑色条索状悬浮物（黄色箭头所示），眼底脉络膜清晰；D. 左眼绿激光眼底图：视盘颞侧环形萎缩斑（红色箭头所示），表面可见色素，萎缩斑附近脉络膜部分萎缩，眼底视网膜血管清晰，此外，依然可见黑色条索状悬浮物（黄色箭头所示）

　　图点评：200°超广角眼底成像所带来的景深更大，因此能对玻璃体混浊清晰成像，可判断玻璃体混浊形态。在高度近视患者中，由于红、绿激光不同深度扫描，可对视网膜萎缩形态清晰显示。

● 超广角眼底成像诊断为双眼家族性视网膜小动脉迂曲症（图 10-15）。

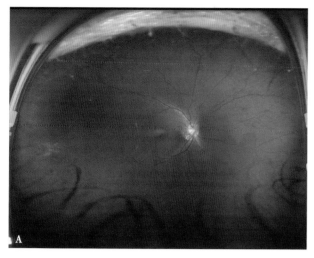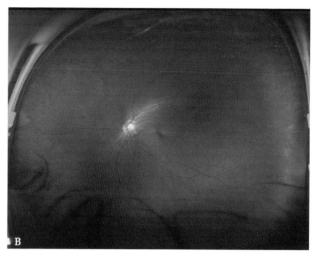

图 10-15　27 岁女性，双眼家族性视网膜小动脉迂曲症

A、B. 双眼底超广角照相可见后极部和周边部视网膜多发的小动脉迂曲（本病例由四川大学华西医院眼科张韵主治医师提供）

图点评：超广角成像能够同时清晰检测到后极部和周边部视网膜病灶，有利于从全局角度诊断疾病。

● 超广角眼底成像诊断为双眼 IRVAN 综合征、右眼永存原始玻璃体增生症（persistent hyperplasia of primary vitreous，PHPV）（图 10-16）。

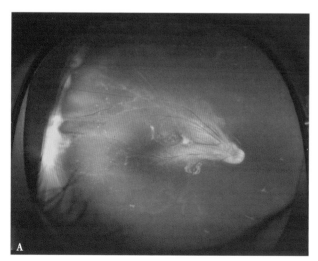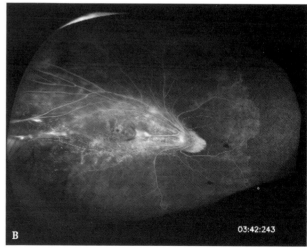

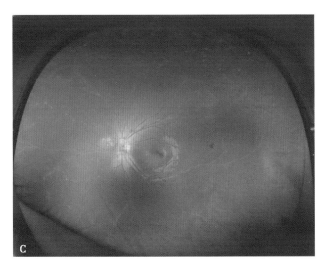

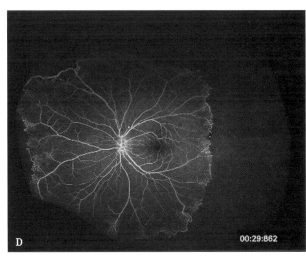

图 10-16　11 岁女性，双眼 IRVAN 综合征，右眼 PHPV

A. 右眼底超广角照相可见视盘、黄斑直至颞侧周边视网膜纤维增殖，视网膜血管牵拉，呈"柳条样"外观，散在黄色点状渗出，周边视网膜可见血管闭塞，呈白鞘样改变；B. 右眼底超广角 FFA 成像可见眼底纤维增殖膜处染料渗漏，颞侧周边牵拉血管处染料渗漏，散在微血管样改变，鼻侧周边视网膜可见大片无灌注区，颞上方视网膜动脉分叉处可见血管瘤样扩张；C. 左眼底超广角照相可见后极部散在视网膜出血及渗出，周边部视网膜可见血管闭塞，呈白鞘样改变；D. 左眼底超广角 FFA 成像可见二级血管分叉处视网膜动脉瘤，周边部大片无灌注区、动静脉吻合与毛细血管扩张（本病例由吉林大学第二医院眼科肖骏教授提供）

图点评：与传统造影相比，超广角 FFA 在检测周边部无灌注区方面拥有巨大的优势。然而在进行周边造影过程中需仔细区别哪些是无灌注区，哪些是生理性无血管区。

● 超广角眼底成像诊断为双眼 X 连锁视网膜劈裂（图 10-17）。

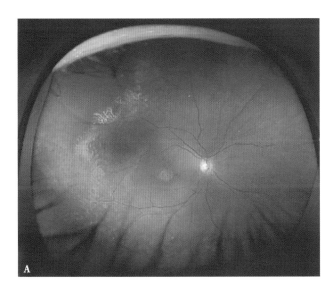

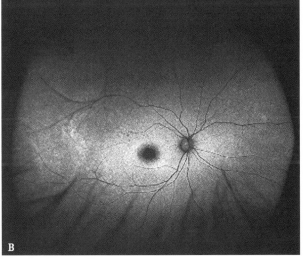

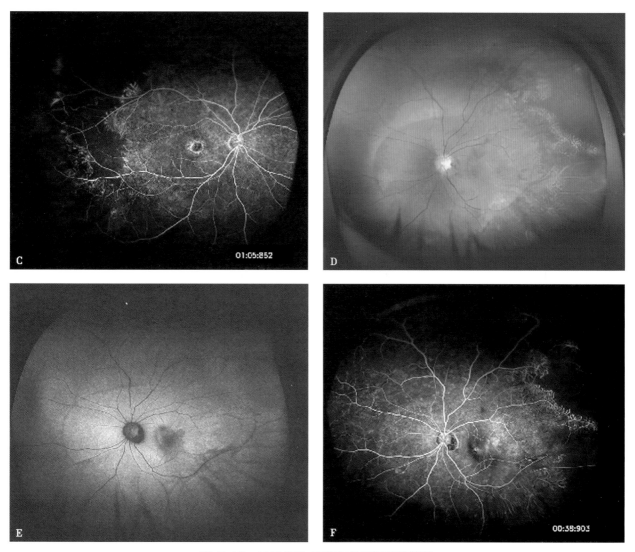

图 10-17　43 岁男性，双眼 X 连锁视网膜劈裂

A、D. 双眼底超广角照相可见双眼底薄纱样外观，部分血管可见白鞘，散在圆形与卵圆形裂孔；B、E. 双眼底超广角短波长自发荧光提示后极部整体信号增强，中心凹处信号大幅降低；C、F. 双眼底超广角 FFA 可见双眼周边视网膜无灌注区、部分毛细血管扩张渗漏，右眼黄斑中心凹处可见透见荧光，左眼黄斑部"纱膜"染色（本病例由吉林大学第二医院眼科肖骏教授提供）

图点评：超广角眼底造影和自发荧光成像在提示相关遗传性疾病方面具有优势。

小　　结

● 超广角眼底成像技术实现了 220°～240° 眼底拍摄，可以更加全面分析眼底病变，与此同时，又能够保证局部图像的分辨率和清晰度，进而观察细微病灶。

● 超广角眼底成像技术具备绿光和红光两种扫描波长，可以分层次特异性识别眼内病灶。

● 超广角眼底成像技术，尤其是超广角造影与自发荧光技术在眼底血管性疾病和变性类疾病中具有重要的临床应用。

（蹇文渊　段俊国　华　瑞）

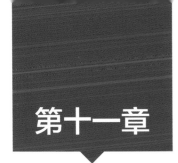

第十一章

共焦扫描激光 Retro-mode 成像技术
Retro-mode Imaging Based on Confocal Scanning Laser Ophthalmoscopy

- Retro-mode 成像技术是基于 cSLO 的一种新型、无创的成像检查技术。采用红外激光 790nm 波长进行眼底扫描，利用后部反光照明（retro-illumination）原理成像。目前只有日本 Nidek 公司生产的 F-10 共焦扫描激光检眼镜中配置有 Retro-mode 成像模式。由于采用红外激光扫描，它能够穿透深层视网膜、脉络膜组织到达巩膜，通过收集从组织反射回来的散射光显示视网膜及脉络膜病灶。

- Retro-mode 成像原理
  - Retro-mode 独特的成像主要是 F-10 接收器中配置有独特的成像光圈，即偏中心光圈，分为右侧偏中心光圈和左侧偏中心光圈，不同于 cSLO 的共焦中心光圈和中心遮挡的环形光圈（图 11-1）。共焦中心光圈是中心打开，仅收集焦平面的直接反射光；环形光圈是中心遮挡而外周环形打开，阻挡焦平面的直接反射光，收集四周间接散射光；Retro-mode 光圈是偏中心侧向打开，可以分为左侧打开和右侧打开，收集单一方向来源的散射光，阻挡其他方向来源的散射光和焦平面的直接反射光，形成阴影从而突出显示病灶（图 11-2）。

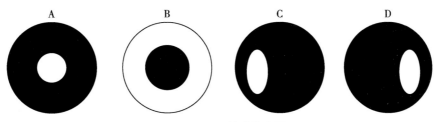

图 11-1　不同的成像光圈

A. 共焦中心光圈，仅中心打开；B. 环形光圈，中心遮挡而外周环形打开；C. Retro-mode 的左侧偏中心光圈，仅左侧局部打开；D. Retro-mode 的右侧偏中心光圈，仅右侧局部打开

图点评：Retro-mode 成像技术采用偏中心光圈，与传统成像光圈不同。

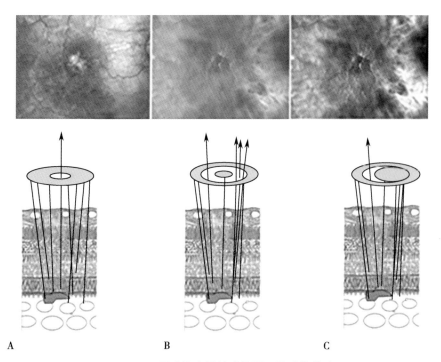

图 11-2　不同成像光圈的成像原理及成像模式

A. 共焦中心光圈仅收集焦平面的直接反射光，就是最常见的共焦成像模式(cSLO)，比如 NIR 和 FAF 等；B. 环形光圈阻挡了焦平面的直接反射光，收集四周间接散射光，这就是曾经的间接成像模式(indirect mode)，现已很少使用；C. 偏中心光圈仅收集单一方向来源的散射光，阻挡焦平面的直接反射光和其他方向来源的散射光，形成阴影显示病灶，这就是 Retro-mode 成像模式

图点评：Retro-mode 成像原理与传统成像原理不同，其核心是采用偏中心光圈成像。

■ 由于 Retro-mode 成像采用了偏中心光圈使病灶产生阴影，所以 Retro-mode 图像显示出来的病灶会有立体感，也称伪 3D 图。根据不同方向(左或者右)偏中心光圈产生出来的立体效应也不同，右侧偏中心光圈产生向上突起来的立体感，而左侧偏中心光圈产生的是向下凹陷的立体感(图 11-3)。

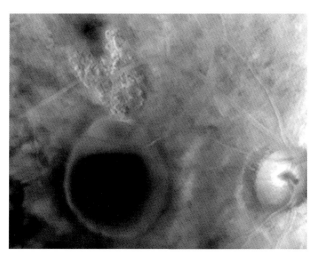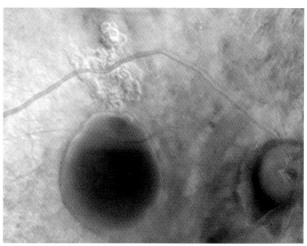

图 11-3　一例 PCV 患者的 Retro-mode 图像

左图为采用右侧偏中心光圈获得的 Retro-mode 图像，可见黄斑区类椭圆形的 PED 病灶和其上方的息肉状病灶均清晰可见，并呈现出向上突出的立体感；右图为采用左侧偏中心光圈获得的 Retro-mode 图像，PED 病灶和息肉状病灶同样清晰可见，但是呈现出向下凹陷的立体感

图点评：Retro-mode 在两种不同成像光圈下呈现出不同的立体感。

● **正常眼底 Retro-mode 成像**

■ 视盘呈白色或灰白色，视网膜血管管壁呈灰白色，类似于 FFA 中静脉层流状态。可见散在大小不等片状黑色暗影，多位于隆起部位或者病灶的旁边，系阴影所致。在无需 ICG 情况下可显示脉络膜血管结构。RPE 色素程度决定了脉络膜血管的清晰度，在正常色素或者色素较深眼中，脉络膜呈模糊状血管影（图 11-4），在色素脱失病灶或者色素较浅眼如高度近视眼，脉络膜血管显示得特别清晰（图 11-5）。

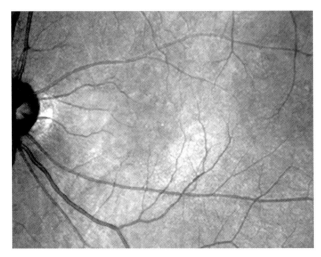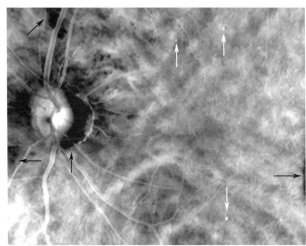

图 11-4　正常眼底 NIR 和 Retro-mode 图像

左图为 NIR 图像，眼底未见明显异常；右图为 Retro-mode 图像，可见脉络膜的模糊状血管影，视盘呈灰白色，视网膜血管呈静脉层流样的中空状态，散在片状黑色不规则暗影（黑箭）和少许小玻璃膜疣（白箭）

图点评：Retro-mode 在无 ICG 情况下可显示脉络膜血管结构。

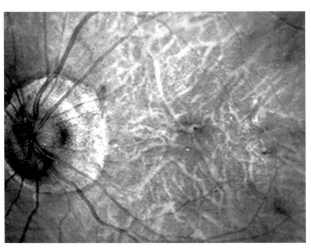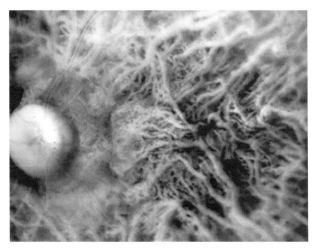

图 11-5　高度近视眼底 NIR 和 Retro-mode 图像

左图为 NIR 图像，可见视盘周围环形萎缩，后极部色素脱失明显，视网膜色素上皮及脉络膜毛细血管萎缩明显，可透见脉络膜大血管；右图为 Retro-mode 图像，黄斑区脉络膜血管清晰显影，视盘呈灰白色，视网膜血管呈静脉层流样的中空状态，散在片状黑色暗影

图点评：眼底色素越浅，Retro-mode 对脉络膜血管成像越清晰。

● Retro-mode 成像技术在眼底疾病中的应用

CSC

■ CSC 在 OCT 上有两大特征,视网膜神经上皮脱离和局灶的 RPE 异常,这两大特征在 Retro-mode 图像上均可清晰显示(图 11-6)。

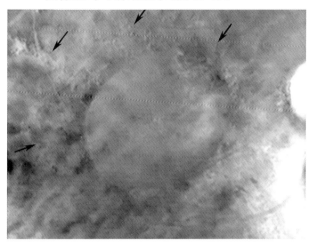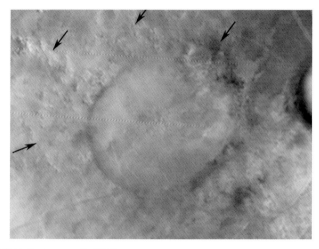

图 11-6　一例 CSC 患者的 Retro-mode 图像

Retro-mode 可以立体显示 RPE 异常区域(黑箭)及神经上皮脱离区轮廓。左图为采用右侧偏中心光圈获得的 Retro-mode 图像,可见 RPE 异常区域(黑箭)及神经上皮脱离区轮廓呈现出向上突出的立体感;右图为采用左侧偏中心光圈获得的 Retro-mode 图像,RPE 异常区域(黑箭)及神经上皮脱离区轮廓呈现出向下凹陷的立体感

　　图点评:Retro-mode 对 CSC 成像显示广泛的 RPE 异常区域。

玻 璃 膜 疣

■ 玻璃膜疣是一种随着年龄增加在眼底逐渐出现的黄白色沉积物,多位于 RPE 与 Bruch 膜之间,是年龄相关性黄斑变性的早期特征表现。Retro-mode 采用红外激光进行扫描,对玻璃膜疣等深层视网膜病灶的显示具有优势(图 11-7)。

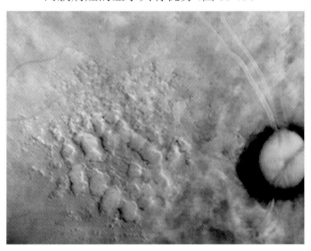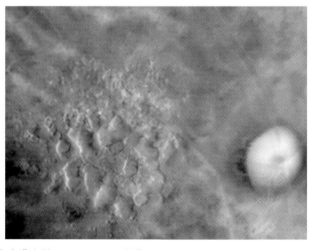

图 11-7　黄斑区软性融合性玻璃膜疣的 Retro-mode 图像

左图为采用右侧偏中心光圈获得的 Retro-mode 图像,清晰显示玻璃膜疣的大小、范围,呈现出向上突出的立体感;右图为采用左侧偏中心光圈获得的 Retro-mode 图像,呈现出向下凹陷的立体感

图点评：Retro-mode 对大的软性玻璃膜疣成像呈现出"铺路石"样形态。

PCV

■ PCV 是一种出血性脉络膜血管病变，是以视网膜下橘红色结节样病灶和视网膜下大出血为特征。ICGA 中显示的息肉状病灶和异常分支的脉络膜血管网仍是目前诊断 PCV 的金标准。研究发现，Retro-mode 能够清晰完整显示 PCV 的形态学特征（图 11-8、图 11-9），与 ICGA 具有相同的特异性。

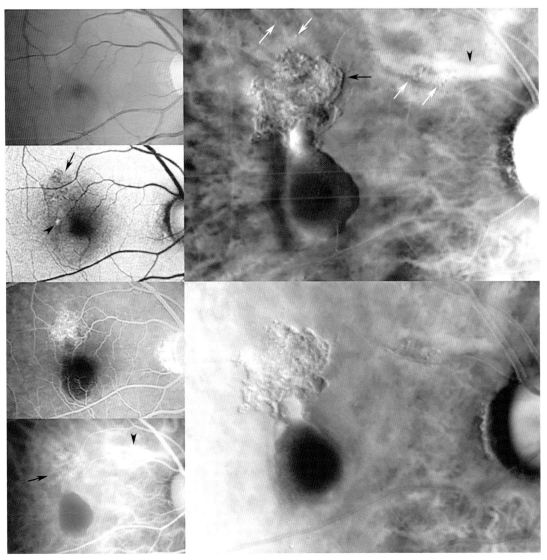

图 11-8　一例 PCV 患者的眼底彩照、BL-FAF、FFA、ICGA 和 Retro-mode 图像
左列从上到下依次为眼底彩照、BL-FAF、FFA 和 ICGA。眼底彩照可见黄斑区脱色素灶和视网膜下出血；BL-FAF 中对于脱色素灶呈现出颗粒状低自发荧光（箭），其内可见一点状高自发荧光（箭头）；FFA 显示隐匿性 CNV 和视网膜下出血遮蔽荧光；ICGA 显示黄斑区息肉状灶伴异常分支脉络膜血管网（箭）、类圆形 PED 和视盘颞上方扩张的脉络膜血管（箭头）。右列为 Retro-mode 图像，右列上图为采用右侧偏心光圈获得的 Retro-mode 图像，可见黄斑区清晰的息肉状灶伴异常分支的脉络膜血管网（黑箭）、出血性 RPE 脱离、视网膜玻璃膜疣（白箭）和扩张的脉络膜血管（黑箭头），并呈现出向上突出的立体感；右列下图为采用左侧偏心光圈获得的 Retro-mode 图像，上述所有 PCV 形态特征同样清晰可见，但是呈现出向下凹陷的立体感

图点评：Retro-mode 较眼底彩照、FAF、FFA 和 ICGA 能更清晰更全面地显示 PCV 的形态特征。

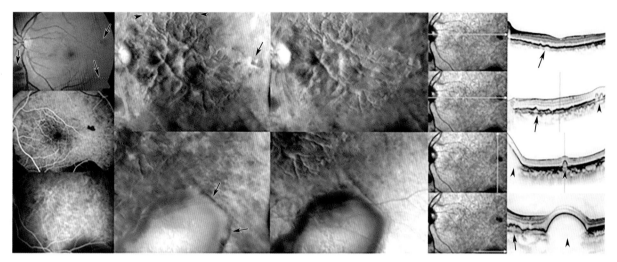

图 11-9　一例 PCV 患者的眼底彩照、FFA、ICGA、Retro-mode 和 OCT 图像

左列从上到下依次为眼底彩照、FFA 和 ICGA。眼底彩照可见数片视网膜下出血（箭）；FFA 显示黄斑区异常分支脉络膜血管网和视网膜下出血遮蔽荧光；ICGA 显示黄斑区息肉状灶伴异常分支脉络膜血管网。第二、三列为 Retro-mode 图像，第二列为采用右侧偏中心光圈获得的 Retro-mode 图像，可见清晰的息肉状灶伴异常分支的脉络膜血管网（箭头）和出血（箭），并呈现出向上突出的立体感。第三列为采用左侧偏中心光圈获得的 Retro-mode 图像，上述所有 PCV 形态特征同样清晰可见，但是呈现出向下凹陷的立体感。最右列为 OCT 图像。显示出线性 PED（箭头）和双轨征（箭）

图像点评：Retro-mode 与眼底彩照、FFA、ICGA 及 OCT 等影像模式在检测 PCV 形态特征上具有很好的一致性。

视网膜劈裂

■ 视网膜劈裂是指视网膜神经上皮层层间裂开，可分为获得性和先天性两类。眼底检查时由于特征不明显容易忽略，OCT 是一种敏感的检查方法。研究显示 Retro-mode 能够清晰显示视网膜劈裂的形态特征，特别是在黄斑区，呈现特征性的"烟花样"形态（图 11-10）。

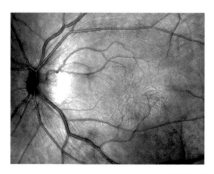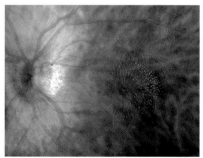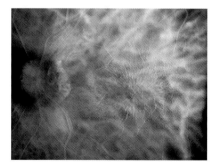

图 11-10　一例视网膜劈裂患者的 NIR 和 Retro-mode 图像

左图为 NIR 图像，可见黄斑区放射状皱褶样改变；中图为采用左侧偏中心光圈获得的 Retro-mode 图像；右图为采用右侧偏中心光圈获得的 Retro-mode 图像，两图均可见黄斑区清晰的"烟花样"特征性改变

图点评：视网膜劈裂在 Retro-mode 图像中呈特征性"烟花样"改变，具有诊断价值。

黄斑囊样水肿

■ 黄斑囊样水肿是继发于各种血管性疾病的一种呈囊腔样改变的细胞外水肿，引起视力损害。其囊腔样病变在 Retro-mode 中呈现为堆积的鹅卵石样改变（图 11-11）。

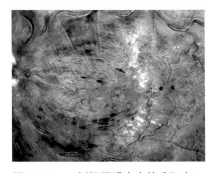 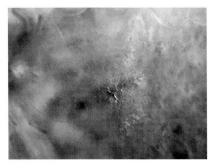 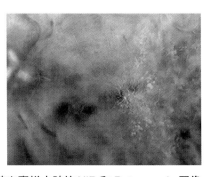

图 11-11　一例视网膜中央静脉阻塞（central retinal vein occlusion，CRVO）患者继发黄斑囊样水肿的 NIR 和 Retro-mode 图像
左图为 IR 图像，可见视网膜静脉迂曲扩张，后极部散在放射状点片状视网膜浅层出血和渗出，黄斑区未见囊样改变；中图为采用右侧偏中心光圈获得的 Retro-mode 图像，清晰显示黄斑区呈堆积的鹅卵石样改变，呈现出向上突出的立体感；右图为采用左侧偏中心光圈获得的 Retro-mode 图像，鹅卵石样改变呈现出向下凹陷的立体感

图点评：Retro-mode 对黄斑囊样水肿成像类似于 FFA 晚期的囊样形态，较 NIR 更好地显示黄斑囊样水肿的形态特征。

CNV

■ CNV 是各种原因导致的脉络膜血管异常新生，多发生于黄斑部，引起出血、渗出、水肿以及瘢痕等一系列病理改变，引起视力严重损害。FFA 和 ICGA 是主要的检查方法，可以显示病灶位置、大小、活动性等。但是 FFA 和 ICGA 均为有创检查手段，存在严重并发症的风险。探索无创的 CNV 成像模式一直是研究的重要方向。我们尝试将 Retro-mode 应用于 CNV 的检查中，发现 Retro-mode 能够显示 CNV 的基本形态（图 11-12），但是显示不清血管网结构，也不能判断其活动性。

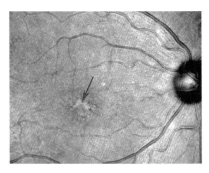 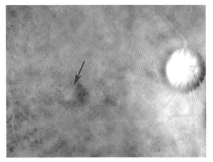 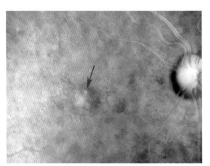

图 11-12　一例特发性 CNV 患者的 NIR 和 Retro-mode 图像
左图为 IR 图像，可见黄斑中心 CNV 伴边缘点状出血（红色箭头所示）；中图为采用右侧偏中心光圈获得的 Retro-mode 图像（红色箭头所示）；右图为采用左侧偏中心光圈获得的 Retro-mode 图像（红色箭头所示），两图均显示黄斑中心团状 CNV 基本形态

图点评：Retro-mode 对 CNV 成像类似于 ICGA 晚期 CNV 渗漏后的形态。

● Retro-mode 的局限性：

■ 虽然 Retro-mode 对病灶的检测具有很高的敏感性，但是多数缺乏特异性，需要结合眼底彩照、FFA、ICGA、OCT 及 OCTA 等进行综合判断。

■ 虽然 Retro-mode 图像具有立体感，但是仍属 En Face 图像，不能精确定位病变层次。

■ Retro-mode 图像属于静态图像，不能动态显示病灶渗漏情况，不能判断病灶的活动性，所以仍需要参考 FFA 和 ICGA 等检查来进行分析。

小　结

■ Retro-mode 成像技术是一种新型的无创性眼底成像模式，采用独特的偏中心光圈，收集单一方向来源的散射光，阻挡焦平面的直接反射光和其他方向来源的散射光，使病灶产生阴影，形成有立体感的图像。

■ Retro-mode 成像技术采用红外激光扫描，能够穿透深层视网膜、脉络膜组织，在无需 ICGA 情况下可显示脉络膜血管结构，对深层视网膜及脉络膜病灶的显示具有优势。

■ Retro-mode 成像技术已经应用于多种眼底疾病的检查中，对眼底病灶的检测具有很高的敏感性，但是多数缺乏特异性，需要结合眼底彩照、FFA、ICGA、OCT 及 OCTA 等进行综合判断。

（曾仁攀　文　峰）

参 考 文 献

1. ZENG R P，ZHANG X Z，SU Y，et al. The Noninvasive Retro-Mode Imaging Modality of Confocal Scanning Laser Ophthalmoscopy in Polypoidal Choroidal Vasculopathy：A Preliminary Application. PLoS ONE，2013，8（9）：e75711

2. ACTON J F，CUBBIDGE R P，KING H，et al. Drusen detection in retro-mode imaging by a scanning laser ophthalmoscope. Acta Ophthalmol，2011，89（5）：e404-e411

3. OHKOSHI K，TSUIKI E，KITAOKA T，et al. Visualization of Subthreshold Micropulse Diode Laser Photocoagulation by Scanning Laser Ophthalmoscopy in the Retro Mode. American Journal of Ophthalmology，2010，150（6）：856-862e2

4. PILOTTO E，SPORTIELLO P，ALEMANY-RUBIO E，et al. Confocal scanning laser ophthalmoscope in the retromode imaging modality in exudative age-related macular degeneration. Graefe's Archive of Clinical and Experimental Ophthalmology，2013，251（1）：27-34

5. Shin Y U，Lee B R. Retro-mode Imaging for Retinal Pigment Epithelium Alterations in Central Serous Chorioretinopathy. American Journal of Ophthalmology，2012，154（1）：155-163

6. YAMAMOTO M，MIZUKAMI S，TSUJIKAWA A，et al. Visualization of cystoid macular oedema using a scanning laser ophthalmoscope in the retro-mode. Clinical and Experimental Ophthalmology，2010，38（1）：27-36

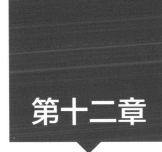

第十二章

眼底频域相干光断层扫描成像技术与解读

The Interpretation of Spectral Domain Optical Coherence Tomography

频域 OCT 技术

● 技术简介

OCT 是一种非侵入性、高分辨率的活体生物组织结构成像技术。其基本原理是将探测光束投射到被成像组织上，光束会被不同距离上的组织结构所反射，通过测量反射光的时间延迟、反射光或反向散射光的强度，将不同扫描位置（轴向及横向）上的测量信息转化为数字信号，通过计算机转化为二维或三维图像形式，从而成像出组织的各层显微结构。

OCT 系统的核心是迈克尔逊（Michelson）干涉仪，利用低相干干涉技术进行测量和成像。干涉仪将光源光束经分光器分为两束，一束为信号探测光，照射到眼球内部并反射得到后向散（反）射光（信号光）；另一束照射到参照镜上，反射后形成参照光。信号光和参照光两者叠加经光纤耦合器形成干涉信号，由光电探测器检测后产生信号，并传入计算机显示（图 12-1）。

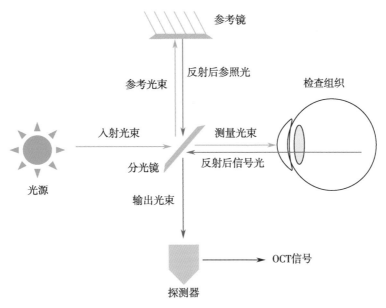

图 12-1 Michelson 干涉仪的工作原理

图点评：频域 OCT 的应用给 OCT 技术带来革命性突破，可提供更快的扫描速度、更高的图像分辨率，极大提升了临床医生对眼底疾病的认识，帮助早期诊断并指导治疗。

由于光源的相干长度很短,而组织内不同层次的信号光具有不同的相位延时,只有当参照光与信号光的脉冲经过相等光程时才会产生光学干涉现象,这使得参照光只能与组织的某一信号光发生干涉。因此,纵向匀速移动参照镜,使参照光分别与从眼内不同结构反射回来的信号光发生干涉,从而获得眼内不同结构的空间位置和干涉信息,即为时域 OCT 的扫描原理。

而在频域 OCT 中,参照镜固定不同,将同步获取参照光和所有从不同层面反射回的信号光,借助分光仪和线阵电荷耦合器,通过对所得混合光谱进行傅立叶变换,得到包含深度信息的轴向 A 扫描信号。相比时域 OCT,频域 OCT 可同步获取所有反射信号,获取图像速度快,眼动影响小,图像分辨率高,信噪比好,更利于三维成像。

● 正常视网膜 OCT 图像及图像解读

■ 视网膜及黄斑中心凹

正常视网膜组织病理学分为 10 层,OCT 被称为活体病理组织学,能清晰显示视网膜每层结构,并且由于分辨率的不断提升,对视网膜外层结构的分层也越来越精细,如图 12-2,我们发现视网膜各层在 OCT 图像上都有很好的对应。

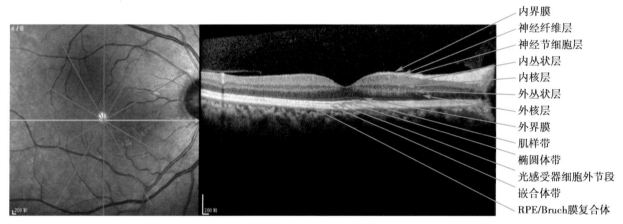

图 12-2　正常黄斑区 OCT 扫描图像

神经纤维层(nerve fiber layer, NFL):由神经节细胞轴突构成,呈高反射信号带;神经节细胞层(ganglion cell layer, GCL):由神经节细胞构成,含有一些神经胶质细胞、Müller 纤维和视网膜血管分支,呈中低反射信号;内丛状层(inner plexiform layer, IPL):主要由双极细胞轴突和神经节细胞树突形成,呈中反射信号带;内核层(inner nuclear layer, INL):主要由双极细胞构成,含有一些水平细胞,Müller 细胞等,呈低反射信号带;外丛状层(outer plexiform layer, OPL):主要由视锥、视杆细胞的轴突和双极细胞的树突吻合而成,呈中反射信号带;外核层(outer nuclear layer, ONL):由视锥、视杆细胞的胞核构成,呈低反射信号带;外界膜(ELM):为视细胞间、视细胞和 Müller 细胞间及 Müller 间的粘连小带,呈非常纤细的中反射信号带;肌样带:即光感受器内节段(inner segment, IS),是视锥细胞胞体的延续,为低反射信号带;椭圆体带:为光感受器内节段与外节段交界连接的部位,聚集大量线粒体,为明显的高反射信号带;光感受器细胞外节段(outer segment, OS):为排列整齐的外节盘膜,呈低反射信号带;嵌合体带:RPE 与外节犬牙交错结构,即视锥细胞外节部分嵌入色素上皮层;RPE/Bruch 膜复合体带:色素上皮基底膜和 Bruch 膜粘连在一起,正常情况下不能分辨,中心凹视网膜仅有一层外核层,缺少其余内层视网膜结构,而外核层在中心凹处最厚,仅含有视锥细胞而无视杆细胞

图点评:正常黄斑 OCT 的分层较组织病理学分层要多,主要由于 OCT 分辨率的提高对外层视网膜结构的辨识度增加所致,组织排列方向与 OCT 扫描方向的关系决定了高反射或低反射。

■ 视盘

正常视盘 OCT 可见视盘旁色素上皮和 Bruch 膜的起点,视盘表面缺少内界膜,向后到达筛板前,视神经和脉络膜及巩膜内壁之间,由神经胶质和纤维结缔组织所构成的边缘组织所分隔(图 12-3)。

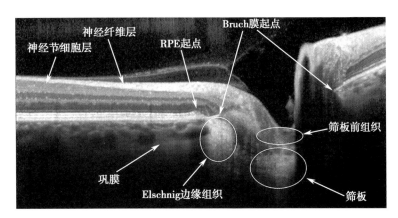

图 12-3　正常视盘 OCT 图像

图示可见各个解剖结构的清晰 OCT 影像,同时能够清晰显示前部筛板结构

图点评:通过视盘的 OCT 扫描,使视盘的各个解剖结构得以清晰地呈现,对青光眼及视神经疾病有很好的诊断意义和价值。

OCT 的异常改变

● 玻璃体黄斑交界面疾病

■ 玻璃体后脱离(图 12-4)

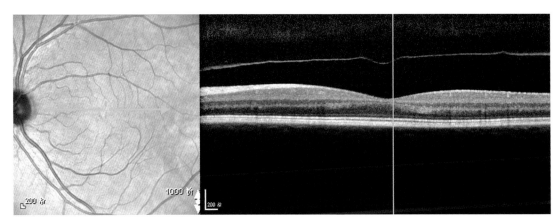

图 12-4　玻璃体后脱离的 OCT 影像

26 岁男性,左眼玻璃体后脱离,体检发现左眼 OCT 玻璃体后界膜与黄斑区分离,黄斑前玻璃体空腔改变,视网膜表面无玻璃体残留

图点评:由于 SD-OCT 可以清晰显示玻璃体与视网膜之间的关系,所以很容易判定玻璃体后界膜是否与视网膜内界膜脱离,玻璃体后脱离可分为部分后脱离和完全后脱离,通过 OCT 可以清楚评估患者后脱离的类型,比眼 B 超分辨率高,敏感性好。

■ 黄斑前膜（图 12-5、图 12-6）

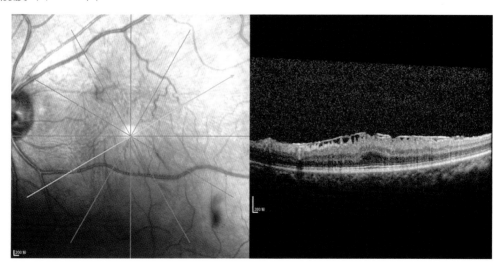

图 12-5　黄斑前膜的 NIR 和 OCT 影像学特征

患者女性，62 岁，左眼视力下降 2 年，视物变形 4 个月，NIR 眼底影像上可见明显的黄斑区皱褶样改变，对应的 OCT 可见左眼黄斑前有一条带样高反射，与视网膜呈点状粘连，视网膜增厚

图点评：OCT 对黄斑前膜有确诊的价值，不仅可以显示黄斑前膜的形态、大小，并且对前膜和视网膜之间的关系也有很好的显示。

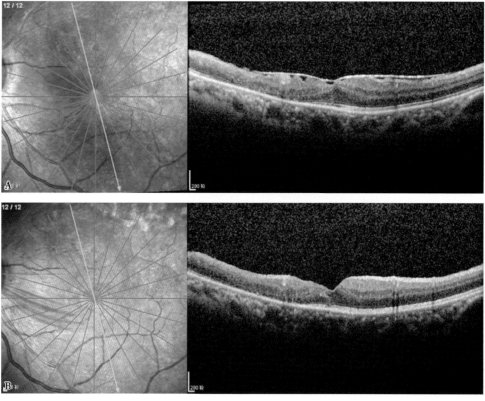

图 12-6　黄斑前膜术前和术后的影像学特征

患者女性，57 岁，左眼视力下降伴视物变形 6 个月。A. OCT 影像显示左眼视网膜表面可见线状高反射信号，牵拉黄斑中心凹增厚，失去正常形态，诊断左眼黄斑前膜；B. 左眼黄斑前膜剥除术后 1 周复查 OCT 示黄斑前膜完全剥除，中心凹形态结构有所恢复

图点评：黄斑前膜的 OCT 图像可以帮助临床医生更好地判定前膜的范围、厚度以及前膜与视网膜粘连的关系，可以为手术起瓣的部位提供参考。OCT 可以随访前膜手术前后的对比，从而判定手术疗效。

■ 黄斑裂孔

OCT 为诊断黄斑裂孔的金标准。一旦 OCT 诊断，一般不需要再进行 FFA 的检查。黄斑裂孔可分为板层裂孔、全层裂孔以及假性黄斑裂孔（图 12-7、图 12-8）。

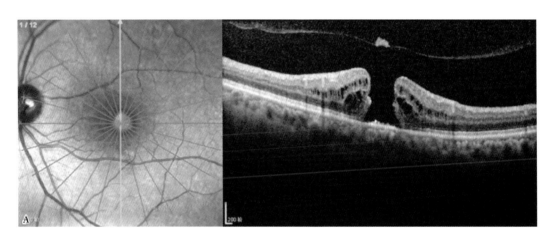

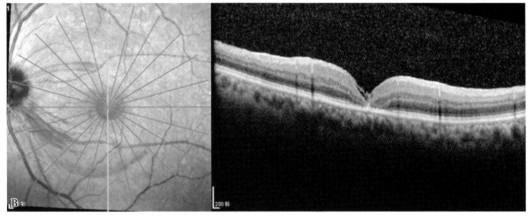

图 12-7　黄斑裂孔术前和术后的影像学特征

患者男性，71 岁。A. OCT 影像显示左眼黄斑全层裂孔，裂孔边缘视网膜向上翘起，呈囊样水肿、玻璃体后脱离，可见玻璃体后界膜及裂孔孔盖；B. 黄斑裂孔修复术后 2 周复查 OCT 示裂孔封闭，黄斑中心凹形态基本恢复

图点评：OCT 可以清晰显示黄斑裂孔的大小、裂孔断端的改变及判定有无合并黄斑视网膜脱离，并且能直观地评估术后的效果。

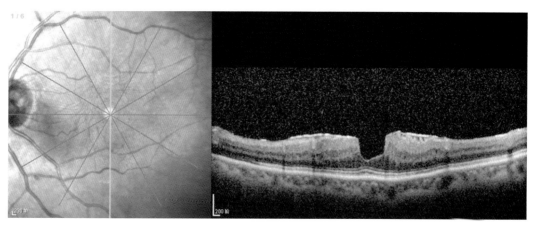

图 12-8 黄斑假孔的影像学特征

患者男性，88 岁，OCT 影像显示视网膜表面可见线状高反射信号，牵拉视网膜皱褶，黄斑中心凹失去正常形态，但视网膜组织连续无缺损

图点评：黄斑假孔的眼底检查可表现为典型的黄斑裂孔改变，OCT 则可清楚分辨是否为假孔，避免误诊。

■ 玻璃体黄斑牵引综合征(vitreous macular traction syndrome，VMT)

VMT 多见于老年女性，年龄、性别及屈光状态均可影响其发病。发病机制为玻璃体对黄斑的持续牵引导致的一系列改变。OCT 的出现为 VMT 的诊断及分期提供一个有效的工具，OCT 可以清晰显示玻璃体黄斑牵引的形态、玻璃体对黄斑黏附的范围并可指导手术(图 12-9)。

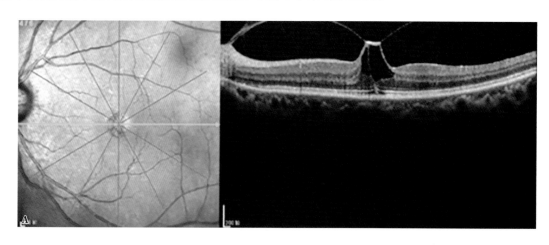

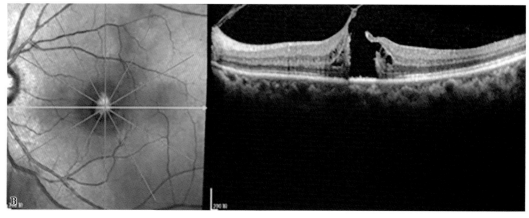

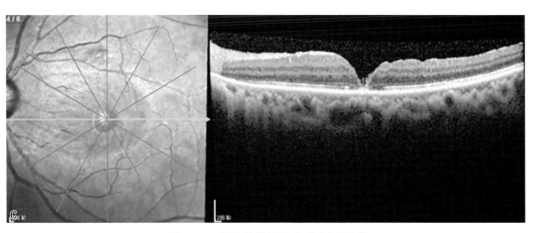

图 12-9　VMT 的进展及术后 OCT 图像

患者女性，69 岁，A. OCT 显示左眼玻璃体不完全后脱离，玻璃体粘连牵引黄斑，导致中心凹失去正常形态，黄斑抬高，囊样改变；B. 2 个月后复查 OCT 示左眼黄斑区玻璃体持续牵引发生黄斑裂孔，但玻璃体仍未完全脱离；C. 予以左眼 PPV 术后 2 周复查 OCT 示黄斑裂孔封闭，黄斑中心凹形态基本恢复

图点评：OCT 对 VMT 有确诊价值，可清晰显示玻璃体对黄斑牵引的程度及其进展，从而决定手术时机，评估术后黄斑区解剖结构的恢复，并可预测患者的视功能预后。

● 黄斑病变

■ CSC

由于 OCT 和其他影像学手段的不断进展，目前认为 CSC 发病机制并不单纯为一种 RPE 病变，本质应该为脉络膜血管性病变导致的 RPE 屏障功能受损引起的一系列表现。OCT 可显示 RPE 受损的部位及渗漏点的位置，并可定量测量神经上皮脱离范围和高度，评估病情发生发展过程及治疗疗效。CSC 可分为急性和慢性迁延性两类（图 12-10～图 12-12）。

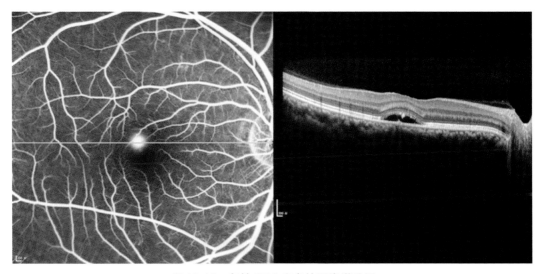

图 12-10　急性 CSC 患者的影像学特征

患者男性，35 岁，右眼视物变小 1 周。FFA 上可见黄斑上方有一渗漏点，OCT 显示黄斑区神经上皮脱离，并可见与渗漏点对应的色素上皮呈波浪样外观

　　图点评：OCT 可显示 CSC 患者的 RPE 异常，一般在对应 FFA 渗漏点的 OCT 图像上能捕捉到 RPE 的小脱离或者双层征等异常改变。

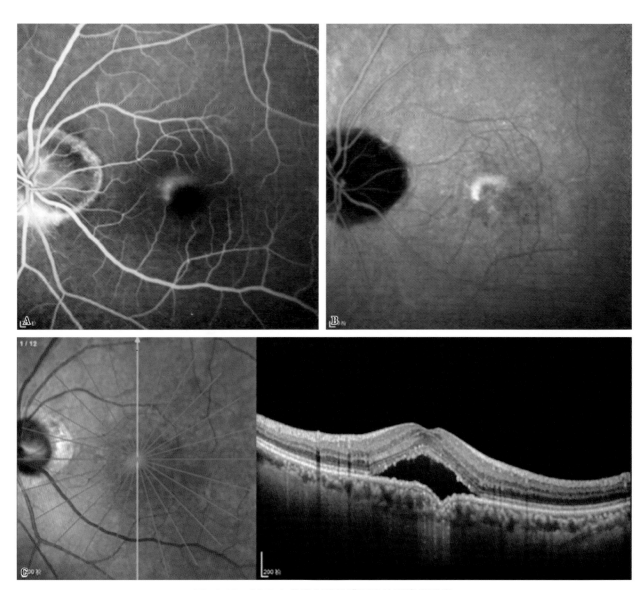

图 12-11　CSC 患者伴有脉络膜凹陷的影像学特征

患者男性，43 岁。左眼视力下降 3 周。A. FFA 造影示左眼中心凹鼻侧有一渗漏点，呈炊烟样渗漏；B. ICGA 上示对应 FFA 渗漏点处也有荧光素渗漏，呈弧形强荧光；C. OCT 影像显示后极部视网膜神经上皮层浆液性脱离，脱离处视细胞外节膜盘反射增强，合并脉络膜凹陷

　　图点评：OCT 不仅可显示 CSC 患者神经上皮脱离及色素上皮脱离的情况，明确脉络膜血管的扩张及脉络膜增厚的程度，还可显示眼底照相及造影上无法确定的脉络膜凹陷。

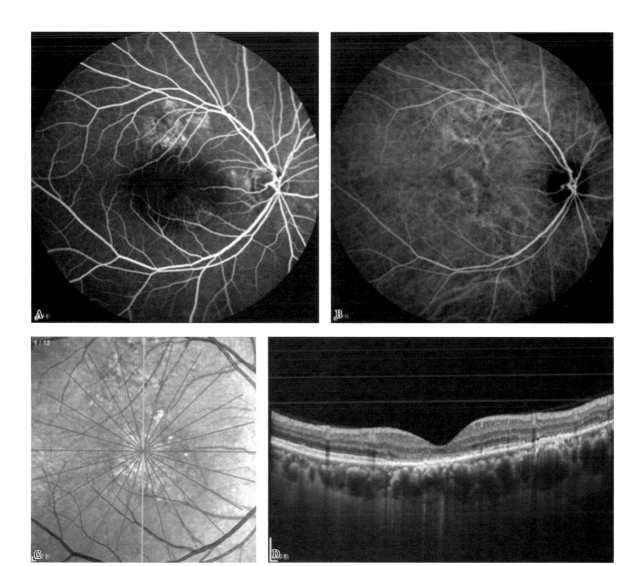

图 12-12　陈旧性 CSC 患者的影像学特征

患者男性，42 岁，右眼反复视物模糊 6 年余。A. FFA 示右眼黄斑上方见不规则形态透见荧光；B. ICGA 上黄斑区见粗大脉络膜血管；C. 右眼 NIR 影像显示陈旧性黄斑区色素上皮损害；D. 对应 OCT 扫描显示外层视网膜结构紊乱，外核层、外界膜、椭圆体带等结构紊乱或消失

图点评：OCT 可解释某些眼底基本正常患者视力不佳的问题，通过对外层结构的清晰显示，我们可以判定光感受器细胞层和外界膜的完整性及结构改变，从而评估患者的视功能。

■ AMD

AMD 分为干性和湿性两型，干性 AMD 的特征改变是黄斑区出现玻璃膜疣和 RPE 改变，湿性 AMD 的特征性改变是 CNV 的形成。

干性 AMD：玻璃膜疣可分为硬性和软性，目前影像学技术的发展又发现有假性网状玻璃膜疣（reticular pseudodrusen）的存在（图 12-13～图 12-15）。

湿性 AMD：CNV 目前根据与 RPE 的位置关系可以分为 I 型、Ⅱ 型和 Ⅲ 型（图 12-16～图 12-22）。I 型 CNV 位于 RPE 之下；Ⅱ 型 CNV 突破 RPE 层，生长至神经上皮层下；Ⅲ 型 CNV 为源于神经上皮层的新生血管，即视网膜血管瘤样增生。

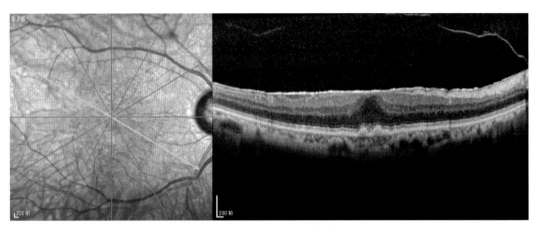

图 12-13　干性 AMD 的影像学特征

患者男性，84 岁，OCT 影像显示右眼 RPE 下中高反射信号的局限性隆起，呈驼峰样，RPE 连续性存在，视网膜表面可见线状高反射信号，牵拉黄斑中心凹增厚，失去正常形态；玻璃体完整性后脱离，玻璃体腔内可见玻璃体后界膜

图点评：OCT 对玻璃膜疣的显示较其他眼底影像要更为直观，能辨别玻璃膜疣所在的视网膜层次，并可定量测量大小，另外可显示黄斑区其他异常结构的存在。

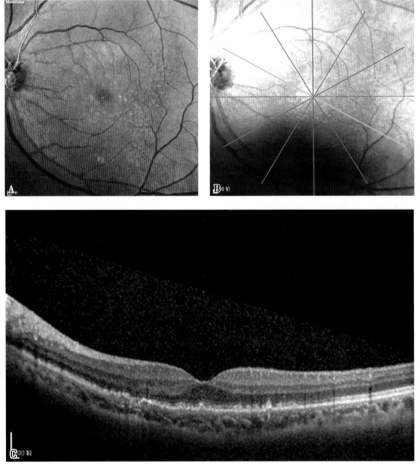

图 12-14　假性网状玻璃膜疣的影像学特征

患者女性，67 岁，A. 炫彩成像可见左眼黄斑颞侧多数淡黄绿色交织的网状图案；B. 近红外图像上呈网状低反射病变；C. OCT 示视网膜 RPE 层与椭圆体带之间多数中高反射沉积物，未突破椭圆体带和已突破椭圆体带的沉积物共存

图点评：OCT 可显示假性网状玻璃膜疣与我们常见的玻璃膜疣所在的层次不同，其位于 RPE 上，突向视网膜内层，小而尖排列。炫彩成像也对假性网状玻璃膜疣有特征性成像表现。

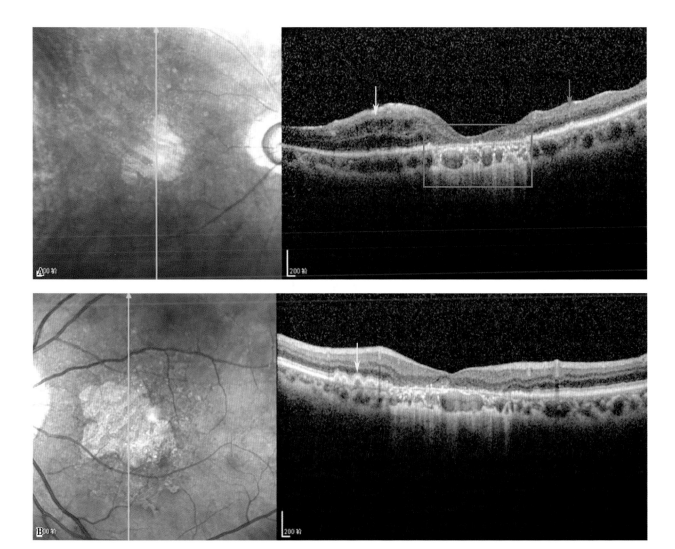

图 12-15 干性 AMD（地图样萎缩）的影像学特征

患者女性，81 岁，A. 右眼 OCT 示视网膜黄斑区色素上皮层完全萎缩，透见下方脉络膜反射增强（橘色方框），视网膜层间囊样水肿（黄色箭头），视网膜变薄、结构紊乱（蓝色箭头）；B. 近红外图像显示左眼黄斑区片状高反射地图样萎缩病灶，OCT 影像显示左眼视网膜黄斑区色素上皮层及外层视网膜完全萎缩，透见下方脉络膜反射增强，黄斑萎缩区下方视网膜 RPE 层可见数个大小不等驼峰样的色素上皮脱离（黄色箭头），其下方呈中等反射信号，在 RPE 脱离处可见极细的 Bruch 膜反射条带，为玻璃膜疣改变

图点评：地图样萎缩的患者可见萎缩区域的脉络膜毛细血管层、色素上皮、椭圆体带及外核层等反射光带部分或全部消失，伴有视网膜的变薄，通过 OCT 可清晰显示出萎缩的范围和边界。

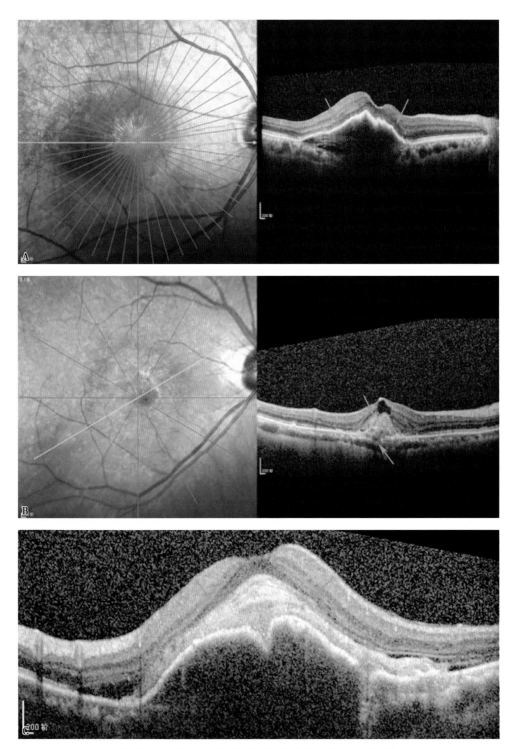

图 12-16 湿性 AMD 患者不同类型 CNV 的 OCT 图像

A. 湿性 AMD 患者 I 型 CNV 的 OCT 图像：患者女性，67 岁，OCT 影像显示右眼色素上皮呈波浪状不规则隆起（橘色箭头示），色素上皮脱离，RPE 反光带尚完整，病变位于 RPE 下；B. 湿性 AMD 患者 II 型 CNV 的 OCT 图像：患者女性，71 岁，OCT 影像显示右眼色素上皮层增厚隆起，断裂，CNV 呈中高反射信号，突破 RPE 层生长到神经上皮层下（橘色箭头示），可见网膜层间积液；C. 湿性 AMD 患者混合型 CNV 的 OCT 图像：患者男性，69 岁，OCT 影像显示色素上皮波浪状不规则增厚、隆起，RPE 层连续性破坏，RPE 上方可见致密高反射机化瘢痕信号（橘色箭头示），病灶两侧均可见网膜下积液（蓝色箭头示）

图点评：OCT 可以通过 RPE 的完整性及 CNV 病灶的特征来判定 CNV 的分型。

RAP 属于Ⅲ型 CNV，新生血管源自视网膜，并向脉络膜方向生长。分为 3 期：第Ⅰ期为视网膜内新生血管期，见于早期病例，深层毛细血管丛中新生血管增生，可形成视网膜血管间吻合（retina-retina anastomoses，RRA）；第Ⅱ期视网膜下新生血管期，视网膜内新生血管垂直双向生长，向内生长至视网膜表面，向外生长至视网膜下，使网膜内水肿加重，可引起局限性视网膜脱离和（或）浆液性色素上皮脱离；第Ⅲ期脉络膜新生血管期，此期新生血管长至色素上皮下，与脉络膜血管相吻合（retina-choroid anastomoses，RCA）（图 12-20）。

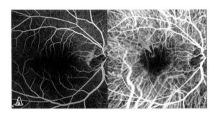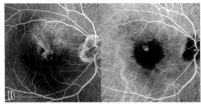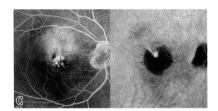

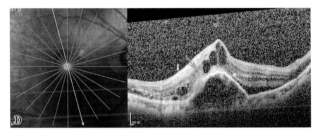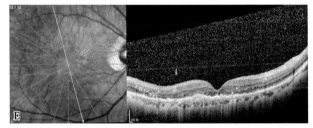

图 12-17　RAP 患者抗 VEGF 治疗前后的影像学表现

患者女性，83 岁，A. 右眼联合造影可见 ICGA 早期黄斑区有一大片遮蔽荧光改变，其上有团块样强荧光灶（橘色箭头示），与上方视网膜血管相吻合形成 RRA，与下方脉络膜血管相吻合形成 RCA；B. 晚期 FFA 上有明显荧光素渗漏，黄斑囊样水肿（橘色箭头示），对应 ICGA 上可见一圆形瘤样强荧光点，周围呈色素上皮脱离所致的遮蔽荧光改变；C. 晚期 ICGA 上病灶有荧光增强（橘色箭头示）；D. OCT 经过病灶扫描线可见视网膜层间一中高反射病灶（橘色箭头示）双向生长，RPE 脱离，伴有网膜层间水肿和网膜下积液；E. 予以抗 VEGF 治疗后复查，病灶完全消失，视网膜水肿吸收，仅存 RPE 双层征改变

图点评：RAP 为Ⅲ型 CNV，很容易误诊为湿性 AMD 的Ⅰ型或Ⅱ型 CNV，当 RAP 进入第Ⅲ期和脉络膜新生血管相吻合后，则不易分清新生血管的来源，较难与湿性 AMD 的Ⅱ型 CNV 相鉴别。因此 RAP 在Ⅰ、Ⅱ期时，OCT 对其有辅助诊断的价值，通过分析 OCT 的图像，我们可以看出该患者 RPE 完整，病变主要位于网膜层间有一高反射改变，伴有黄斑区网膜下积液和层间积液，所以诊断该患者为 RAP Ⅱb 期。

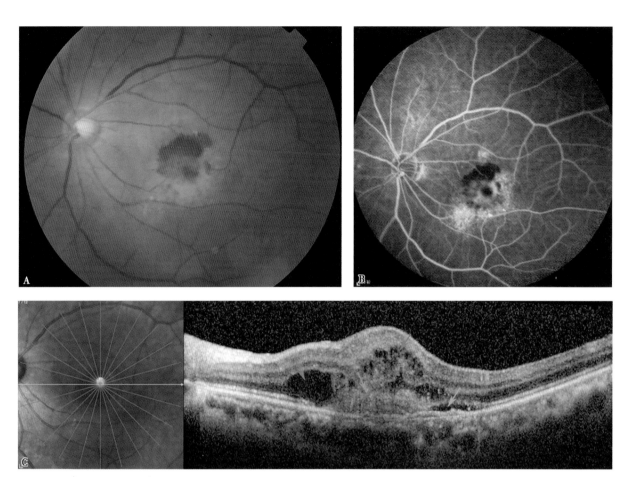

图 12-18 活动性 CNV 的影像学特征

患者男性，68 岁，A. 左眼底彩照示后极部视网膜水肿，大片出血；B. FFA 显示黄斑区强荧光病灶及周围出血遮蔽荧光；C. OCT 影像显示视网膜下灰色中高反射隆起病灶（弱于 RPE 和脉络膜）（橘色箭头示），病灶边缘不清，病灶周围见视网膜层间囊样水肿（蓝色箭头示）及视网膜下积液（绿色箭头示）

图点评：在抗 VEGF 的时代，如何评定患者需要再次抗 VEGF 治疗非常重要，只有活动性 CNV 病变才需要再次行抗 VEGF 治疗。对于活动性 CNV 的判定，除了 FFA 外，OCT 也有一定临床价值。如本例患者，OCT 上的病灶边界不清，视网膜下积液及视网膜内积液都提示了患者的 CNV 仍处于活动期，需要进行抗 VEGF 治疗。

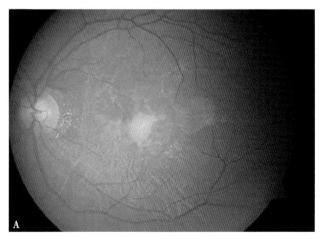
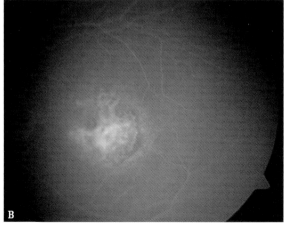

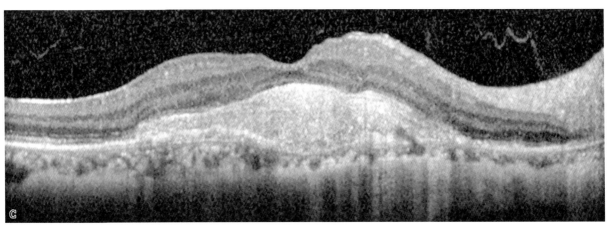

图 12-19 瘢痕期 CNV 影像学特征

患者男性，79 岁，A. 左眼底彩照显示黄斑区视网膜下黄白色机化瘢痕及萎缩灶；B. FFA 显示造影晚期有荧光素着染；C. OCT 影像显示一边界清晰的高反射圆顶形隆起病灶（橘色箭头示），反射强度同 RPE 反光带，病灶中间有白色点状反光，提示 CNV 病灶内纤维化，未见网膜层间液体及网膜下积液，病灶下方外层视网膜均萎缩

图点评：FFA 上 CNV 病灶渗漏有时和瘢痕染色难以区分，判定部分 CNV 活动性较为困难，利用 OCT 对病灶反射强度变化进行分析，可以明确病灶纤维化的程度，有无液体存在，从而避免对患者进行过度的抗 VEGF 治疗。

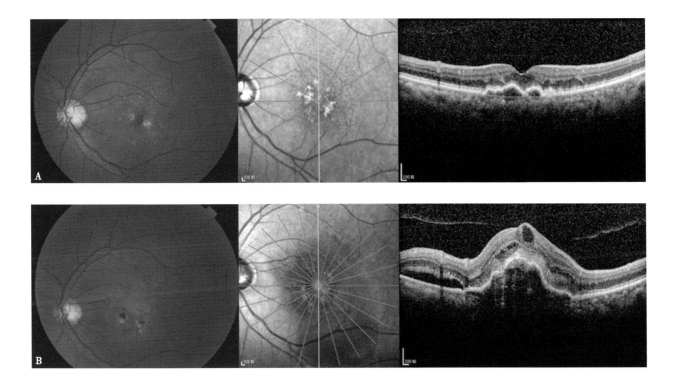

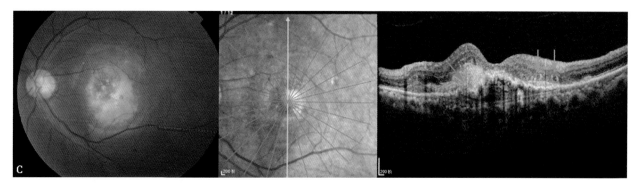

图 12-20 患者从干性 AMD 发展到湿性 AMD 的自然病程影像学特征

患者女性, 74 岁, A. 左眼底彩照示黄斑区团块样黄白色病灶, 后极部见多数黄白色点状病灶; 近红外光扫描示中心凹数团高反射病灶(与眼底彩照中心凹黄白色病灶相对应), 黄斑区可见多数白色点状低反射病灶; OCT 示中心凹下方 RPE 局限性隆起, 有融合, 下方呈中低反射, 为玻璃膜疣改变(橘色箭头示), 中心凹上方视网膜 RPE 与椭圆体带之间可见多个沉积物, 尚未突破椭圆体带, 为假性网状玻璃膜疣改变(绿色箭头示); B. 2 年后患者突发左眼视力下降, 眼底彩照示黄斑区见团块样黄白色病灶及小片状出血; OCT 示左眼 RPE 不规则隆起脱离, RPE 层反射带连续性破坏, 提示 CNV 穿破 RPE 层, 伴有出血、视网膜神经上皮脱离及网膜层间积液, 患者未接受及时治疗; C. 2 年后复查眼底彩照示左眼黄斑区大片黄白色陈旧性瘢痕形成, OCT 示多层 RPE 脱离, 部分 RPE 断裂(蓝色箭头示), RPE 隆起上方可见致密均一的高反射组织, 视网膜外核层可见椭圆形低反射空腔样结构 ORT(橘色箭头示), 其内有高反射的点状样物质, 周围有境界清晰的高反射边界

图点评: OCT 可以清楚显示出 AMD 的发展历程, 从干性到湿性再到瘢痕期, 通过 OCT 上的影像学特征性改变, 可判定患者的治疗时机及预后。

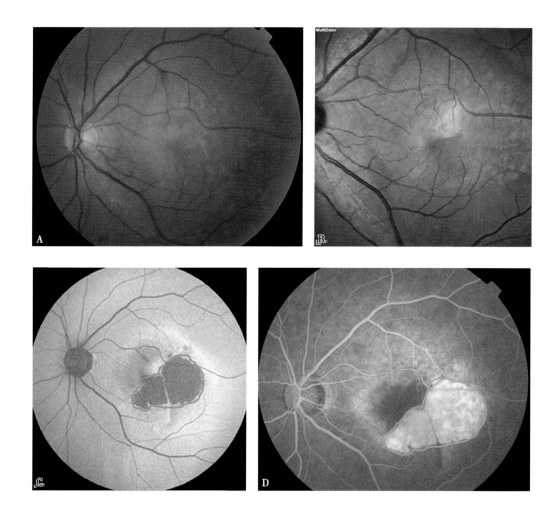

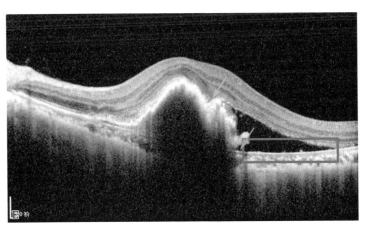

图 12-21　RPE 撕裂的影像学特征

患者女性，71 岁，A. 左眼底彩照示黄斑区黄白色病灶；B. 炫彩照相示左眼后极部片状色素脱失；C. 蓝光自发荧光示后极部境界清晰的弱荧光区（橘色区域示）与自发荧光信号增强区域（蓝色箭头示）；D. FFA 示后极部对应蓝光自发荧光上弱荧光区域呈境界清晰的瘢痕染色（橘色区域示）；E. OCT 示 RPE 脱离皱缩（绿色箭头示），其边缘处可见 RPE 撕裂（橘色箭头示），中心凹颞侧为 RPE 裸区（蓝色方框示），其上视网膜神经上皮层浆液性脱离

图点评：RPE 撕裂的 OCT 具有特征性改变，能清晰显示 RPE 撕裂的断端及 RPE 缺失的范围。

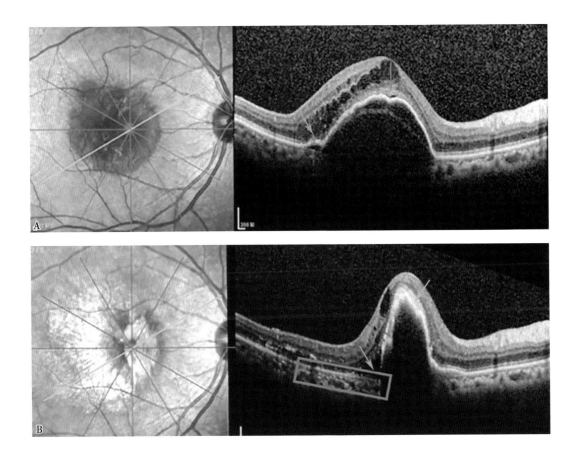

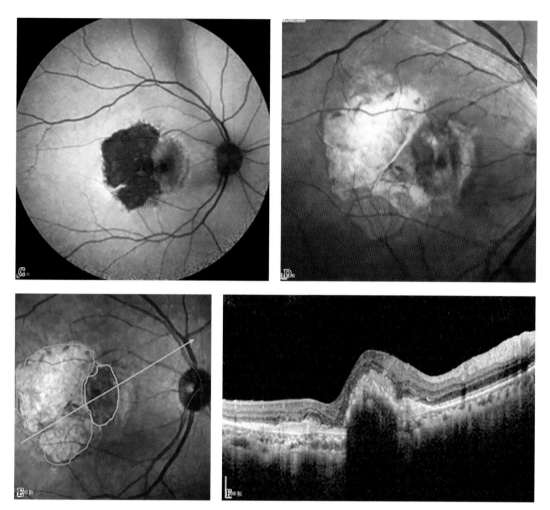

图 12-22 湿性 AMD 患者抗 VEGF 后 RPE 撕裂的影像学特征

患者女性，74 岁，A. OCT 示右眼 RPE 脱离，脱离边缘处呈波浪状（橘色箭头示），RPE 上存在小切迹（蓝色箭头示），网膜层间囊样水肿；B. 抗 VEGF 治疗后右眼 RPE 在色素上皮脱离边缘处撕裂（橘色箭头示），RPE 卷缩呈高反射信号（绿色箭头示）及 RPE 裸区（蓝色方框示）；C. 蓝光自发荧光示 RPE 撕裂后瘢痕修复，后极部见边界清晰的弱荧光区；D. 炫彩成像见对应蓝光自发荧光弱荧光区呈瘢痕改变；E. RPE 撕裂 1 年后，近红外光扫描上高反射区域为撕裂后 RPE 裸区（橘色区域示），旁边低反射区域为撕裂后卷曲的 RPE 及瘢痕（蓝色区域示），绿箭示 OCT 扫描方向；F. OCT 示 RPE 撕裂 1 年后裸区为瘢痕修复（橘色箭头示），卷曲 RPE（绿色箭头示）和瘢痕均呈高反射

图点评：RPE 撕裂目前作为抗 VEGF 治疗的并发症，已经被众多眼科医生所关注，有发生 RPE 撕裂风险的湿性 AMD 患者在 OCT 上可表现为典型的图像特征，大的 PED 及 RPE 的改变（包括 RPE 变薄，波浪样 RPE，RPE 小切迹或小缺失）提示患者发生 RPE 撕裂的风险，对于有此类特征的患者，抗 VEGF 治疗需要谨慎及密切观察和随访。

■ PCV

　　被认为是一种特殊类型的新生血管病变，其病变位于脉络膜，呈息肉样。既往多被误诊为年龄相关性黄斑病变。眼底黄斑区可见橘红色息肉样隆起病灶，伴浆液性和（或）出血性视网膜和（或）色素上皮脱离。ICGA 检查可见特征性息肉样病灶，脉络膜异常血管网（图 12-23～图 12-25）。

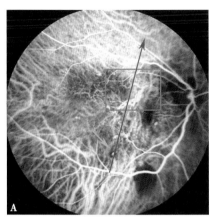
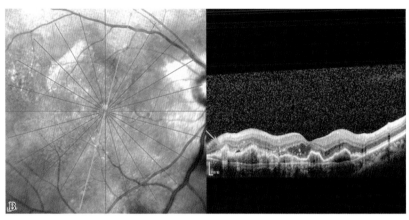

图 12-23　PCV 患者的 OCT 影像学特征

患者男性,67 岁,A. ICGA 早期示右眼黄斑鼻侧有异常脉络膜血管网(BVN,橘色方框示)及息肉样强荧光病灶(绿色箭头所示),红色箭头为 B 图 OCT 中扫描线经过位置;B. OCT 扫描显示 BVN 典型"双层征",RPE 呈陡峭样、穹窿样隆起的息肉样病灶(绿色箭头),顶部较尖,RPE 高反射,下方为中等反射,网膜层间有积液

　　图点评:ICGA 是诊断 PCV 的"金标准",但 OCT 对息肉(polyps)和 BVN 亦有辅助诊断价值,典型的改变是 polyps 在 OCT 上可呈"RPE 拇指样凸起",BVN 在 OCT 上为"双层征"改变,内层为扁平或波浪状隆起的 RPE 构成高反射带,外层为薄而直的 Bruch 膜高反射带,中间为均质性或异质性的中等或低反射。

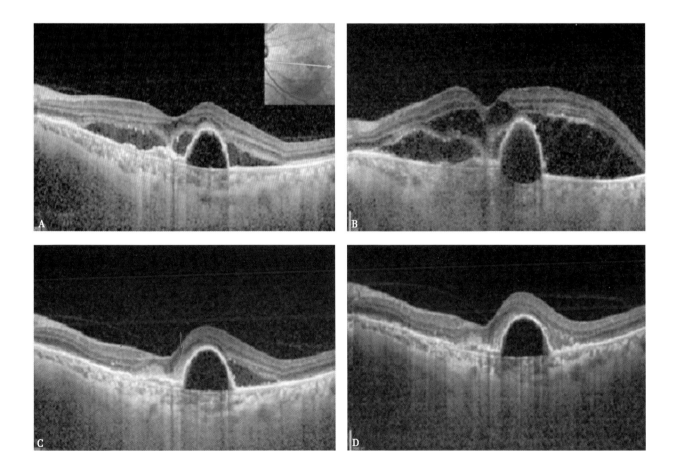

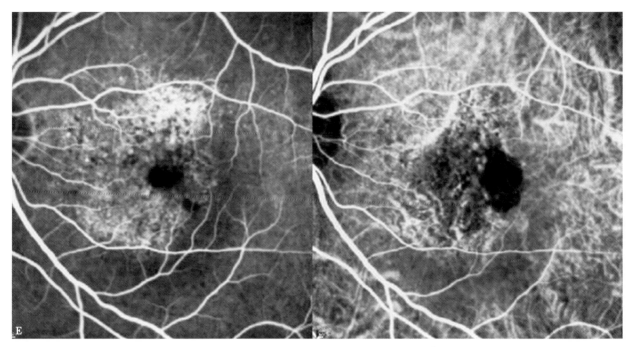

图 12-24 PCV 伴随 ORT 患眼的 SD-OCT 成像

A. 治疗前，SD-OCT 图像可见左眼黄斑部浆液性脱离，RPE 脱离及双层征改变（插图为 A～D 图中 OCT 扫描方向）；B. PDT 治疗后 3 天，SD-OCT 提示黄斑下渗出增加，RPE 脱离范围变大；C. 1 次 PDT 术后 1 个月，OCT 图像可见之前黄斑下液体部分吸收，RPE 脱离区旁出现 ORT 结构（红色箭头所示），典型 ORT 腔内常包括多种高反射物质，此外，内核层、外丛状层和外核层向下牵拉，在 ORT 旁形成"突触样"结构；D. 玻璃体腔内抗 VEGF 注射后 4 个月，ORT 结构消失；E. 基线时 FFA 联合 ICGA 检查可见视网膜黄斑区斑驳样染料渗漏、脉络膜异常血管网、息肉病灶和椭圆形荧光遮蔽区域（本病例由中国医科大学附属第一医院眼科华瑞副教授提供）

　　图点评：既往国外学者认为 ORT 结构常发生在眼底萎缩性病变和湿性 AMD 上，本病例为首个国人 PCV 伴随 ORT 的影像学特征分析。此外，我们在国际上首次提出了 ORT 发展过程中内核层、外丛状层和外核层同时向下牵拉，形成"突触样"结构，分割 ORT。因此，ORT 不仅影响视网膜外层，内层视网膜同样参与其中，这是对 ORT 影响视力预后机制认识的有力补充。

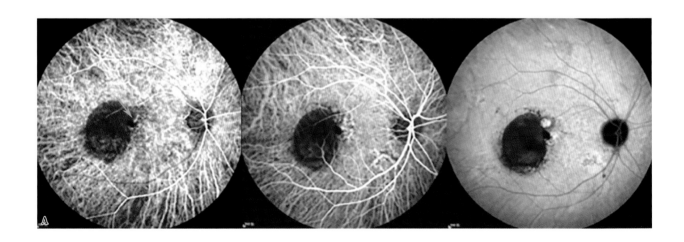

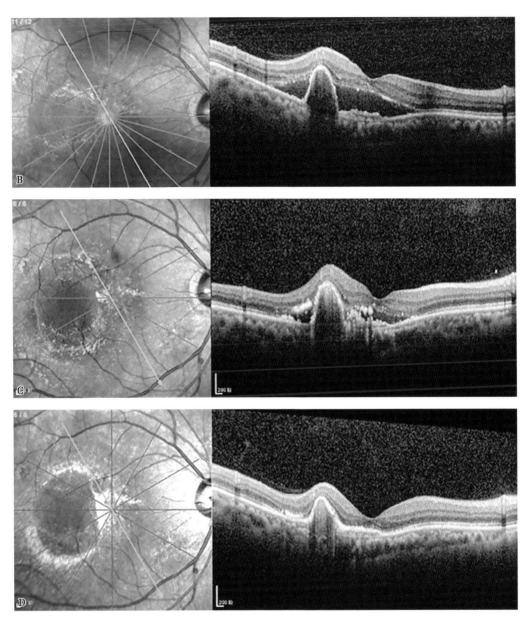

图 12-25　PCV 患者抗 VEGF 治疗后的影像学特征

患者男性，64 岁，A. ICGA 检查示早期右眼黄斑鼻侧可见息肉病灶呈强荧光（左，橘黄色箭头示），黄斑区呈遮蔽荧光，黄斑区可见粗大的 BVN（中，绿色箭头示），中期息肉样病灶呈强荧光改变（右）；B. OCT 经过息肉病灶扫描示 RPE 呈陡峭样穿窿样隆起，顶部较尖，RPE 高反射，下方为中低反射，息肉病灶旁神经上皮脱离，网膜下积液，可见 RPE"双层征"表现；C. 患者经过 1 次抗 VEGF 治疗后，视网膜下积液部分吸收，网膜下出现多个点状高反射渗出病灶；D. 继续抗 VEGF 治疗后，息肉病灶逐渐缩小，网膜下液完全吸收

图点评：通过 OCT 的随访成像模式，临床医生可以快速判定患者对抗 VEGF 治疗的效果，并可决定患者是否有再次治疗的指征，同时提示抗 VEGF 对息肉样病灶的消退是比较困难的。

■ 先天性黄斑劈裂

先天性视网膜劈裂症是 X 性染色体隐性遗传病，是视网膜神经上皮层层间的分离。劈裂症发生于黄斑部者称黄斑部视网膜劈裂，导致黄斑异常。其特征性的改变是中心凹周围囊样隆起，或细小轮辐状外观，以中心凹为中心发展成放射状囊样皱褶，逐渐相互融合成炸面圈状的视网膜内层劈裂（图 12-26）。

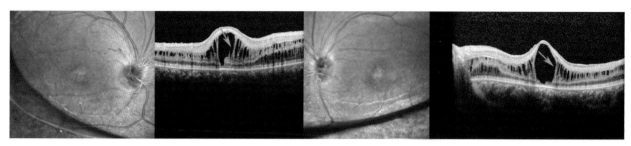

图 12-26 先天性黄斑劈裂的 OCT 影像

患者男性,8 岁。双眼 OCT 可见黄斑区神经上皮层间出现桥样连接(橘色箭头示),中心凹为囊样隆起

图点评:黄斑劈裂的 OCT 表现非常典型,为神经上皮层间出现分离后形成的桥样连接,与黄斑囊样水肿的 OCT 表现完全不同,囊样水肿为黄斑区出现囊腔样改变,而非桥样连接。

■ 病理性近视性黄斑病变

病理性近视黄斑病变目前根据国际分期可分为无病变、豹纹状眼底、弥漫性脉络膜视网膜萎缩、斑片状萎缩及黄斑部萎缩,另外还有"Plus"病变,包括漆纹样裂纹、CNV 及 Fuchs 斑(图 12-27～图 12-30)。

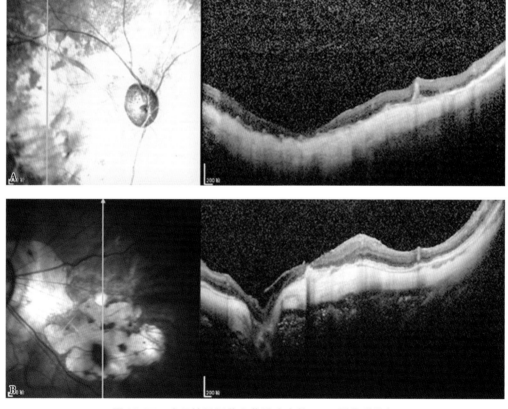

图 12-27 病理性近视黄斑萎缩病变的 OCT 影像学特征

患者男性,双眼底高度近视,A. 右眼底近红外影像显示后极部大片萎缩灶,经萎缩区 OCT 示视网膜全层、脉络膜均萎缩变薄,中心凹形态消失,下方巩膜反射增强;B. 左眼底近红外影像显示视盘与黄斑区下方萎缩灶,经萎缩区 OCT 示视网膜全层、脉络膜均萎缩变薄

图点评:脉络膜视网膜不同层次的萎缩可以通过 OCT 清晰显示,视网膜及脉络膜全层萎缩,萎缩未累及黄斑中心凹处时患者视力可能未受影响,但一旦累及黄斑,视力迅速下降。

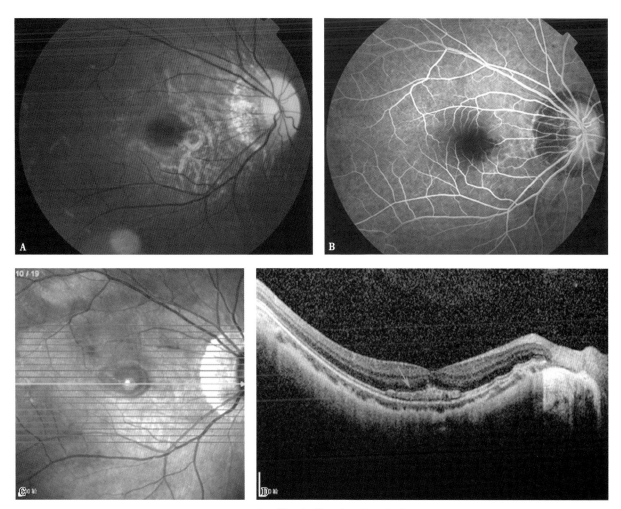

图 12-28 病理性近视黄斑出血的影像学特征

患者女性，24 岁，双眼近视 -9.00D，右眼视物遮挡感 1 周，A. 右眼底彩照示高度近视眼底改变，黄斑出血；B. FFA 可见黄斑区出血遮蔽荧光；C. 眼底近红外光影像显示中心凹团块样低反射病灶；D. OCT 示视网膜下扁平样高反射信号（橘色箭头示），但色素上皮层连续性清晰完整

图点评：病理性近视黄斑出血很容易与 CNV 混淆，从 OCT 上来看，黄斑出血下方的 RPE 完整，出血较 CNV 弥散，这些特点可以初步排除 CNV。

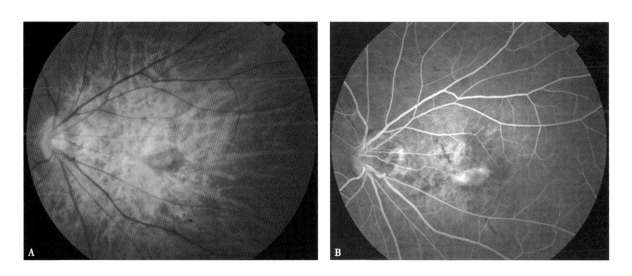

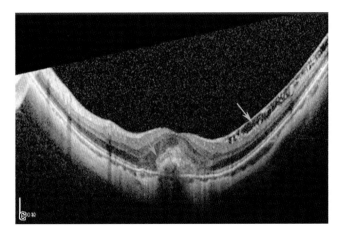

图 12-29 病理性近视合并 CNV 的影像学特征

患者女性,40 岁,双眼近视 -9.00D,左眼视物变形 1 周,A. 彩照示左眼底高度近视眼底改变,黄斑区可见 CNV 及出血;B. FFA 示后极部可见 CNV 病灶渗漏荧光素,周围有出血遮蔽荧光,黄斑鼻侧可见漆裂纹;C. OCT 影像显示 RPE 不连续,有局部隆起高反射 CNV 病灶及出血灶(橘色箭头示),视网膜神经纤维层劈裂(绿色箭头示)

图点评:高度近视合并的 CNV 眼底表现呈灰色病灶,FFA 可见境界清楚的强荧光 CNV,OCT 表现为 RPE 不连续,断裂,团块高反射病灶边界模糊。

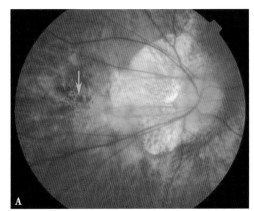
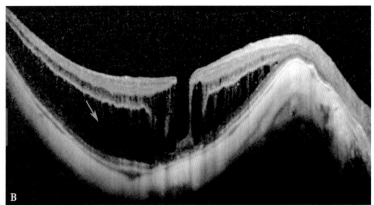

图 12-30 病理性近视合并黄斑劈裂的影像学特征

患者女,39 岁,右眼视力下降半年余,A. 眼底彩照示豹纹样眼底改变,视盘与黄斑之间斑块样萎缩,黄斑区见 Fuchs 斑(绿色箭头示);B. OCT 可见后巩膜葡萄肿,脉络膜极薄,视网膜见不同层间的劈裂(橘色箭头示),伴有黄斑裂孔

图点评:高度近视性黄斑劈裂 OCT 有特征性表现,和先天性黄斑劈裂不同,高度近视的劈裂可发生在视网膜神经上皮层的各个层次之间,常伴有黄斑裂孔的存在。

● 视网膜血管性疾病

■ 视网膜静脉阻塞(图 12-31、图 12-32)

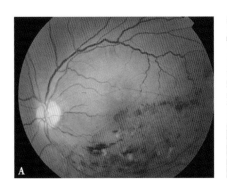
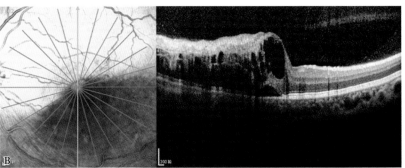

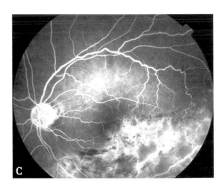
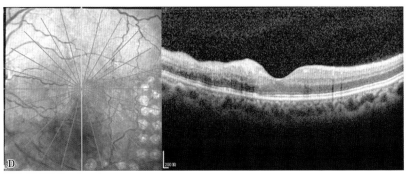

图 12-31　BRVO 的影像学特征

患者女性，47 岁，A. 眼底彩照示左眼颞下视网膜分布区火焰状出血及棉绒斑；B. OCT 显示左眼下半视网膜水肿增厚，网膜层间呈囊样水肿改变，上半视网膜各层结构正常；C. FFA 晚期示颞下视网膜静脉距视盘 1.5PD 处阻塞，可见出血遮蔽荧光及多个片状无灌注区，静脉管壁渗漏荧光素，颞下视网膜呈强荧光改变；D. 患者抗 VEGF 联合激光治疗后 OCT 示左眼视网膜水肿吸收，但视网膜内层结构相比上半视网膜仍较紊乱不清

　　图点评：OCT 对视网膜分支静脉成像主要可见阻塞区域有无黄斑水肿，增厚隆起改变，并可清晰显示阻塞区域视网膜与正常视网膜的分界，另外 OCT 还用来评价黄斑水肿的程度及视力预后，并可显示治疗前后的对比。

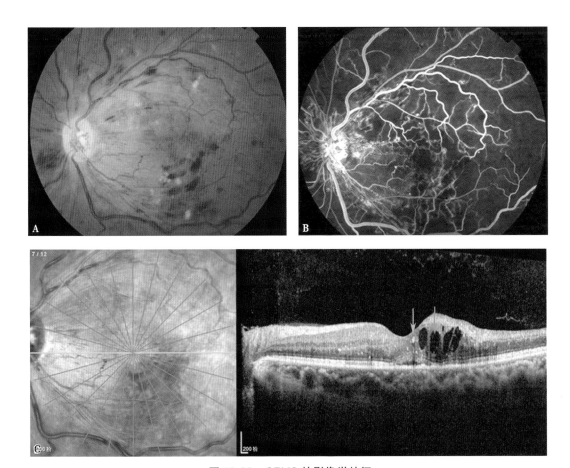

图 12-32　CRVO 的影像学特征

患者女性，62 岁，A. 左眼底彩照示视网膜火焰状出血及小片棉绒斑；B. FFA 造影晚期显示左眼视网膜中周部大片无灌注区，视网膜静脉迂曲扩张，荧光素渗漏；C. OCT 显示视网膜水肿增厚，网膜层间有囊腔样积液（橘色箭头示）及高反射点（硬性渗出，绿色箭头示）

图点评：视网膜中央静脉阻塞可通过眼底表现明确诊断，造影可判定有无血管闭塞区，OCT 主要用于评估患者有无黄斑水肿以及治疗后的随访。需要注意的是，黄斑缺血的情况下，仍可有黄斑水肿，但此类患者的视力预后均较差，不能单纯只看黄斑水肿，更要评估黄斑区的血供情况才能准确判定患者的视力预后。

■ 视网膜动脉阻塞（图 12-33～图 12-35）

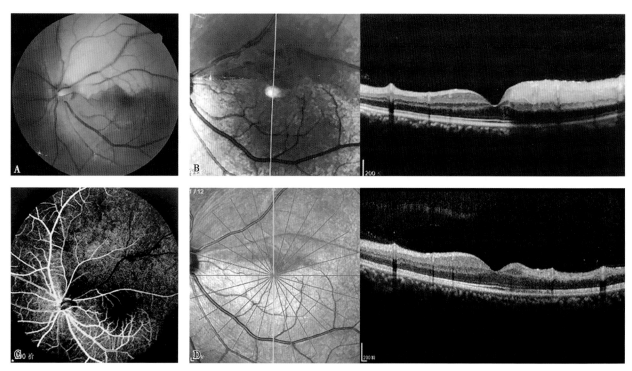

图 12-33　BRAO 的影像学特征

患者男性，30 岁，高原工作，左眼视力骤降 1 天，下半视野缺损，A. 左眼底彩照示颞上分支动脉阻塞，上半视网膜缺血、色泽苍白；B. OCT 影像显示上半视网膜由视网膜中央动脉供血的内层视网膜水肿增厚（细胞内水肿），内部结构紊乱不清，呈高反射信号，下方视网膜组织反射信号减弱；C. FFA 可显示左眼颞上分支动脉充盈缓慢，呈大片无灌注区改变；D. 1 个月后 OCT 影像显示左眼上半视网膜内层结构变薄、组织层次不清，形成一条中高反射条带，外层视网膜结构基本清晰

图点评：视网膜分支动脉阻塞区域与正常区域在眼底上有明显的分界，OCT 显示境界清晰的阻塞区视网膜内层结构紊乱反射增强及网膜增厚的改变，1 个月后 OCT 可见阻塞区域的视网膜内层明显萎缩，但外层结构基本正常，说明视网膜动脉阻塞主要影响视网膜内层。

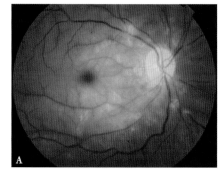
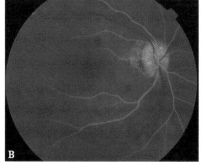
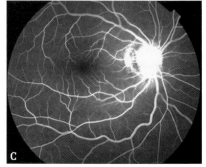

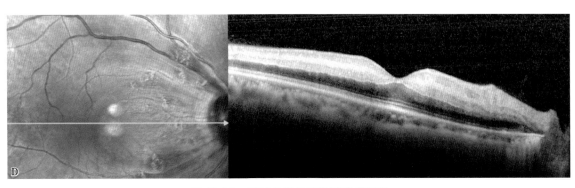

图 12-34　CRAO 急性期的影像学特征

患者女性，64 岁，右眼视力骤降 2 天，A. 右眼底彩照示视网膜色苍白，中心凹樱桃红斑；B. FFA 示动脉充
盈时间明显延长，20s 时可见动脉充盈前峰；C. FFA 晚期视盘呈强荧光改变；D. OCT 影像显示整个视网膜
内层水肿增厚（细胞内水肿），呈高反射信号，下方视网膜组织反射信号减弱，但视网膜外层结构基本正常

　　图点评：CRAO 有典型的眼底改变，由于中心凹仅有外核层，其下方组织的反射信号相对周围略增
强，即眼底"樱桃红斑"的形成原因。OCT 随发病时间的延长，呈现不同的征象，急性期由于细胞内水肿
可见阻塞区域内视网膜增厚，视网膜内层反射增强，各层结构分辨不清。

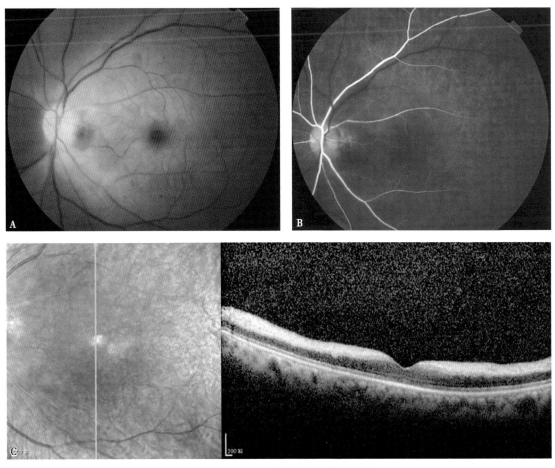

图 12-35　CRAO 萎缩期的影像学特征

患者男性，51 岁，视力骤降 1 个月余，A. 左眼底彩照示视网膜色苍白；B. FFA 示动脉充盈时间明显延长，42s
时仍未完全充盈；C. 左眼 OCT 影像显示视网膜内层结构变薄、组织层次不清，呈中高反射条带，视网膜外层
结构基本清晰

图点评：通过 OCT 显示视网膜内层结构改变，我们可以推测视网膜动脉阻塞的发病时间。本例患者 OCT 显示视网膜内层萎缩变薄，层次不清，基本为一条中高反射带，推测视网膜中央动脉阻塞的时间应当超过 1 个月。

■ DR（图 12-36）

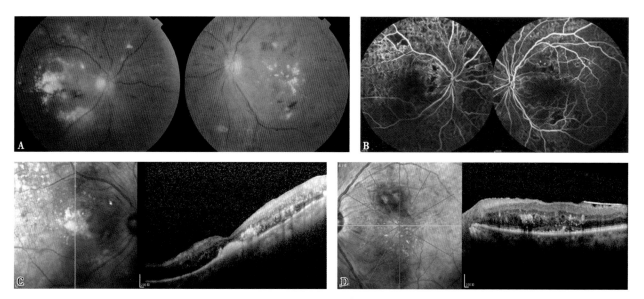

图 12-36　DR 的影像学特征

患者男性，77 岁。糖尿病 30 年余，A. 双眼底彩照示后极部大片渗出及片状出血，周边见激光斑；B. FFA 示双眼视网膜大量微动脉瘤及片状出血遮蔽荧光，后极部仍有无灌注区改变，周边激光斑明确；C. 右眼 OCT 显示黄斑区视网膜下方团块样高反射致密病灶，边缘清晰；层间见团块状高反射点；D. 左眼 OCT 示视网膜增厚，少许层间积液，深层出血和脂质渗出，颞侧视网膜表面有高反射条带

图点评：DR 各分期眼底表现不同，OCT 已成为监测糖尿病黄斑水肿的重要手段，并可帮助判定视力预后及治疗效果。黄斑区团块状的硬性渗出预示患者视力预后欠佳。同时 OCT 上如果显示黄斑水肿伴有黄斑前膜（如本例患者右眼）或者牵引的解剖学改变，即使我们给予患者充分的抗水肿药物治疗，效果亦不理想，这种情况提示着应当进行必要的手术干预。

■ 视网膜大动脉瘤（图 12-37）

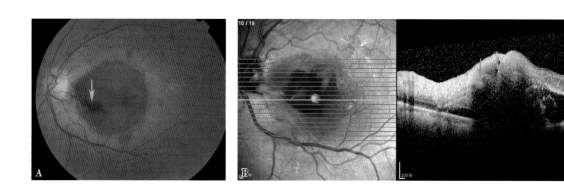

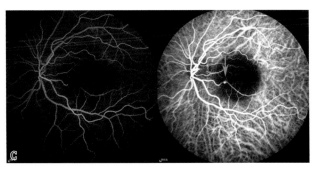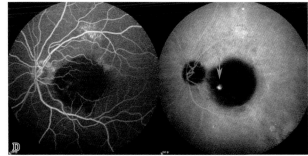

图 12-37　视网膜大动脉瘤的影像学特征

患者女性,75 岁,高血压病史,A. 眼底彩照示左眼黄斑下方小分支动脉壁上可见瘤体,呈圆形,红色(绿色箭头示),后极部大团境界清晰的网膜下出血灶;B. 经过瘤体扫描的 OCT 示网膜层间一圆形中等反射病灶(橘色箭头示),视网膜神经上皮层高度隆起脱离;视网膜出血呈高反射信号,并遮蔽下方深层结构的反射信号;C. FFA 示左眼黄斑区大片出血遮蔽荧光,ICGA 早期即可显示视网膜颞下动脉黄斑区第一分支距视盘约 2.1mm 处有一强荧光点(橘色箭头示),其下有大片视网膜下出血遮蔽荧光;D. FFA 晚期瘤体周围有轻微荧光素渗漏,其周围出血呈弱荧光,颞上血管弓处呈透见荧光改变,ICGA 晚期病灶处呈强荧光,有少许荧光素渗漏(橘色箭头示)

　　图点评:视网膜大动脉瘤在黄斑区附近引起的大出血容易误诊为湿性老年性黄斑变性或者其他黄斑病变,但在造影上特别是 ICGA 上可看到血管上有膨隆样强荧光改变,部分经过大动脉瘤处的 OCT 可以显示大动脉瘤位于视网膜内,可见管腔样结构,对大动脉瘤有确诊价值。

■ Coats 病(图 12-38)

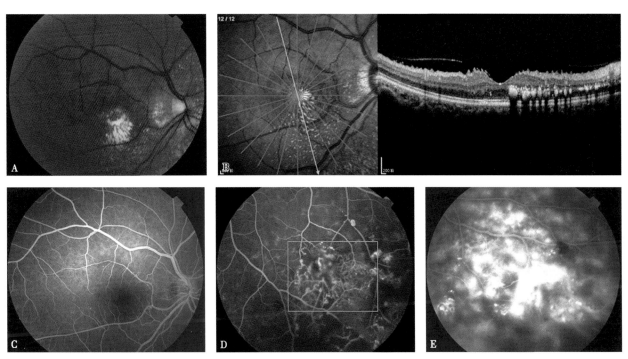

图 12-38　Coats 病的影像学特征

患者女性,26 岁,A. 右眼彩照示黄斑鼻下方及视盘鼻下见大片黄白色脂质渗出;B. OCT 示视网膜深层团块样高反射病灶,遮蔽深层组织信号;C. FFA 示黄斑颞侧见粟粒样强荧光点状改变;D. FFA 示鼻下周边视网膜可见毛细血管粟粒状血管瘤样扩张吻合,呈鱼网样(橘色方框示);E. FFA 晚期视网膜毛细血管扩张、渗漏荧光素,鼻下视网膜呈强荧光

图点评：Coats 病以视网膜血管扩张及眼底大量渗出为主要表现，FFA 上可见明确的毛细血管扩张、动脉瘤样扩张及无灌注的改变，晚期以大量的渗漏为特征。OCT 对 Coats 病的价值在于判定病变或者渗出有无累及黄斑区，并可评估患者的视力预后。

● 外层视网膜病变

■ AZOOR（图 12-39）

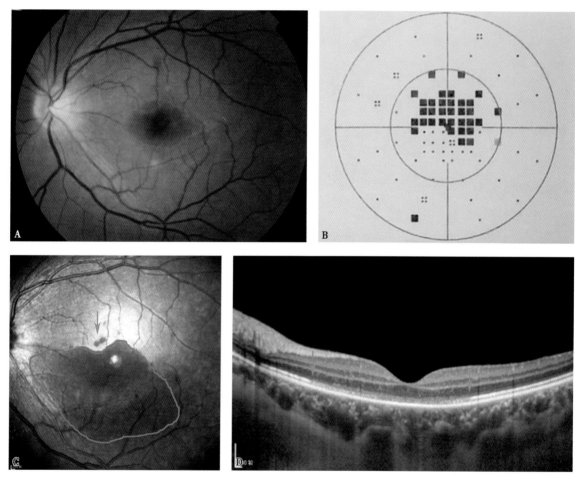

图 12-39　AZOOR 的影像学特征

患者男性，36 岁，左眼视物暗点 1 周，A. 左眼底未见明显异常；B. 视野检查可见明显的上半视野暗点；C. 近红外光显示下半视网膜呈界限清晰的低反射区域（橘色区域所示）及两团低反射卫星灶（橘色箭头示）；D. OCT 显示左眼视网膜外层结构区域性紊乱，光感受器反光模糊中断（橘色箭头区域内）

图点评：AZOOR 为累及视网膜外层的脉络膜病变，分为两型，1 型为眼底病变不明显，但近红外照相和 OCT 上可见明显的区域性改变及视网膜外层结构紊乱。2 型为眼底可见病变，并且与正常视网膜有明显的交界线。本例患者为 1 型 AZOOR，OCT 对其有确诊的价值。

■ MEWDS（图 12-40）

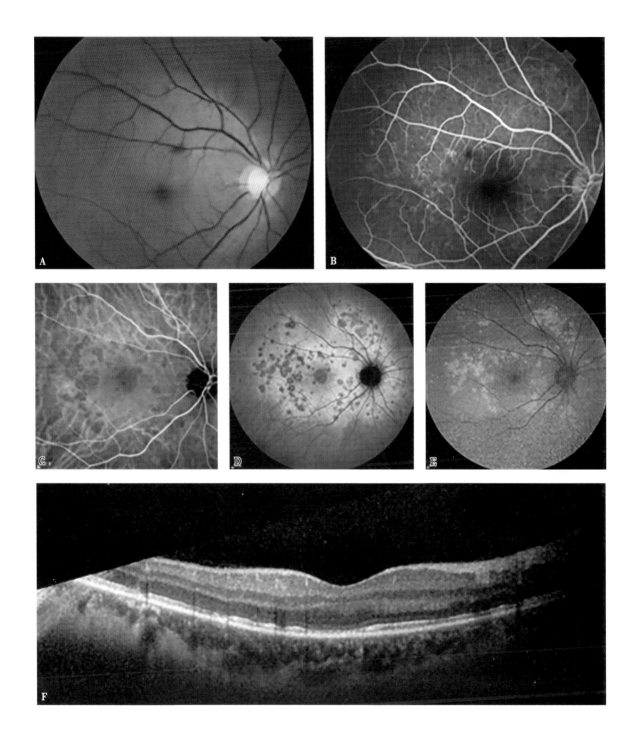

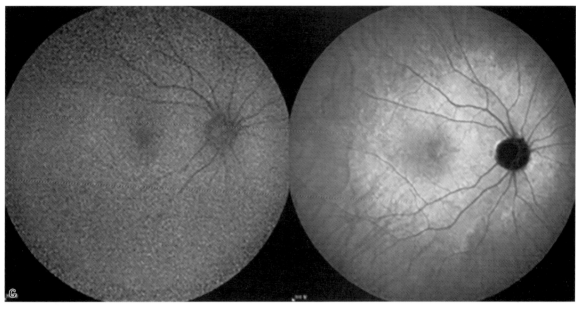

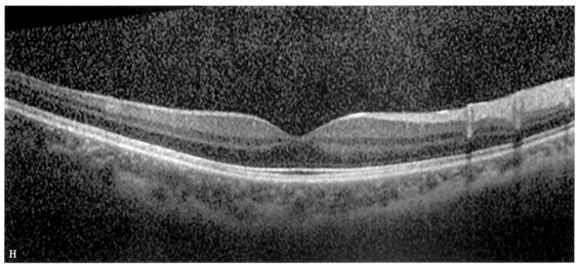

图 12-40 MEWDS 的影像学特征

患者女性，22 岁，发烧后右眼视物模糊 5 天，A. 右眼底彩照可隐约见数个白色点状病灶；B. FFA 造影示早期可见相应白点病灶的簇状强荧光斑；C. 与 FFA 对应的病变区域 ICGA 上早期显示后极部数个弱荧光区域；D. ICGA 造影上 10min 后可见病灶呈弱荧光暗点，且弱荧光病灶点的直径和数量大于其他检查所见病灶；E. 蓝光自发荧光显示处对应于 ICGA 弱荧光暗点区域的中高荧光斑；F. OCT 影像显示外层视网膜节段性感光细胞损伤，椭圆体带连续性中断；G. 2 个月后复查自发荧光（左）和 ICGA（右）显示病灶斑点均消失；H. OCT 上外层视网膜结构恢复

图点评：MEWDS 眼底检查可见深层视网膜或视网膜色素上皮出现白点状病变，以自发荧光和 ICGA 表现最为特征，OCT 上可见外层视网膜椭圆体带节段性中断，随着治疗及病程进展，椭圆体带可逐渐恢复，OCT 可作为无创随访的重要工具。

■ PIC（图 12-41、图 12-42）

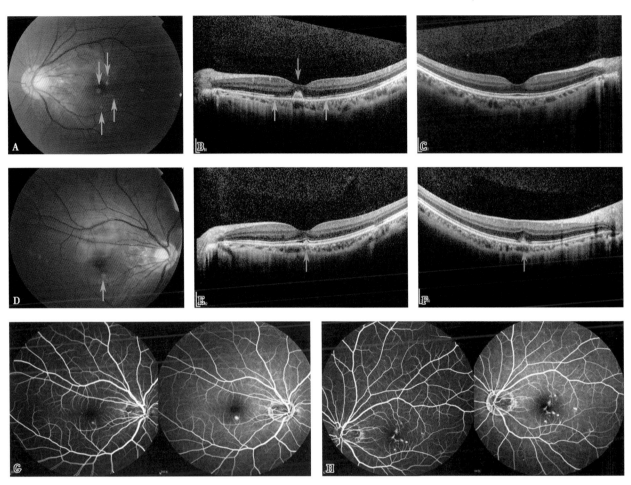

图 12-41　PIC 的影像学特征

患者女性，19 岁，左眼视力下降 2 年，右眼视力下降 1 周，A. 左眼底彩照示黄斑区数个点状黄白色病灶（绿色箭头示）；B. OCT 影像显示左眼黄斑中心凹处一局部隆起高反射病灶（橘色箭头示），境界清晰，突破 RPE 层，外层视网膜结构紊乱（绿色箭头区域）；C. 此时右眼 OCT 影像未见明显异常，2 年后，患者诉右眼视力下降；D. 眼底彩照可见右眼黄斑区新发点状黄白色病灶（绿色箭头示）；E. 此时左眼 OCT 示黄斑区病灶萎缩变小，为 RPE 上一局限性隆起高反射点，外层视网膜结构已基本恢复（橘色箭头示）；F. 右眼 OCT 示黄斑区新发一局部隆起高反射病灶，境界不清，突破 RPE 层（橘色箭头示）；G. FFA 示右眼黄斑下方早期即可见一强荧光点（左图），晚期有荧光素渗漏（右图）；H. FFA 造影示左眼黄斑区早期见数个强荧光点（左图），晚期无明显渗漏（右图）

　　图点评：PIC 主要发生于中度近视青年女性，以眼底后极部多发的黄白色小点状病灶为特征，缺乏前葡萄膜炎和玻璃体炎体征。大多数患者视力预后较好，无需治疗。OCT 上由于 PIC 的不同发展阶段而有不同的 OCT 分期改变，病变主要局限于脉络膜层和视网膜外层，急性炎症期脉络膜有凸起样高反射病灶，萎缩期可见外层视网膜萎缩及脉络膜毛细血管层的萎缩从而在造影上呈现透见荧光改变。

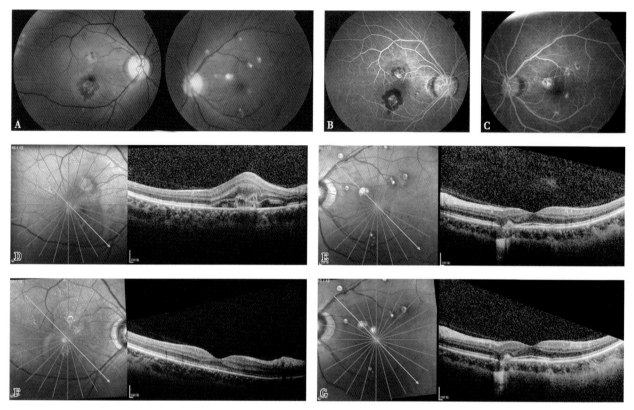

图12-42 PIC合并CNV的影像学特征

患者女性45岁,右眼视物模糊1个月,A. 眼底彩照可见右眼黄斑区见团块样黄白色病灶,周围有出血,左眼后极部见数个点状黄白色病灶;B. 右眼FFA示后极部两团强荧光病灶,周围有出血遮蔽荧光;C. 左眼FFA示黄斑区有数个强荧光病灶;D. 右眼OCT经过病灶扫描可见色素上皮反射带局部隆起增厚,呈团块样中高反射病灶,RPE层连续性破坏,可见视网膜下积液;E. 左眼经过病灶OCT扫描示RPE上陈旧性萎缩病灶,下方组织信号增强;F. 右眼经过3次抗VEGF治疗后复查OCT显示病灶基本消失,网膜下积液吸收,色素上皮层结构基本恢复;G. 左眼OCT示病灶无明显变化,为陈旧性改变

图点评:PIC的患者如果炎症病灶侵犯黄斑区,随着炎症的消退,脉络膜萎缩,易伴发CNV,有时黄斑区炎性病灶难与CNV相鉴别,可通过有无出血,FFA及ICGA有无明显的CNV血管网样改变或(和)采用OCTA进行鉴别,抗VEGF对CNV治疗效果好,本例患者通过抗VEGF治疗后,CNV明显消退,视力得到恢复。

■ 多灶性脉络膜炎(multifocal choroiditis and panuveritis,MCP)合并CNV(图12-43)

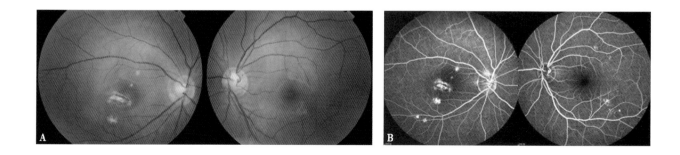

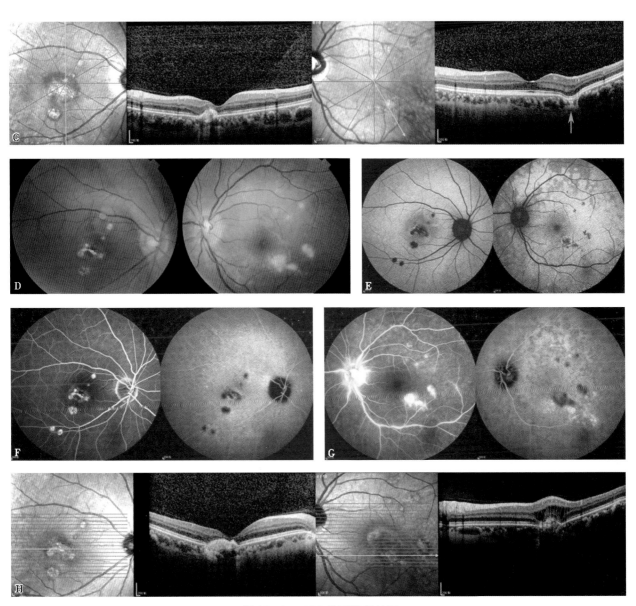

图 12-43 MCP 的影像学特征

患者女性，27 岁，右眼视力下降 1 个月，A. 右眼底彩照可见黄斑区多个黄白色病灶及瘢痕改变，黄斑中心凹颞侧有一条形膜样病变，周围有色素沉着，左眼黄斑区数团脱色素改变；B. FFA 示右眼后极部多个点片状强荧光病灶，左眼黄斑颞上及颞下见两团强荧光病灶，考虑并发 CNV；C. OCT 影像显示右眼黄斑区色素上皮反射带局部隆起，呈团块样高反射病灶，RPE 层连续性破坏；左眼 OCT 经过 FFA 强荧光灶处扫描可见脉络膜凹陷（橘色箭头示）；D. 两年后患者因左眼视力下降 2 周再次就诊，眼底彩照可见右眼后极部多个色素沉着及萎缩病灶，左眼后极部多个黄白色团块样病灶；E. 蓝光自发荧光示右眼后极部数个斑点状低自发荧光信号，左眼后极部大量斑片状融合性高自发荧光信号，黄斑部可见散在斑点状低自发荧光信号；F. 右眼 FFA 示后极部多个点片状病灶为陈旧性改变，黄斑区有一团块样瘢痕染色；对应 ICGA 晚期为弱荧光团；G. 左眼 FFA 黄斑颞下及颞上方见团块样强荧光病灶渗漏荧光素，考虑并发 CNV，视盘呈强荧光改变；ICGA 晚期后极部大片弱荧光背景，可见数个团块样弱荧光团；H. 右眼 OCT 示黄斑区境界清晰的团块样致密性高反射病灶，为瘢痕改变，左眼 OCT 示黄斑区色素上皮反射带局部隆起，RPE 层连续性破坏，为中高反射病灶，上方可见网膜层间囊样水肿

图点评：MCP 是一种特发性脉络膜视网膜病变，常双眼发病，临床表现有前葡萄膜炎、玻璃体炎，典型眼底表现为散在的脉络膜视网膜病灶，直径 50～350μm。约 1/3 患者出现黄斑部或视盘周围脉络膜新生血管，导致视力下降，本例患者双眼并发了 CNV，眼底可见炎症不断进展，OCT 脉络膜炎症病灶为团

块样高反射,和 CNV 有时难以区分,需要利用 OCTA 等其他检查手段进行鉴别;脉络膜萎缩病灶呈凹槽样改变,OCT 上表现为脉络膜和视网膜萎缩征象。

■ 激光导致黄斑损伤(图 12-44)

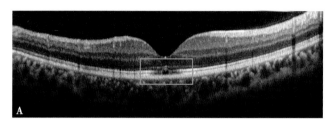
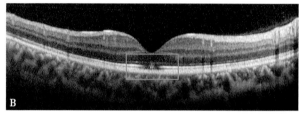

图 12-44 黄斑区激光损伤的影像学表现

患者男性,19 岁,右眼激光笔扫射后视力下降,A. OCT 示右眼外层视网膜椭圆体带局部缺损(橘色方框示);B. 三个月后 OCT 显示椭圆体带有一定的恢复,但仍可见不连续(橘色方框示)

图点评:激光损伤后的主要改变为视网膜外层结构的损伤,如果激光能量足够大,可以引起全层视网膜的损伤,随时间延长外层视网膜结构可有一定的恢复。

● 脉络膜疾病

■ 脉络膜炎症

➢ VKH(图 12-45)

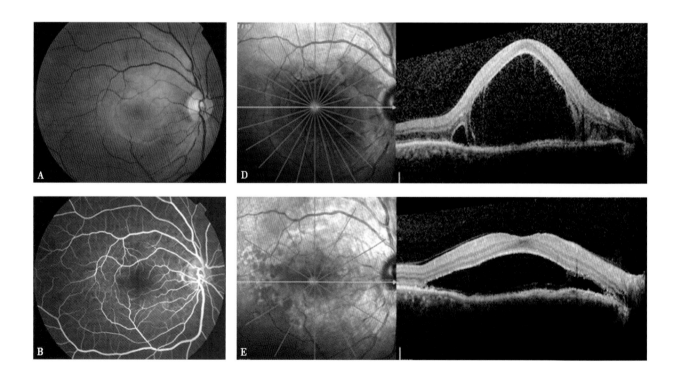

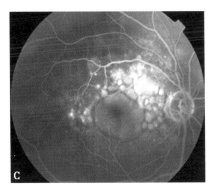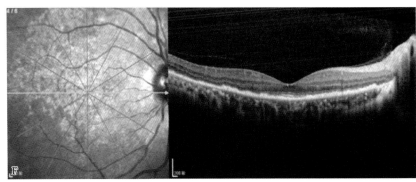

图 12-45　VKH 的影像学特征

患者男性，55 岁，右眼视力下降 2 个月，A. 右眼彩照示后极部见境界清晰的浆液性神经上皮脱离区域；B. FFA 示右眼后极部早期见毛细血管扩张及多个针尖样强荧光病灶；C. FFA 晚期有明显荧光素渗漏，呈多湖样强荧光改变；D. 右眼 OCT 示多发性浆液性视网膜神经上皮层脱离；E. 予以激素治疗 2 个月后神经上皮脱离逐渐减轻；F. 激素治疗后半年黄斑区神经上皮脱离完全恢复，但外层结构紊乱，色素上皮层可见脱失

　　图点评：VKH 为累及眼部神经系统、皮肤及听力的一种综合征，在急性期有典型的影像学特征，FFA 早期为后极部多个针尖样强荧光病灶，晚期荧光素渗漏呈多湖样改变。同样急性期的 OCT 也有特征性的改变，主要表现为后极部多发的神经上皮脱离，伴有隔膜样改变，脉络膜增厚。治疗后，神经上皮脱离逐渐好转，但可见视网膜色素上皮的改变，通过 OCT 可无创性观察病情的变化及治疗的效果，并能判定患者的视力预后。

➢ 葡萄膜炎（图 12-46）

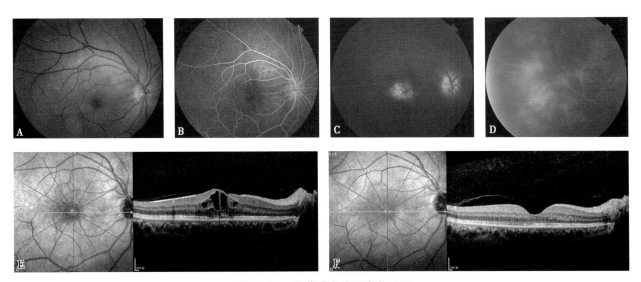

图 12-46　葡萄膜炎的影像学特征

患者男性，48 岁，右眼视力下降 2 个月，查体可见玻璃体细胞 +++，A. 右眼彩照黄斑区囊腔样水肿改变；B. FFA 早期即可见右眼黄斑区轻微毛细血管渗漏；C. FFA 晚期黄斑区呈花瓣样强荧光改变，视盘毛细血管渗漏扩张；D. 周边视网膜血管也可见荧光素渗漏；E. OCT 示右眼黄斑区囊样水肿，并可见玻璃体细颗粒样高反射点；F. 激素治疗 1 个月后复查 OCT 示黄斑水肿消失，网膜结构基本恢复，但玻璃体内仍可见高反射混浊

　　图点评：本例患者以黄斑水肿就诊，造影上可见早期黄斑的强荧光改变，晚期可见全视网膜深层弥漫性渗漏，因此该例患者为葡萄膜炎继发的黄斑水肿，通过治疗葡萄膜炎，黄斑水肿得到明显的改善，所以对于黄斑水肿的患者来讲，病因诊断最为重要，不能一味看到黄斑水肿就给予抗 VEGF 治疗，避免误诊及过度治疗导致患者负担加重。

➢ 白塞病（图 12-47）

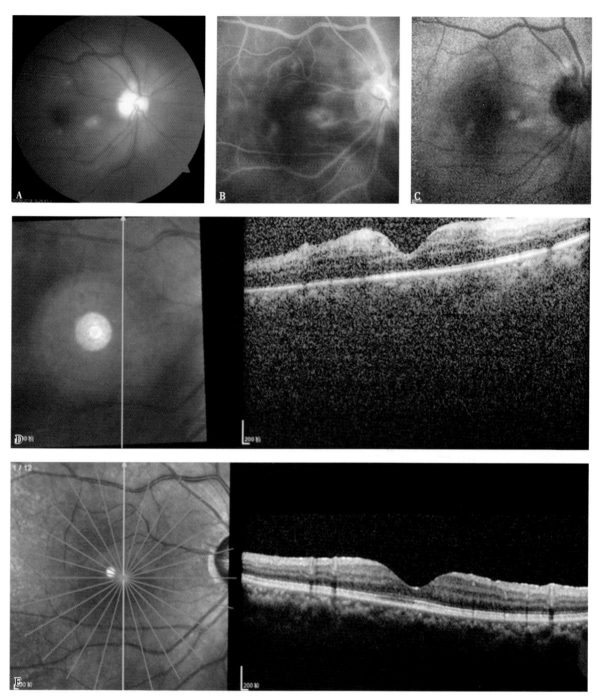

图 12-47 白塞病的眼底影像学特征

患者女性，32 岁，右眼视物模糊一周，伴有口腔溃疡，右眼 KP（+），房水闪光（+），A. 眼底彩照显示玻璃体混浊，玻璃体内可见大量细胞和白色团块样病灶，黄斑中心凹光反射消失；B. FFA 造影晚期可见视网膜毛细血管大量渗漏；C. ICGA 晚期可见血管内染料排空，脉络膜基质中弥漫 ICGA 分子，部分染料积存，呈强荧光；D. OCT 示右眼视网膜外层结构紊乱不清，层间水肿，玻璃体混浊；E. 免疫抑制剂治疗半年后 OCT 显示玻璃体清亮，视网膜层次清晰，视网膜外层结构基本恢复

　　图点评：白塞病为多系统疾病，眼底表现主要为葡萄膜炎的改变，玻璃体有明显的炎症反应，OCT 可以显示出后部玻璃体混浊和大量炎性细胞的高反射团块，如果病变累及黄斑区，则 OCT 可显示病变累及的视网膜层次，并可对治疗预后进行判定。

■ 脉络膜肿瘤

➤ 孤立性脉络膜血管瘤（图 12-48）

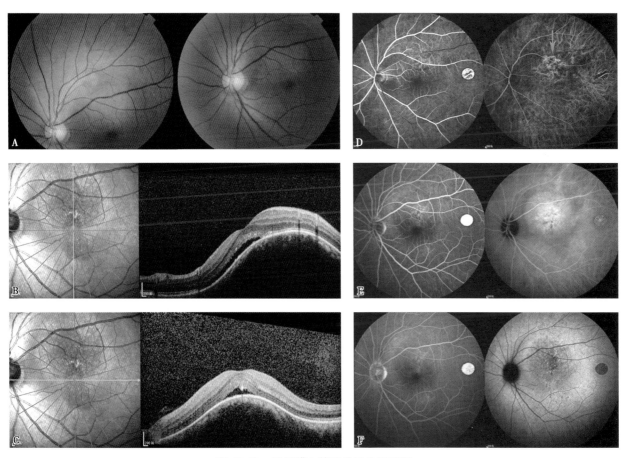

图 12-48　脉络膜血管瘤的影像学特征

患者男性，50 岁，A. 左眼底彩照示黄斑区（右图）及颞上血管弓处（左图）类圆形橘红色隆起病灶，大小约 4PD，瘤体表面视网膜浅脱离；B. OCT 影像显示脉络膜占位，累及中心凹，肿瘤推顶视网膜色素上皮隆起，RPE 反射条带变细，伴有神经上皮局限性浆液性脱离；C. OCT 显示肿瘤表面渗液已累及黄斑区，RPE 反射条带变细，神经上皮层局限性浆液性脱离；D. FFA+ICGA 联合造影早期可见左眼黄斑中心凹上方斑片样透见荧光（左图），ICGA 造影上可见瘤体内异常血管结构（橘色箭头示）（右图）；E. 晚期 FFA 上瘤体内荧光素增强（左图），ICGA 造影上可见境界清晰瘤体边缘（右图）；F. 晚期 FFA 上有轻微荧光素渗漏及神经上皮浆液性脱离区域（左图），ICGA 造影上瘤体荧光部分消退呈冲刷现象，RPE 层面受损呈弱荧光（右图），FFA 上黄斑颞侧边界清晰的圆形强荧光为 RPE 萎缩

　　图点评：脉络膜血管瘤作为一种良性的脉络膜肿瘤，可发生于眼底任何部位，分为孤立性和弥漫性两种类型。常因为瘤体的渗漏而继发视网膜渗出性脱离，波及黄斑区产生视力下降等症状。OCT 可显示肿瘤有无累及黄斑区，有无黄斑区视网膜下渗液，如果病程长，还可出现视网膜内层的改变，比如长期水肿可导致视网膜的劈裂产生。

➤ 脉络膜黑色素瘤（图 12-49）

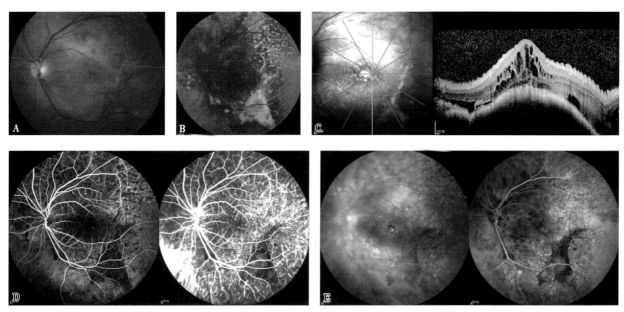

图 12-49　脉络膜黑色素瘤的影像学特征

患者女性,64 岁。左眼视力下降 2 个月, A. 左眼底彩照示后极部见棕黑色隆起肿物;B. 蓝光自发荧光示后极部低荧光信号区域,周边呈斑驳样荧光改变;C. OCT 示左眼脉络膜占位隆起,肿瘤推顶 RPE 隆起增厚,上方视网膜层间囊样水肿,神经上皮层浆液性脱离;D. FFA 联合 ICGA 造影示 FFA 静脉期肿瘤中心部分呈弱荧光,其余呈斑驳样荧光,散在色素遮蔽荧光(左图);ICGA 早期肿瘤呈斑驳样荧光改变,夹杂多数强荧光点(右图);E. FFA 晚期黄斑区呈囊样水肿改变,荧光素渗漏,视网膜呈强荧光,瘤体周边见多数强荧光点(左图);ICGA 呈瘤体呈弱荧光区,期间有色素遮蔽荧光(右图)

　　图点评:脉络膜黑色素瘤眼底可见色素性隆起肿物,造影可显示双循环征,眼 B 超及 MRI 都有特征性表现。OCT 对脉络膜黑色素瘤的价值主要在于判定肿瘤有无侵犯黄斑区及有无继发性的黄斑水肿或者视网膜脱离的征象。

➤ 脉络膜转移癌（图 12-50）

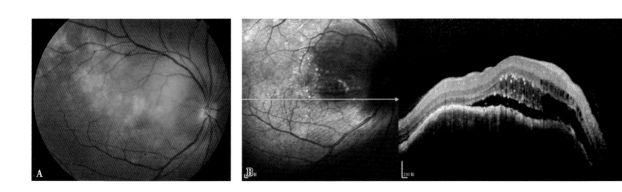

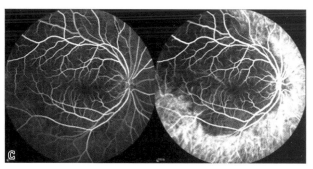 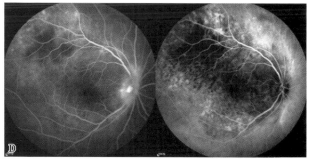

图12-50 脉络膜转移癌的影像学特征

患者男性，51岁，诊断"鼻咽癌"3年，右眼视力下降2个月，A.右眼底彩照示后极部黄白色铺路石样隆起病灶，边界不清，下方视网膜渗出性脱离；B.OCT示右眼黄斑区脉络膜占位隆起，肿瘤推顶RPE隆起，上方视网膜神经上皮浆液性脱离，伴有网膜层间囊样水肿及高反射点状渗出；C.FFA静脉期可见黄斑区及颞上血管弓处大片背景荧光减低（左图），ICGA早期可见脉络膜黄斑及颞上血管弓处大片遮蔽荧光（右图）；D.FFA晚期可见黄斑及颞上血管弓处大量毛细血管渗漏，RPE层点状渗漏及遮蔽荧光，黄斑部可见视网膜皱褶，视盘染料渗漏，边界不清（左图），ICGA晚期可见黄斑及颞上血管弓处脉络膜大片遮蔽荧光，可见部分瘤体内血管（右图）

图点评：脉络膜转移癌的眼底表现一般为黄白色的脉络膜隆起病灶，边界可清可不清，单发或多发病灶，FFA造影有特征性的针尖样强荧光的改变，晚期弥漫性荧光渗漏。OCT主要提示脉络膜隆起的高度，有无黄斑的侵犯以及视网膜继发改变。

➤ 脉络膜痣（图12-51）

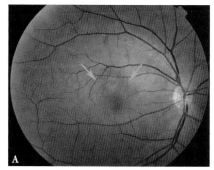 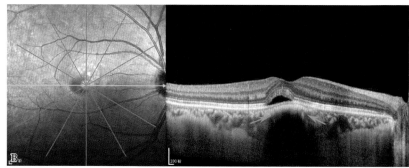

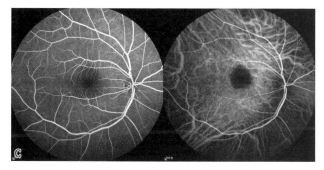 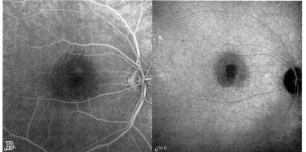

图12-51 脉络膜痣的影像学特征

患者男性，63岁，右眼视物模糊，A.右眼底彩照示黄斑区见黑色色素团块样病灶（绿色箭头示）；B.具有增强深部成像功能的OCT（EDI-OCT）影像显示RPE下存在一境界清晰的团块样高反射病灶（橘色箭头示），对下方组织有屏蔽效应，病灶推顶局部视网膜轻度隆起，神经上皮层浆液性脱离，但RPE反射带清晰且连续性完整，病灶周围可见正常的脉络膜层及下方巩膜组织；C.FFA联合ICGA示早期即可见FFA背景荧光降低（左图），ICGA上可见一边界清晰的类圆形遮蔽荧光区（右图）；D.造影晚期FFA上中心凹上方有轻微荧光素渗漏（左图），ICGA始终为遮蔽荧光改变，周边见弱荧光环（右图）

　　图点评：脉络膜肿瘤包括良性和恶性，OCT 对脉络膜肿瘤的价值主要体现在了解瘤体表面视网膜病变情况及黄斑区有无受累。

● 遗传性疾病

■ Stargardt 病（图 12-52）

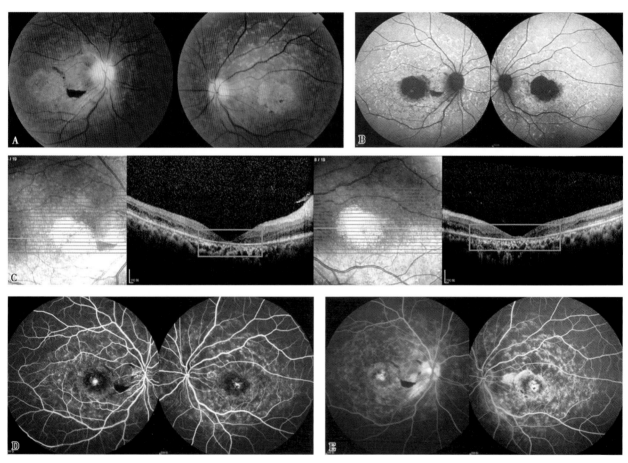

图 12-52　Stargardt 病的影像学特征

患者男性，45 岁，双眼视物模糊数年。A. 双眼底彩照可见金箔纸样外观，后极部境界清晰的萎缩斑，右眼视盘颞下见弧形出血，双眼底周围见散在多数橘黄色斑点；B. 蓝光自发荧光双眼底黄斑区椭圆形境界清晰的低自发荧光区，周围的背景自发荧光增强，后极部可见大量散在斑片样高自发荧光病灶；C. OCT 示双眼黄斑区视网膜神经上皮层萎缩厚度变薄，RPE 及光感受器层结构消失（橘色方框示），下方脉络膜反射增强；D. 双眼 FFA 示后极部散在"鱼尾样"强荧光信号，背景荧光湮灭，右眼视盘颞下见片状出血遮蔽荧光（左图）；E. 晚期见视盘及颞下血管染料渗漏，双眼黄斑区均可见强荧光改变，"牛眼征"阳性

　　图点评：Stargardt 病为最常见的黄斑遗传性营养不良，眼底特征性的改变为黄斑椭圆形萎缩区及周围视网膜橘黄色斑点，OCT 上有特征性改变，可表现为黄斑区视网膜变薄，尤其是外层视网膜结构的反射信号带萎缩或消失，可并发 CNV，黄斑出血等。

■ 视网膜色素变性（图 12-53）

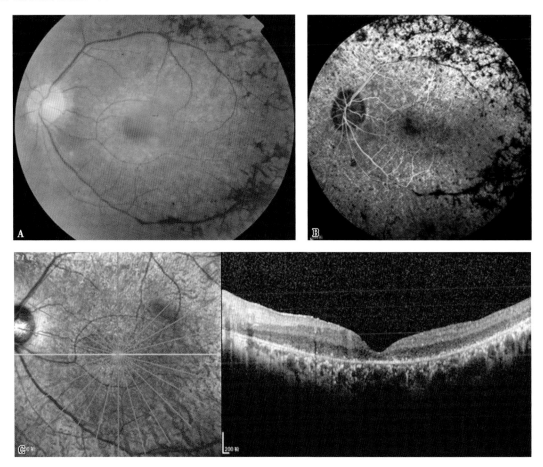

图 12-53 视网膜色素变性的影像学改变

患者女性，51 岁，双眼夜盲。A. 左眼底彩照可见视盘蜡黄，血管细，动脉更明显，视网膜色素紊乱，周边大量骨细胞样色素沉着；B. 左眼 FFA 见视网膜呈斑驳样荧光改变，周边为骨细胞样色素遮蔽荧光；C. OCT 示左眼 RPE 萎缩变薄，外层视网膜结构均有萎缩

图点评：视网膜色素变性为遗传性疾病，以视细胞进行性萎缩凋亡为主要表现，眼底有特征性的骨细胞样沉着改变，OCT 上可见视网膜变薄，视网膜外层结构萎缩，病变可起于周边，向后极部进展，可合并黄斑水肿等其他改变。

■ 卵黄样黄斑变性（图 12-54、图 12-55）

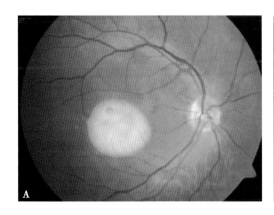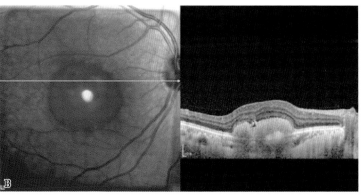

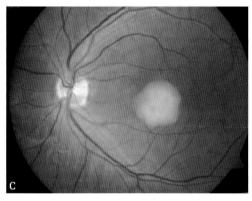
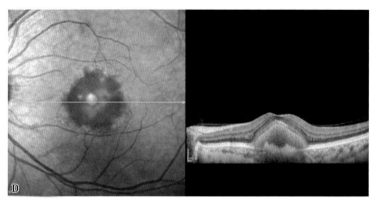

图 12-54 成人型卵黄样黄斑营养不良的影像学特征

患者男性，61 岁，右眼视力下降 2 年。A. 右眼底彩照见黄斑区境界清晰的卵黄样病灶；B. 右眼 OCT 示黄斑区神经上皮隆起脱离，其间有卵黄样高反射物质；C. 左眼底彩照也可见境界清晰的黄白色病灶，面积较右眼小；D. OCT 见黄斑区神经上皮隆起，神经上皮层下有高反射样物质，该患者双眼 EOG Arden 比均降低

图点评：成人型卵黄样黄斑营养不良卵黄期可见大量卵黄样物质沉积在视网膜神经上皮下，卵黄样物质为脂褐质的沉积物，所以 OCT 上为高反射改变。

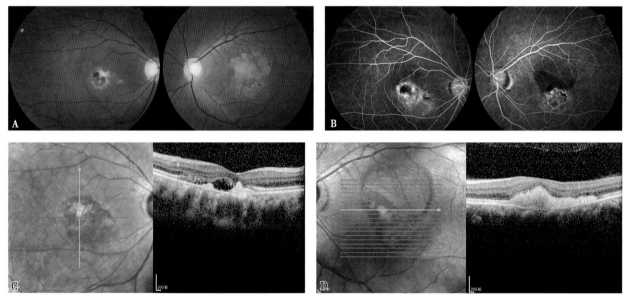

图 12-55 Best 卵黄样黄斑营养不良萎缩期的影像学特征

患者女性，41 岁，双眼 EOG Arden 比均降低。A. 双眼底彩照见黄斑区色素紊乱，右眼黄斑区为萎缩改变伴有色素沉着，左眼黄斑区上方为黄白色病变；B. 右眼 FFA 晚期见黄斑区有团块样色素遮蔽荧光改变，周围为卵黄样物质吸收、RPE 萎缩后呈透见荧光（左图）；左眼 FFA 晚期中心凹上方为卵黄样物质遮蔽荧光，其下呈透见荧光（右图）；C. 右眼 OCT 示黄斑区卵黄样高反射突起病灶，周围有明显的卵黄样物质吸收后单纯神经上皮脱离改变；D. 左眼 OCT 示黄斑区神经上皮隆起脱离，其间有卵黄样高反射物质

图点评：不同分期的 Best 卵黄样黄斑变营养不良有不同的 OCT 表现，萎缩期的表现和 CSC 慢性期非常类似，容易误诊和误治，该例患者可见明显的卵黄样物质吸收后单纯神经上皮脱离的改变，RPE 层随时间进展也可出现萎缩及增殖的改变。

小　结

● OCT 提供更多更高分辨率的形态学信息,有助于我们对疾病的理解和治疗方式的选择。

● OCT 可作为疾病的鉴别诊断手段,作为一种无创检测工具,精确随访疾病的进展及治疗效果。

● OCT 体积扫描在诊断中非常必要,能够显示放射状扫描容易遗漏的微小病灶;改变扫描角度和位置可更广泛地观察玻璃体视网膜交界面情况。

(张　韵　张美霞)

第十三章

相干光断层扫描成像的定量分析与数学建模
Optical Coherence Tomography Related Quantitative Analysis and Mathematical Modeling

---

- OCT 成像技术不仅可以清晰显示玻璃体、视网膜、脉络膜以及视盘结构,同时提供测量眼底结构的功能,进而计算分析眼底结构异常情况。
- 在此基础上,通过数学建模方式,引入更直观科学的参数观察疾病的进展与预后,解决临床实践中所面临的具体问题,在临床实践中发挥着越来越重要的作用。现通过几个具体的实例简单介绍下 OCT 的定量分析与数学建模。

后极部非对称性分析

- PPAA 在青光眼中的临床应用(图 13-1～图 13-3)。

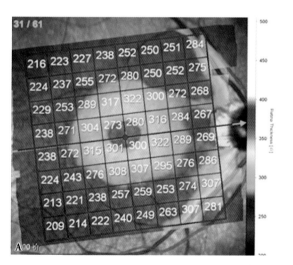 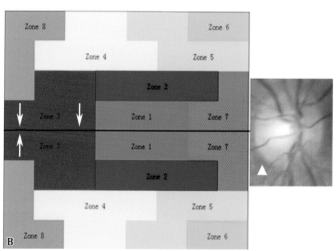

图 13-1 PPAA 黄斑分布图

A. PPAA 将黄斑部分割成 64(8×8)个单元格,在每个单元格内分别测量视网膜厚度;B. 将 PPAA 中黄斑厚度图对称分为 8 个区域,用不同颜色表示,图中白色箭头所示为黄斑中心凹与视盘中心连线,白色三角提示视盘所在位置

　　图点评:PPAA 为海德堡频域 OCT(SD-OCT)提供的黄斑部视网膜测量参数,主要通过比较黄斑部对称位置的视网膜厚度差异,进而早期诊断青光眼。PPAA 反映黄斑部对称视网膜厚度差异,如出现厚度减低,则提示视神经受损。笔者在既往研究的基础上补充了 3 个分区,即 6 区、7 区和 8 区。我们发现 7 区最易受到青光眼损伤。

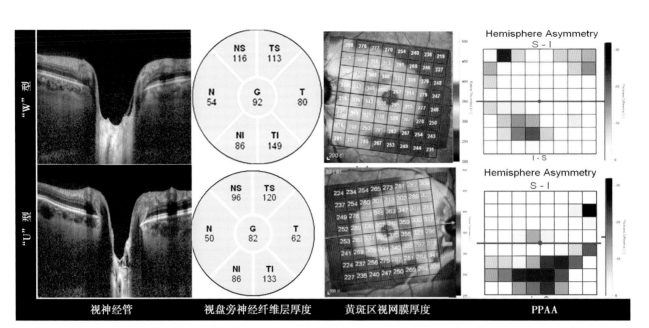

图 13-2　比较正常视盘旁神经纤维层厚度（circumpapillary retinal never fiber layer, cpRNFL）的青光眼患眼的不同视盘筛板形态

　　根据前部筛板形态可分为"W"型和"U"型，与"W"型筛板患眼相比，PPAA 中绝对暗点更易出现于"U"型筛板患眼中

　　图点评：既往研究表明 PPAA 中 2～4 个连续绝对暗点（厚度值相差 30μm 以上）高度提示青光眼视神经损伤。本例中，PPAA 中绝对暗点更易出现于视盘"U"型筛板的患眼中。与"W"型筛板相比，"U"型筛板提示视盘处承受更高的眼内压力。

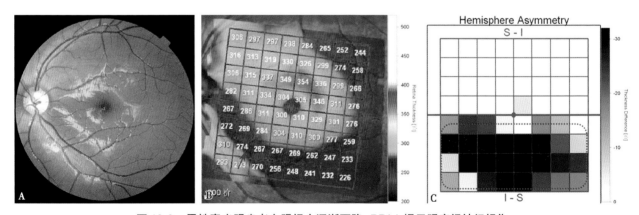

图 13-3　男性青光眼患者左眼视力逐渐下降，PPAA 提示眼底视神经损伤
A. 后极部眼底像仅见杯盘比略增大，余正常；B. 对应 PPAA 显示颞下方大范围视网膜神经纤维层萎缩（红色箭头所示），黄斑部下半神经节细胞亦萎缩；C. PPAA 测量结果显示左下方厚度变薄（红色虚线方框所示），提示视神经萎缩

　　图点评：PPAA 定量分析有助于在眼底大致正常的患者中查找到隐藏的病变线索，指导临床治疗。

● PPAA 技术除早期诊断青光眼视神经损伤外，也可应用于其他视神经相关性疾病的临床诊疗中，例如检测视网膜神经节细胞的分布情况等。

● 即使在 OCT 结构显示正常的情况下，依然可以通过数据分析，发现眼底异常改变，为临床诊断提供依据（图 13-4、图 13-5）。

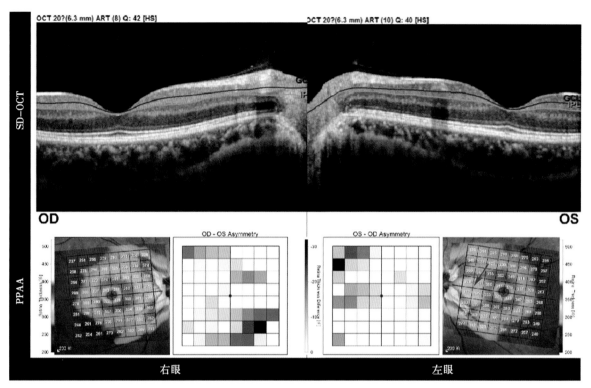

图 13-4 PPAA 的定量检查

30 岁女性患者自诉左眼视物不清，SD-OCT 显示双眼黄斑中心凹大致正常，然而进行 PPAA 检查发现，与右眼相比，左眼乳斑束处可见明显视网膜厚度降低（红色箭头所示），这一改变即可解释左眼视物不清的原因，PPAA 的应用为临床诊断提供了新的思路

图点评：PPAA 技术同样可以应用于其他视神经相关性疾病以及黄斑疾病的诊断中。由于存在视盘旋转现象，因此，在进行 PPAA 检查时，首先需要进行中心凹和视盘中心（Bruch 膜开口的中心）的连线并计算其与水平线的夹角，然后进行 PPAA 扫描，对于获取的视网膜厚度进行分格计算，这样才能保证位于连线上下方的视网膜是处于对称位置。比较上下方对应视网膜厚度差异类似于视野检查。

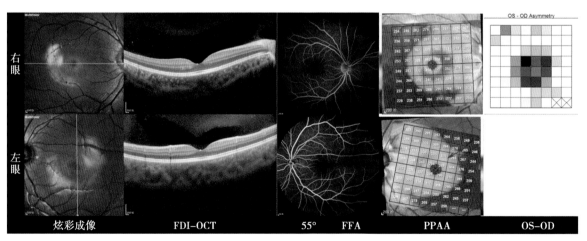

图 13-5 PPAA 提示视网膜神经节细胞萎缩

患者左眼视物不清，双眼炫彩成像黄斑部结构正常，双眼 SD-OCT 可见后部皮质前玻璃体囊袋样结构，黄斑结构正常。双眼底 55°FFA 提示后极部视网膜结构未见异常。双眼黄斑部 PPAA 成像提示左眼中心凹旁神经节厚度减低（红色箭头所示），在 PPAA 差异图上可表现为黄斑部密集暗点

图点评：参数测量与建模的优势在于即使 OCT 上为正常视网膜结构，也可通过数据测量计算找出差异，提示病灶。

● PPAA 不仅可以进行全视网膜厚度测量比较，同时可以实现每个层次的分别比较，有利于定位病变部位（图 13-6）。

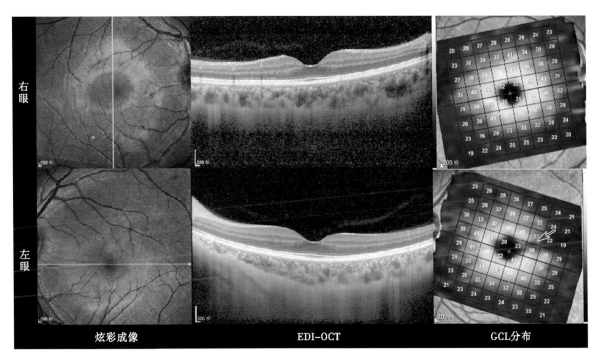

图 13-6　视网膜神经节细胞的 PPAA 分析

年轻男性患者左眼视物不清，既往有长期玩手机游戏病史，在炫彩成像中双眼黄斑部结构未见明确异常，与 EDI-OCT 结果一致。然而通过 PPAA 扫描、转换后，可见左眼 GCL 层部分萎缩，与右眼完整的 GCL 分布图形成鲜明对比，为临床诊断提供重要思路线索

图点评：随着社会发展，新的致病因素（如电子设备等）不断产生，对眼底和视力造成威胁，对于上述疾病的发病机制、临床特征与治疗，我们可能还没有完全认识，OCT 的定量检测手段与建模技术为我们在现有条件诊断疾病上提供了重要手段。

● 患者女性，11 岁，双眼视物不清 3 年，右眼矫正视力 0.8，左眼矫正视力 0.6，双眼充血（-），角膜光滑透明，KP（-），前房常深，房水闪辉（-），瞳孔圆，直径约 3mm，光反射（+），双眼晶状体点状混浊，双眼底视盘色正界清，C/D 约 0.4，双眼黄斑部可见类似 CRAO"樱桃红斑"改变，余视网膜平伏，未见出血渗出及脱离（图 13-7）。患者姐姐有神经系统疾病。诊断为神经氨酸酶缺乏症（成人型），又名为唾液酸沉积症（Ⅰ型）。检测结果患者携带 c.239C>T 及 c.544A>G 复合突变，参考序列为 NM_000434。

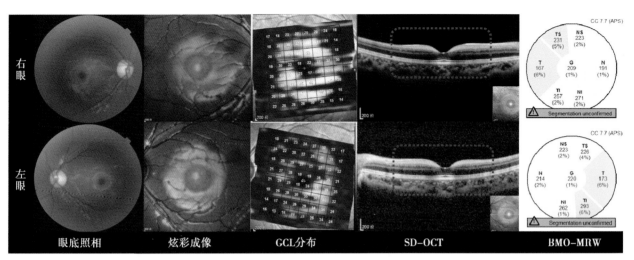

图 13-7　樱桃红斑症的 OCT 定量分析

双眼黄斑部可见类似 CRAO"樱桃红斑"改变；双眼炫彩成像中黄斑中心的"樱桃红斑"改变更为明显；利用 PPAA 可见双眼黄斑部视网膜神经节细胞层厚度显著增加，为该疾病的典型改变；双眼黄斑部水平 SD-OCT 扫描可见视网膜神经节细胞层反光弥漫性增强（红色点状方框），与 CRAO 中内层视网膜细胞内水肿极为相似；视盘处的 BMO-MRW 检测可见视神经萎缩［病例提供：华瑞（中国医科大学附属第一医院眼科）、万超（中国医科大学附属第一医院眼科）、姜淼（中国医科大学附属生殖医院）、蔺美娜（中国医科大学附属生殖医院）］

　　图点评：PPAA 中具有分层计算功能，能够准确地对视网膜每一层次进行厚度的三维重建，进而发现病灶。BMO-MRW 是早期准确检查视神经萎缩的一个全新参数，目前认为，视盘处 Bruch 膜开口在青光眼的视神经损伤过程中是相对稳定的结构，而基于该结构进行视网膜最小厚度测量则更为精确反映视神经萎缩情况。

黄斑水肿的定量分析

● 在眼内抗 VEGF 注射治疗黄斑水肿患者中，经常让我们困惑的是患者视力在注射后提升，然而中心视网膜厚度却出现反复。我们建立如下模型解释该问题（图 13-8）。

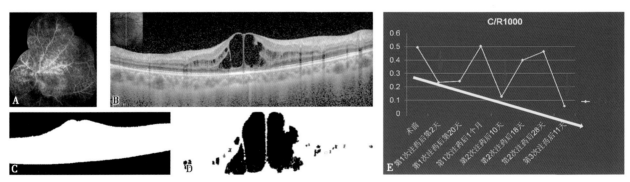

图 13-8　CRVO 继发黄斑水肿的 OCT 模型建立

A. FFA 提示左眼 CRVO 继发黄斑水肿、染料渗漏、视网膜静脉壁染色、周边部激光斑在位；B. 垂直 OCT 扫描可见黄斑部囊样水肿改变；C. 对囊样水肿区域视网膜面积进行提取；D. 对视网膜囊样水肿区域面积进行提取；E. 建立模型，即囊样水肿面积与对应视网膜区域面积的比值（C/R1000），我们发现随着眼内注药次数增加，该比值不断降低（红色箭头为眼内注药时间，黄色箭头为上述面积比值的变化趋势）

图点评：随着眼内注药次数增加，囊样水肿面积与对应视网膜区域面积比值不断降低，说明真正水肿范围逐渐减少，视网膜组织出现修复，与视力改善一致。本模型建立提示在中心凹厚度（central foveal thickness，CFT）增加的前提下，我们需要明确哪些因素是由囊样水肿造成的。具有相同 CFT 患眼，水肿形态不同也影响视力预后。

脉络膜新的生物测量指标

- 对脉络膜分析中，我们常用到中心凹下脉络膜厚度（subfoveal choroidal thickness，SFCT）参数，在糖尿病脉络膜病变以及以中浆病为代表的肥厚脉络膜谱系病中尤为重要。
- 然而我们面临的问题是 SFCT 并不能完全体现脉络膜厚度状态，例如中浆患者可以出现非中心凹区域的脉络膜显著增厚，因此脉络膜面积的测量以及平均厚度的计算为解决上述问题提供一个思路。
- 脉络膜面积即为对指定 EDI-OCT 上所有脉络膜厚度进行积分计算。当获得脉络膜面积后，该面积与 RPE 长度的比值即可简单理解为脉络膜平均厚度。现以下面实例说明（图 13-9～图 13-11）。

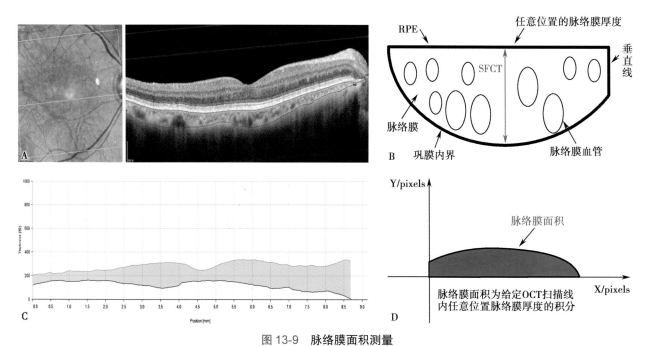

图 13-9 脉络膜面积测量

A. 首先利用 EDI-OCT 进行后极部常规的视网膜体积扫描，然后将 ILM 线手动调节到脉络膜与巩膜分界处；B. 上述 OCT 标记结果经过转换即可获得脉络膜厚度图像；C. 脉络膜 SFCT 与任意一点脉络膜厚度示意图；D. 对任意一点脉络膜厚度进行积分计算即可获得脉络膜面积

图点评：利用 OCT 自带软件可以对重新标记脉络膜边界的图像进行测量，同样可以利用第三方软件如 Image J 或 Image plus pro 等进行测量，唯一不同的是 OCT 自带软件获得数据单位是 μm 或 μm²，而第三方软件获得数据单位一般为 pixel。

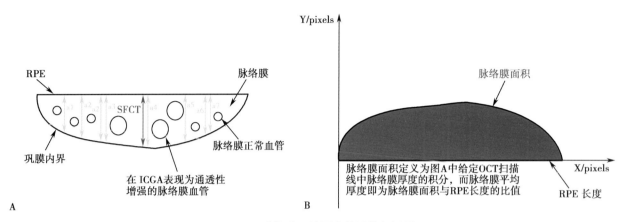

图 13-10 脉络膜平均厚度的计算与测量

A. 与 SFCT 相比，通过对脉络膜面积的计算可反映 RPE 与巩膜内边界间任意一条垂直距离（a1，a2，a3，a4，a5，a6，a7 等）；
B. OCT 中脉络膜面积与 RPE 长度比值即可认为是脉络膜平均厚度

　　图点评：脉络膜面积和脉络膜平均厚度模型的建立为糖尿病脉络膜病变和以 CSC 为代表的肥厚脉络膜谱系病等评估提供了重要手段。

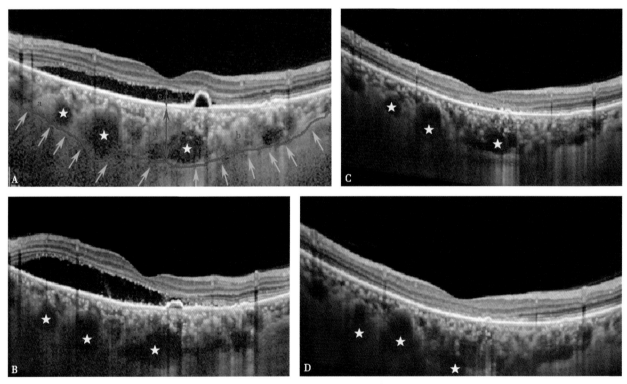

图 13-11 数学建模在慢性 CSC 患眼接受 PDT 治疗后评估中的临床应用

A. 女性患者右眼慢性 CSC 垂直 EDI-OCT 扫描图像（接受 PDT 治疗前 1 周）：a. 巩膜内界（绿色箭头与红色曲线）、b. 脉络膜面积、c. 视网膜下渗液高度、d.SFCT；B. PDT 治疗 1 天后；C. PDT 治疗后 2～3 周；D. PDT 治疗后 2～3 个月；每张 OCT 图像中黄色五星提示病灶下脉络膜异常血管位置，表现为圆形或椭圆形低反射区域

　　图点评：CSCR 患眼 PDT 治疗术后可出现一过性渗漏增强，表现为视网膜下积液增多、脉络膜厚度增加，可通过脉络膜面积及脉络膜平均厚度获得。疾病的最终转归则表现为脉络膜厚度降低，视网膜下液吸收以及脉络膜异常血管管径减小，提示脉络膜异常血管通透性降低，达到治疗的目的。对于脉络膜异常血管断面面积测量计算从定量角度证实了 PDT 治疗对于 CSC 患眼脉络膜异常血管的重构作用。

小　结

- OCT 定量分析与数学建模概念的引入为眼底疾病的诊断与评估提供了全新思路，是传统 OCT 对视网膜脉络膜结构识别与定性分析的有力补充。
- OCT 的定量分析具有广泛的应用潜力，具有重要的临床价值，有待于我们进一步研究探索。
- 未来人工智能技术引入为 OCT 定量分析与数学建模，如脉络膜边界自动识别等，提供一个科学、高效的手段。

（华　瑞）

参 考 文 献

1. HUA R，GANGWANI R，GUO L，et al.Detection of preperimetric glaucoma using Bruch membrane opening，neural canal and posterior pole asymmetry analysis of optical coherence tomography.Sci Rep，2016，6：21743

2. HUA R，LI C，HU Y，et al.The discrepancy between central foveal thickness and best corrected visual acuity in cystoid macular edema secondary to central retinal vein occlusion after intravitreal lucentis® injection.Photodiagnosis Photodyn Ther，2015，12（2）：310-313

3. Hua R，Liu L，Li C，et al.Evaluation of the effects of photodynamic therapy on chronic central serous chorioretinopathy based on the mean choroidal thickness and the lumen area of abnormal choroidal vessels.Photodiagnosis Photodyn Ther，2014，11（4）：519-525

4. Hua R，Liu L，Wang X，et al.Imaging evidence of diabetic choroidopathy in vivo: angiographic pathoanatomy and choroidal-enhanced depth imaging.PLoS One，2013，8（12）：e83494

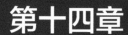

第十四章

眼底扫频源相干光断层扫描成像技术
Fundus Swept Source Optical Coherence Tomography Technique

- 扫频源 OCT（swept source OCT, SS-OCT）在眼科临床最早开始应用于 2012 年。众所周知，SS-OCT 和 SD-OCT 均为傅里叶域相干光断层扫描成像技术。SS-OCT 利用波长可变的激光光源发射不同波长的光波完成组织探测与成像，而 SD-OCT 则利用高解析度的分光光度计来分离不同波长的光波完成图像采集。

- SD-OCT 的扫描激光来源于超辐射发光二极管，然而 SS-OCT 则采用短腔扫描激光器，具有可调节的工作波长。

- 在 SD-OCT 设备中，扫描光的波长带宽通过衍射原理被分割为一个光谱，进而投射到分光器中完成光的干涉成像。然而，SS-OCT 通过可调节激光即可实现扫描光源分割到同一光谱中，省去了分光器。这一简化机制让 SS-OCT 实现了高速获取数据，通常可达传统 SD-OCT 的 2 倍以上，同时图像质量更加清晰（图 14-1）。

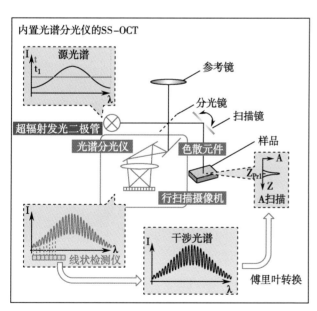
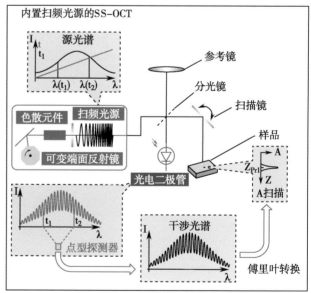

图 14-1 SD-OCT 与 SS-OCT 主要区别是扫描光源与探测器
OCT 成像的其他关键元件均一样，如干涉仪、扫描模式与聚焦光学系统等

图点评：SS-OCT 的扫描光由一个可调节波长的激光光源构成。

- OCT 组织的穿透深度由扫描激光波长决定。SD-OCT 的扫描波长一般为 840nm,而在 SS-OCT 中扫描波长则可高达 1 050nm,因此成像穿透力更强,轴向分辨率可达 5.3μm,每秒轴向扫描实现 100 000 次。

- 为了克服 SD-OCT 在深度成像的限制,Spaide 教授引入了 EDI 技术来显示脉络膜。而 SS-OCT 可在不使用 EDI 技术的前提下,清晰显示脉络膜以及浓厚出血遮挡下的组织结构。

- SS-OCT 具有大范围扫描功能,例如 12mm×9mm 扫描可同时成像黄斑、视盘周围区域和视盘,同时可进行脉络膜厚度测量。12mm×9mm 扫描包括 256 个 B 扫描,每个 B 扫描线同时包括 512 个 A 扫描,全部扫描时间为 1.3s 左右。此外,由于扫描速度的大幅增加,SS-OCT 亦可在短时间内完成更为广角的扫描,如 12mm×12mm。由于扫描波长和轴向分辨率增大,成像清晰度受组织深度的影响更小,成像景深增加,在不同算法的辅助下,SS-OCT 可同时清晰显示玻璃体、后部皮质前玻璃体囊袋样结构(posterior pre-cortical vitreous pockets,PPVP)、脉络膜和巩膜等。此外,SS-OCT 可利用均衡算法,在不损失图像对比度、亮度以及其他细节特征前提下,实现高动态范围(high-dynamic range, HDR)图像向可显示范围图像转换。

- 目前,商用 SS-OCT 已经在许多国家使用,其采用的扫描波长为 1 050nm,扫描速度为每秒 100 000A-scan。然而,部分的 SS-OCT 尚并未商业化,其采用的扫描波长为 1 060nm,能够较好地穿透眼底色素组织,改善脉络膜血管可视性,而扫描速度则高达 1.68MHz,获取一张 500×500A-scan 图像仅需 3.8s,同时,超高的扫描速度可在短时间内获得 12mm×12mm 的广角眼底扫描图像。

- 在玻璃体成像中,SS-OCT 能够清晰显示 bursa premacularis、PPVP、Maregiani 区域(Cloquet 管)、玻璃体后皮质、玻璃体后界膜,以及各种原因导致的玻璃体混浊等结构。PPVP 是人眼生理状态下黄斑前玻璃体液化腔隙,在新生儿中较少见。SS-OCT 实现了活体内观察该结构(图 14-2)。

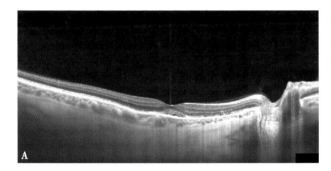
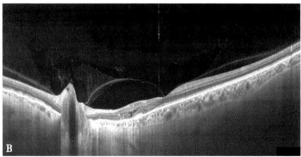
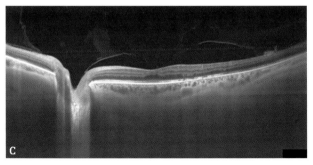

图 14-2 **玻璃体、视网膜、脉络膜和巩膜的广角 SS-OCT 成像**
SS-OCT 能够清晰显示 PPVP 和 Cloquet 管结构,甚至 PPVP 上方玻璃体液化腔隙,此外,视网膜、脉络膜及深部巩膜亦清晰可见(A~C);A、C 中 SS-OCT 显示视盘筛板结构特征;B、C 可见 VMT 以及中心凹旁玻璃体脱离改变

图点评:早在 2012 年,SS-OCT 就已经应用于眼科临床,由于其较深的穿透力和快速图像获取能力,SS-OCT 能够较好地显示脉络膜,玻璃体,甚至是浓厚视网膜前出血下的视网膜结构。此外,SS-OCT 侧向扫描范围可达 16.5mm,甚至 24mm,实现广角全景成像。

- 在患者坐位时，水平 B 扫描可显示 PPVP 为后极部前方的舟状腔隙，其在中心凹处的平均高度为 0.7mm，宽度为 6.4mm。在垂直 B 扫描中，PPVP 上方抬高，顶部延伸到 B 扫描的最上方。

- 若患者为仰卧位，则 PPVP 的前界会扩大。说明 PPVP 中的液体较玻璃体胶质更轻。因此，玻璃体胶质的重力作用会造成 PPVP 变形。

- 有些病例中可观察到 PPVP 和 Cloquet 管相连。由于 Cloquet 管开口于后房内晶状体后区域，因此，房水能够通过 Cloquet 管引流至 PPVP 中。

- SS-OCT 联合扫频源 OCTA（swept source OCTA，SS-OCTA）在 DR、视网膜静脉阻塞以及 AMD 等眼底疾病中有着广泛的临床应用价值（图 14-3～图 14-7）。

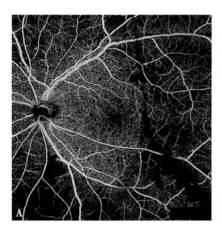
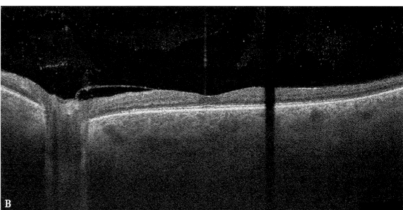

图 14-3　非增生性糖尿病视网膜病变患眼 SS-OCTA 联合 SS-OCT 成像

A. 左眼后极部广角 SS-OCTA（12mm×12mm）成像可见斑片状视网膜无灌注区域；B. 广角 SS-OCT 可见 PPVP 和 Cloquet 管结构，中心凹旁玻璃体脱离改变

图点评：中心凹旁玻璃体脱离是特发性黄斑裂孔形成中最早的病理改变。

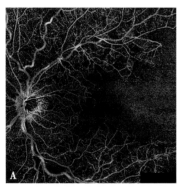
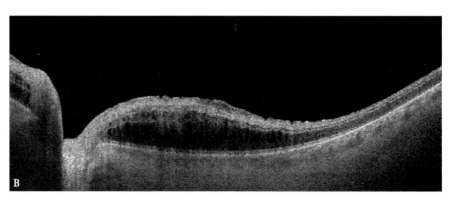

图 14-4　CRVO 患眼的 SS-OCTA 联合 SS-OCT 成像

A. 左眼后极部广角 SS-OCTA（12mm×12mm）成像可见黄斑区大片状视网膜无灌注区域；B. 广角 SS-OCT 可见黄斑前膜与视网膜水肿，下方脉络膜成像未受视网膜病变影响。

图点评：由于扫描波长的增加，SS-OCT 在不使用 EDI 技术的情况下，亦可清晰显示出血和水肿遮挡下的脉络膜结构。

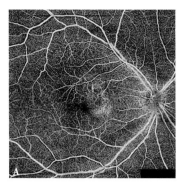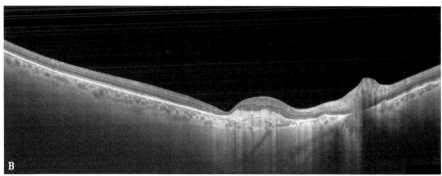

图 14-5　湿性 AMD 患眼的 SS-OCTA 联合 SS-OCT 成像

A. 右眼后极部广角 SS-OCTA（12mm×12mm）成像可见黄斑区 CNV 血流信号；B. 广角 SS-OCT 可见视网膜下纤维瘢痕化强反光，深部巩膜以及睫状后短动脉走行成像清晰，并未受上方 CNV 瘢痕化病变影响

图点评：SS-OCT 的超高扫描速度，使短时间内获得 12mm×12mm 的广角眼底 OCTA 血流图像成为可能。

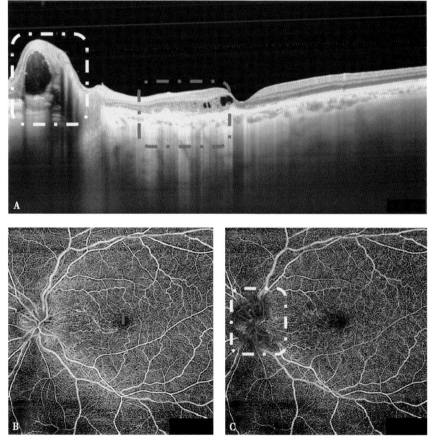

图 14-6　湿性 AMD 患眼的 SS-OCT 联合 SS-OCTA 成像

A. 广角 SS-OCT 提示左眼中心凹旁囊样水肿，视网膜下纤维瘢痕强反光（红色虚线方框所示），此外，在视盘鼻侧可见视网膜内囊腔样改变（黄色虚线方框所示）；B. 广角 SS-OCTA（12mm×12mm）可见黄斑部 CNV 血流信号（红色虚线方框区域）；C. 彩色编码后的 SS-OCTA 可见视盘处隆起，为红色信号（黄色虚线方框区域）

图点评：由于较高的分辨率和长波长扫描激光，SS-OCT 能够清晰显示视网膜、脉络膜微细结构病变，结合彩色编码后的 SS-OCTA 能够识别出不同层次病灶。

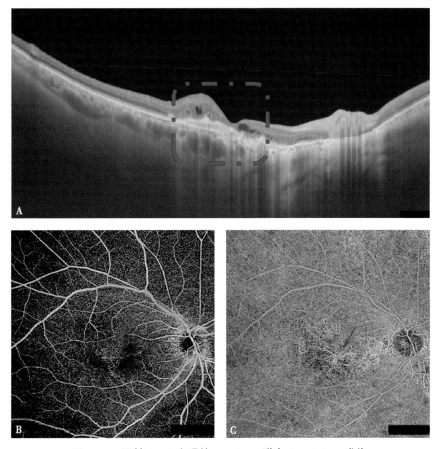

图 14-7　湿性 AMD 患眼的 SS-OCT 联合 SS-OCTA 成像

A. 广角 SS-OCT 提示右眼黄斑部囊样变性，视网膜下瘢痕强反光（红色虚线方框所示）；B. 彩色编码后广角 SS-OCTA（12mm×12mm）可见中心凹处视网膜下 CNV 血流信号，表现为绿色（红色箭头所示）；C. 脉络膜浅层毛细血管层次 SS-OCTA 图像可见 CNV 血流信号（红色箭头所示）及周围信号流空区域

图点评：目前 SS-OCT 技术整合诸多新特征，如较长的扫描波长，在深度成像过程中保持较高的敏感度以及超高速获取图像能力。这些特征使 SS-OCT 具有更深的穿透力，更高的轴向分辨率，对于视网膜脉络膜微结构实现超高分辨率的 B 扫描成像。

小　结

- 与传统 SD-OCT 相比，SS-OCT 是一种新型的基于傅里叶变换的医学成像技术。
- 所用扫频激光器在不同时刻输出不同频率的激光，即实现可调节波长，超高扫描速度在较短时间即可以得到海量数据。
- 由于 SS-OCT 具有更长波长、更快速度的扫频光源以及能够精确逐点探测的平衡探测器，因此具有更快的成像速度、更深的成像深度、更高的信噪比等优势。

（华　瑞）

参 考 文 献

1. STANGA PE，TSAMIS E，PAPAYANNIS A，et al.Swept-Source Optical Coherence Tomography Angio™（Topcon Corp，Japan）：Technology Review.Dev Ophthalmol，2016，56：13-17

2. KISHI S. Impact of swept source optical coherence tomography on ophthalmology.Taiwan J Ophthalmol，2016，6（2）：58-68

3. LAVINSKY F，LAVINSKY D. Novel perspectives on swept-source optical coherence tomography.Int J Retina Vitreous，2016，2：25

4. SPAIDE RF，KOIZUMI H，POZZONI MC. Enhanced depth imaging spectral-domain optical coherence tomography. Am J Ophthalmol，2008，146（4）：496-500

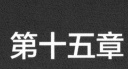

第十五章

前节扫频源相干光断层扫描成像技术
Swept Source Optical Coherence Tomography for Anterior Segment

- SS-OCT 由于拥有长波长扫描激光,更适合眼前节结构的成像与分析。
- 长波长扫描激光既可以提供更大的成像景深,SS-OCT 技术又可以保证在该景深内扫描激光敏感度衰减达到最小化。
- 由于扫描速度快,SS-OCT 能够在较短时间内获得整个前房甚至晶状体后表面的清晰图像。
- SS-OCT 携带的扫描波长可达 1 300nm,成像范围从角膜前表面直到晶状体后表面,同时包括房角结构(图 15-1)。

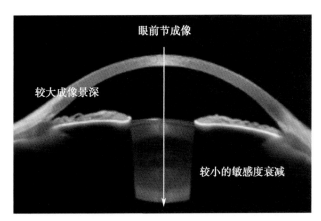
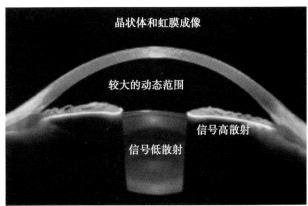
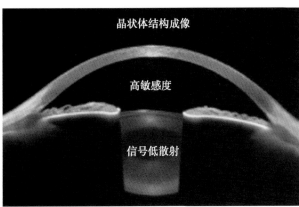
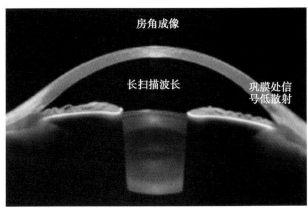

图 15-1 SS-OCT 技术实现整个眼前节成像

　　图点评:长波长扫描激光增加图像景深与穿透力,SS-OCT 在眼前节结构显示方面具有重要的临床应用。

- SS-OCT技术可以广泛应用于眼前节诊断中,如房角结构观察、晶状体状态评估(图15-2),此外还能够检测到巩膜、睫状体(图15-3)以及眼直肌的相关病变,如结膜色素痣(图15-4、图15-5)等。

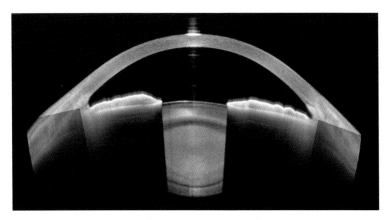

图15-2　前节SS-OCT提示晶状体密度增加

图点评:部分前节SS-OCT可显示整个晶状体结构,有利于白内障的定量化和密度分析。此外,前节SS-OCT在晶状体测量方面亦具有较高的可重复性。然而,到目前为止,并不是所有的白内障都能够被OCT检测并进行精确测量。对于白内障的定量化分析可解释患者视力较好但出现朦胧感、眩光和光环等现象的原因,这些患者在白内障术后一般能够获得较好视力。

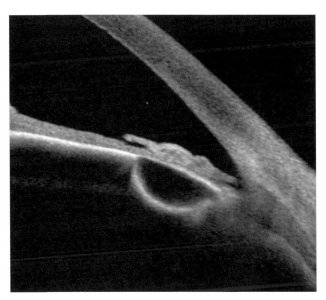

图15-3　前节SS-OCT显示睫状体囊肿

图点评:由于SS-OCT具有1 300nm波长扫描激光,可以穿透虹膜显示后方睫状体异常,能够代替传统接触性的UBM检查。

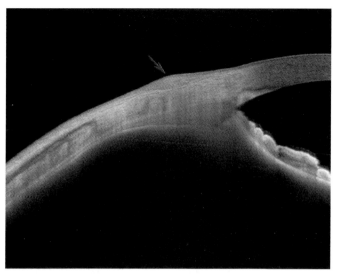

图 15-4　前节 SS-OCT 显示结膜痣（红色箭头所示）
与此同时，图像中清晰可见虹膜、前房角、睫状体和眼直肌等结构

图点评：扫描速度、扫描波长与分辨率决定了前节 OCT 成像范围与清晰度。

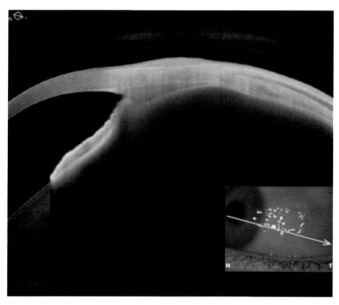

图 15-5　前节 SS-OCT 显示结膜痣
与此同时可见直肌、虹膜和睫状体等影像

图点评：1 300nm 的扫描使前节 SS-OCT 穿透巩膜，清晰显示睫状体的完整结构。

- 此外，前节 SS-OCT 在检测角膜、巩膜微小穿透伤方面亦具有显著的临床优势。
- 前节 SS-OCT 同时可应用于角膜手术、屈光手术（图 15-6）、虹膜手术（图 15-7）以及白内障手术（图 15-8）的评估。
- 高质量的眼前节图像为多种前节手术的术后观察、随访提供了一个有效的手段。

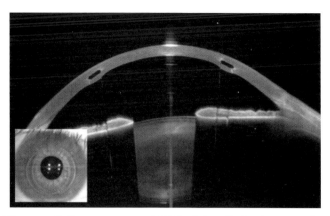

图 15-6　前节 SS-OCT 显示圆锥角膜患眼基质层内植入角膜环

图点评：部分前节 SS-OCT 在增加扫描波长的同时，亦加强了轴向和侧向分辨率，能够清晰显示角膜 5 层组织结构。

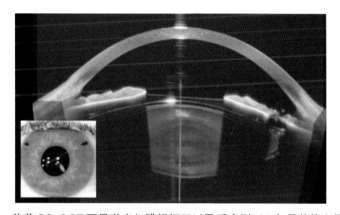

图 15-7　前节 SS-OCT 可见激光虹膜根切口以及后房型 IOL 与晶状体之间的关系

图点评：SS-OCT 提供的高分辨率图像能够清晰观察和随访有晶状体眼植入人工晶状体术后转归。

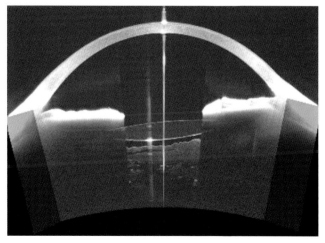

图 15-8　白内障摘除联合人工晶状体植入术后的前节 SS-OCT 成像
SS-OCT 提示原有晶状体反光消失，虹膜后可见后房型人工晶状体以及前部玻璃体反射。

图点评：SS-OCT 有助于评价和确认白内障摘除术后眼内植入人工晶状体的位置是否正确。

小　结

● 目前，OCT技术已经能够成功显示眼前节结构，并提供相关参数测量。

● 前节OCT具有非接触性、分辨率高以及可定量测量分析的优势。

● 前节SS-OCT可实现包括角膜、前房、虹膜和晶状体的完整成像。

● 拥有1 300nm扫描波长的SS-OCT可快速获取高分辨率、大景深的眼前节图像，此外亦可进行眼轴的测量，是眼前节疾病诊断和随访的有效手段。

（华　瑞）

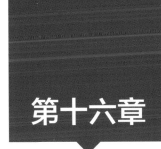

第十六章

相干光断层扫描血流成像技术与脉络膜血流信号释义

Optical Coherence Tomography Angiography and the Interpretation of Choroidal Vascular Blood Flow Signals

- OCT 成像系统中，包括 SD-OCT 和 SS-OCT，能够对反射信号数据进行深度依赖性评估，同时提供三维信息。通过傅里叶转换，不同深度反射信号同时被频率编码。在脉络膜成像方面，SS-OCT 具有潜在优势，较高的图像采集速度带来的检测效率提升，与此同时，SS-OCT 还能够改善成像范围以及减少由于扫描深度增加导致的敏感度下降。

- 基于 SD-OCT 或 SS-OCT 技术的 OCTA 均假定视网膜唯一运动的物体是血流，利用运动对比，显示血流系统；简而言之，连续运动的组织产生 OCTA 信号，而静止组织则产生几乎恒定的反射或散射。通过对比连续断面扫描图像即可观察到红细胞运动情况，进而产生相应散斑图变异的去相关图像。最后，比较同一区域多次 OCT 扫描图像特征，提示改变或波动的像素标记为亮信号，而代表微小甚至无变化的像素标记为暗信号。

- 这里提到的是"血流"而并非"血管"，尽管 OCTA 成像受到诸多因素的影响，但它始终是反映血流状况，是以血流变化为基础的，因此笔者认为 OCTA 显示的是血流系统（图 16-1）。

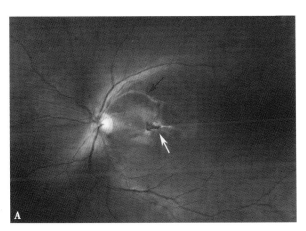
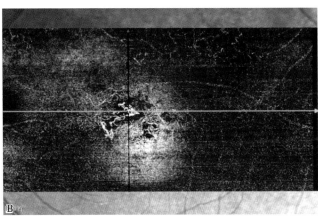

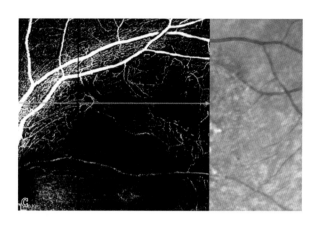

图 16-1 OCTA 成像以血流为基础
A. 左眼超广角眼底成像可见黄斑部 CNV 膜及色素沉着（黄色箭头所示），视盘颞上方视网膜动脉闭塞，呈白线状（红色箭头所示）；B. 图 A 黄色箭头处行 OCTA 检查可见 CNV 血流信号；C. 图 A 红色箭头处动脉闭塞区域行 OCTA 未见动脉血流信号

图点评：闭塞血管的 OCTA 成像未见血流信号，提示 OCTA 的成像基础为血流，而非血管，OCTA 应为相干光断层扫描血流成像。

- 同一位置 OCT 扫描次数影响图像质量与成像速度。同一部位 OCT 叠加扫描次数越多，则图形分辨率越高，但成像速度越慢，因此并非 SS-OCTA 的图像质量就一定高于 SD-OCTA，如下图所示（图 16-2）。

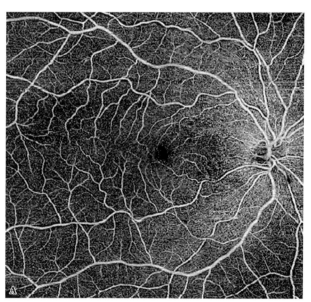
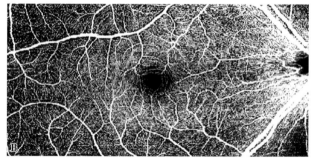

图 16-2 扫描次数与成像质量
A、B 均为同时检测振幅和相位的 OCTA 扫描设备；A. SS-OCTA 中同一位置 OCT 扫描次数低，视网膜毛细血管图像不清晰，但成像速度较快；B. SD-OCTA 中增加同一位置 OCT 扫描次数，毛细血管细节分辨率提升，但成像速度下降

图点评：增加同一位置的 B 扫描次数和轴向分辨率决定 OCTA 图像质量，这也是高清断层 OCTA 的理论基础。

- 与 SD-OCTA 相比，SS-OCTA 能够更好显示整个脉络膜新生血管范围。目前，多种算法应用于移动血流的检测，包括振幅相关、相位相关以及两者的结合。
- 这里提到的血流扫描仅指比较同一位置上 OCT 图像的差异，与多普勒频域 OCT 技术（Doppler fourier-domain optical coherence tomography, ODT）不同，OCTA 并非真正扫描每个红细胞。

- 自适光技术，如自适光激光扫描检眼镜（adaptive optics scanning laser ophthalmoscope，AO-SLO）同样可以显示视网膜血管，原理较为复杂，与 OCTA 和 ODT 均不同。简而言之，AO-SLO 既可显示视锥细胞和神经纤维等眼底微细结构，又可检测视网膜各级血管内流动的红细胞，处于光路中的红细胞由于含有血红蛋白，会阻止扫描光线到达光感受器层，而白细胞在光路中相对透明。AO-SLO 的光学分辨率高达 5μm，其清晰度优于 OCTA。
- 从扫描部位上看，OCTA 不仅可以应用于视网膜各层和脉络膜毛细血管层，同样可以应用其他层次或部位病灶的血流信号扫描，如脉络膜中大血管层、视盘筛板以及玻璃体等（图 16-3）。

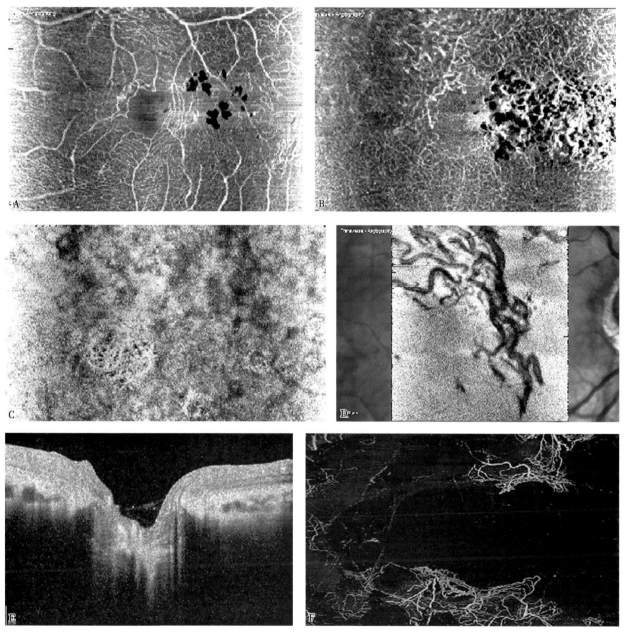

图 16-3　OCTA 扫描部位

A. MacTel 患眼 SCP 层 En Face 图像；B. MacTel 患眼 DCP 层 En Face 图像；C. RPE 萎缩患者脉络膜毛细血管层 En Face 图像；D. 脉络膜中大血管层 En Face 图像；E. 视盘筛板 OCTA 的 B 扫描图像；F. 玻璃体新生血管的 OCTA 扫描 En Face 图像

图点评：以病灶为中心，进行 OCTA 成像。

- 与传统血管造影比较，OCTA 既有优势，亦有不足。
  - OCTA 无法显示染料积存，如传统造影过程中的渗漏，池染等。因此 OCTA 无法准确评估 CNV 的活性，也无法通过染料渗漏鉴别糖尿病视网膜病变中的 IRMA 和视网膜新生血管病灶。
  - OCTA 扫描图像采集过程，血管组织光学重建的某些物理特征，均会导致特定的伪影产生。
  - 传统 FFA 造影有一个重要的缺陷，即无法对整个视网膜毛细血管系统成像，也无法直接显示新生血管，仅能依赖于间接线索，如液体积存或渗漏。相反，OCTA 可以观察到视网膜和脉络膜血管的病理生理特征（图 16-4）。

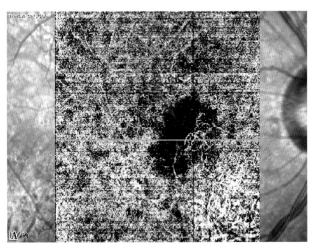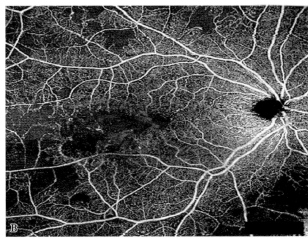

图 16-4　脉络膜视网膜血管的病理生理特征

在没有染料渗漏的影响下，OCTA 可以更加清晰显示 CNV 形态（A）和其周围脉络膜毛细血管萎缩区（A. 红色箭头），也可以更好地识别视网膜无灌注区（B）

图点评：OCTA 虽然无法通过染料渗漏判断病灶活动性，但却可以不受染料渗漏的影响，进而清晰观察 CNV 和无灌注区。

- 由于 SD-OCT 和 SS-OCT 固有复杂性，诸多报道提示 OCTA 在成像过程产生伪影，需要认真解读。影响成像质量因素包括患者配合程度，获得高分辨率图像的时间消耗情况，上方血流引起的投射伪影导致深层视网膜血管网难以解读，全身血液循环引起的流体整体运动及相对于 OCT 设备的任何组织运动等。
- 目前，最新的 OCTA 均具备了去投影功能，一定程度上减轻了伪影对于疾病诊断的干扰。我们在解读 OCTA 图像时常常会遇到一些困惑，尤其是在脉络膜血流解读上，有些血流呈现高信号、而有些则呈现低信号（图 16-5）。
- 需要特别注意的是目前尚无评估 OCTA 图像的统一标准，新的临床治疗终点与指征均需数个大规模的临床试验建立。尤其是 OCTA 中脉络膜血流不同信号的理解与解读仍存争议。
- 本章旨在探索和总结脉络膜血流信号特征及影响因素。

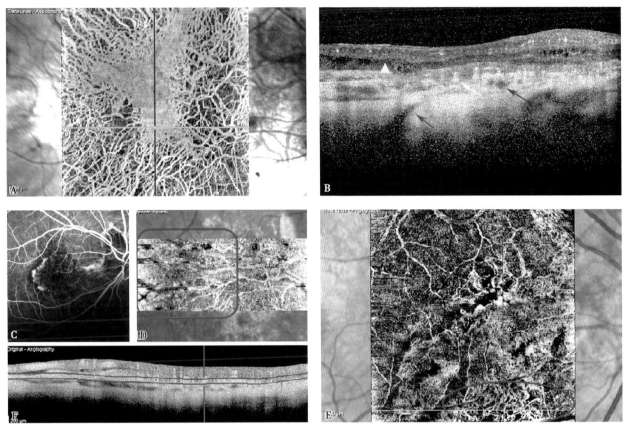

图 16-5　脉络膜血流信号

A. RPE 萎缩患眼可见大量高亮的脉络膜粗大血流信号；B. 湿性 AMD 患眼，CNV 处血流为高信号（黄色箭头所示），而其他脉络膜血流则为低信号（红色箭头所示），CNV 旁可见 ORT 结构（黄色三角所示）；C. CNV 的 FFA 图像；D. 与 C 相同患者的 OCTA 图像，提示部分 CNV 血流为高信号，部分则为低信号（红色方框所示）；E. 血管条纹征患眼继发 CNV（红色椭圆区域）的 OCTA 图像；F. 患眼 OCTA 的 B 扫描图像，我们注意到 CNV 处血流信号为高信号，而脉络膜中大血管则为低信号

　　图点评：根据 OCTA 的成像原理，正确认识和解读 OCTA 中高信号血流和低信号血流。

扫描激光穿透深度与视网膜色素上皮的遮蔽作用

- 由于致密的脉络膜毛细血管和 RPE 会造成扫描激光的散射与衰减，因此无论是 SD-OCT 还是 SS-OCT，脉络膜成像均是一个挑战。
- OCTA 作为一种与扫描深度相关的检查，需要仔细进行轴向分层来确保血流灌注图像相关重要数据的保存，同时避免产生重叠成像，重叠成像在染料血管造影（如 FFA）中较为典型。
- 在一些 RPE 萎缩的病例中，由于 RPE 的遮蔽作用减弱，脉络膜致密毛细血管网消失，扫描激光的穿透深度增加，导致脉络膜大血管信号增强（图 16-6～图 16-8）。
- 而 SS-OCTA，基于更长扫描激光波长，可获得更优质稳定的信号，进而实现更好的脉络膜成像。

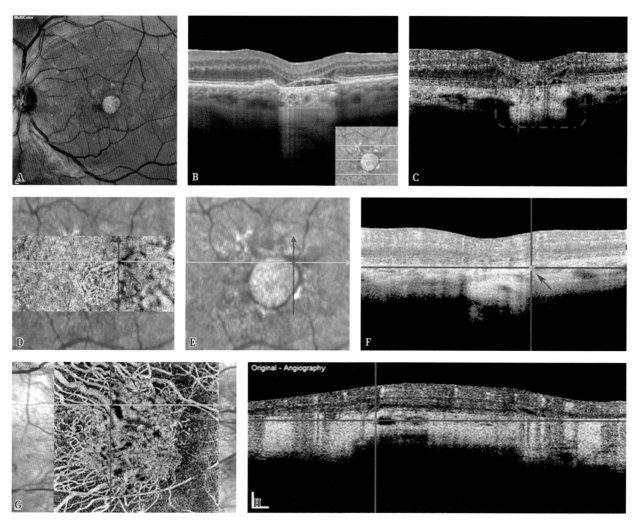

图 16-6 RPE 萎缩患者，扫描激光穿透深度增加

A. 炫彩图像显示中心凹下圆形 RPE 萎缩区域；B. SD-OCT 提示外层视网膜塌陷，脉络膜毛细血管及 RPE 萎缩，图像穿透力增强（插图显示 OCT 扫描方向）；C. 在图 B 相同位置上的断面 OCTA 检查证实了脉络膜毛细血管萎缩和增强的脉络膜深部血管网（红色虚线方框所示）；D. En Face OCTA 显示暗信号脉络膜血流，归因于 RPE 和脉络膜毛细血管的遮蔽作用（红色箭头所示）；E. 红外图像同样提示在萎缩边缘存在一个亮暗信号过渡区；F. 同一位置上断面 OCTA 显示低信号的环形光晕（红色箭头所示）；G. 另一 RPE 萎缩病人 En Face OCTA 图像显示高信号脉络膜血流图像和一个低信号强度的环形光晕；H. 然而对应的断面 OCTA 图像证实低信号强度的光晕处并没有 RPE 遮蔽效应，因此需要通过其他机制进行解读

图点评：RPE 和脉络膜毛细血管萎缩后，遮蔽作用消失，脉络膜血管呈现高亮信号。

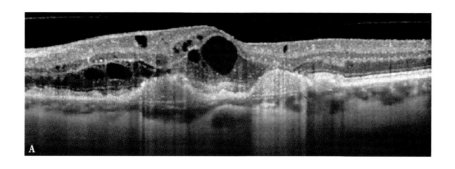

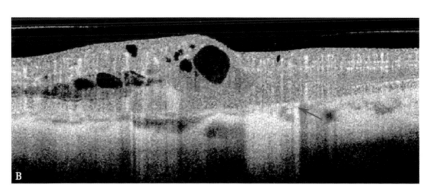

图 16-7　弹性纤维假黄瘤（pseudoxanthoma elasticum，PXE）患眼 OCT（A）和 OCTA（B）的 B 扫描图像

A. 可见 RPE 部分萎缩，脉络膜透见增强（红色箭头所示）；B. 相同位置，脉络膜血流信号增强（红色箭头所示）

图点评：OCT 读片过程中，通过脉络膜成像增强可以判断上方 RPE 萎缩，OCTA 基于结构 OCT，因此具有类似的特征。

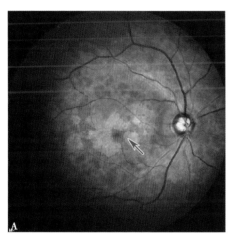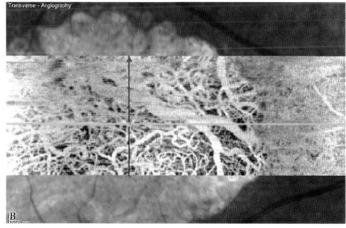

图 16-8　干性 AMD 地图样萎缩患者

A. 炫彩图像上可见边界清晰的地图样萎缩病灶（红色箭头所示）；B. OCTA 图像上可见 RPE 萎缩区域脉络膜血流呈高信号

图点评：地图样萎缩患眼同时伴随 RPE 和脉络膜毛细血管萎缩，与 Stargardt 病不同。

扫描激光与血流的方向关系及血流强度

- OCTA，基于结构 OCT 数据源，成像过程中涉及 OCT 信号的振幅、相位或者两者混合因素。
- OCTA 的一个固有特点就是扫描激光的相干性。
- 眼内组织或血流与扫描激光的角度关系影响最终信号的强度。
- SD-OCT 也具有这个共同特征。例如，SD-OCT 中 INL、ONL 及 IS/OS 均呈暗区。
- 通常情况下，血细胞趋向于沿着与 OCT 光束垂直方向运动，进而形成 OCTA 图像。然而，如果在视盘和黄斑区域，血流或组织分布与扫描激光方向平行，OCT 和 OCTA 上则均呈暗信号（图 16-9）。
- OCT/OCTA 的这一现象与多普勒频域 OCT 技术相反，在 ODT 中，物体辐射的波长因为光源和观测者的相对运动而产生变化。在运动的波源前面，波被压缩，波长变短，频率变高，即为蓝移现象（blue shift）。

如果物体在运动的波源后面,则会产生相反的效应,波长变长,频率降低,即为红移现象(red shift),即在平行扫描光的方向上血流产生最大或最小速度,而当垂直扫描光方向的时候将无法检测到血流。

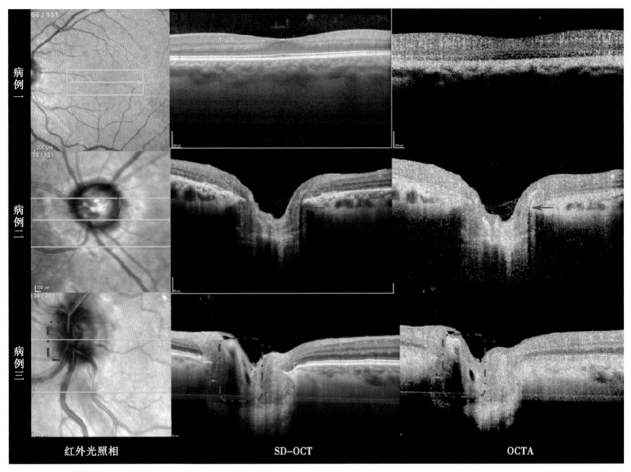

图 16-9　血流与扫描激光方向

由于扫描激光的相干效应,无论是在 SD-OCT 还是 OCTA 中,视网膜内核层、外核层以及光感受器的内外节均显示为暗信号。同样,如果血流平行于扫描激光方向,比如在视盘区域,则血流在 OCT 和 OCTA 上均为暗信号(红色箭头和红点方框所示)

图点评:OCTA 基于结构性 OCT,也具有相干性,这一点与 ODT 不同。

- 在 OCTA 成像中,无论血流速度如何,高于给定阈值的去相关信号均会产生高亮像素,表示血流情况。相反,静止组织常伴随较低的去相关信号,表现为低暗像素。如果进一步的血流速度增加也无法带来像素亮度增加,则提示信号饱和。
- 除此之外,给定阈值下的慢速血流也将显示为低暗像素,这样的血管将会表现为消失状态,即使血管就在那里。因此,脉络膜血流有可能表现为暗区,因为其强度并未达到目前 OCTA 设备的检测阈值。

可检测的局部血流流速范围

- OCTA 仅能评价有限动态速度范围内的血流。OCTA 可以检测血流的能力被限定于一定的血流速度范围(最低 0.5～2mm/s;饱和 9mm/s)。可检测到的最慢血流取决于两个 OCT B 扫描序列的时间间隔,如果病灶在可检测最慢血流之下,则其在 OCTA 中无法显示。如果增加两个 OCT B 扫描序列的时间间隔，去相关信号对于慢速血流的敏感度则会增加。因此，在解读 OCTA 图像时，我们需要考虑上述原则。

● 脉络膜血流中的暗信号可能与该区域的不同血流流速相关。血流速率主要取决于红细胞的流速，有报道显示老鼠脉络膜毛细血管中的红细胞流速比视网膜内层毛细血管中的流速低 4 倍，这一结果可归因于脉络膜毛细血管缺乏线性血管节段、毛细血管直角处异常的脉络膜微血管分布和椭圆形的毛细血管管腔。脉络膜毛细血管和脉络膜微血管系统中血流流速偶尔可能太慢而无法产生去相关信号，在某些情况下妨碍了微小血管在 OCTA 中的成像（图 16-10）。

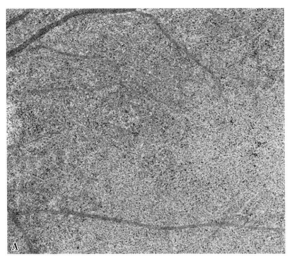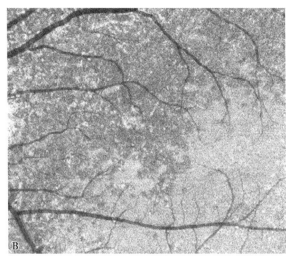

图 16-10　OCTA 中脉络膜毛细血管信号增强与减弱

相互对应的 En Face 图像，A 为 OCTA，B 为 SS-OCT，与高信号区域相比，A 和 B 左侧暗区提示脉络膜毛细血管血流速度降低，局部脉络膜萎缩

图点评：SS-OCTA 因其较长的扫描波长，每秒 10 万次的 A 扫描，能够更好地呈现脉络膜毛细血管血流特征

● 视网膜和脉络膜中小血管和大血管血流速度关系正好相反。

　　■ Bhutto 等发现脉络膜血流速度高于视网膜。然而有趣的是脉络膜大血管呈现低信号暗区，而脉络膜基质则表现为高信号亮区（图 16-11）。

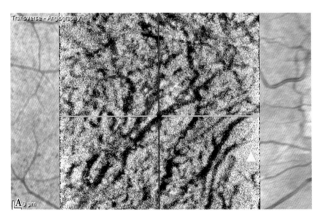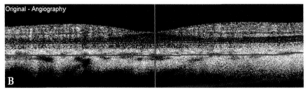

图 16-11　脉络膜中层血流信号

A. En Face OCTA 显示高速血流和边缘冲刷伪影造成的条索样脉络膜血流低信号（红色箭头所示），而基质去相关信号造成了脉络膜基质高反射（黄色三角所示）；B. 断面 OCTA 证实血流为低强度信号的光晕及 En Face OCTA 成像平面

图点评：目前对于脉络膜基质高 OCTA 信号的正确解读仍存争议，依然在探讨之中。

- 这一现象可能与高速血流导致的边缘冲刷伪影相关,而真正血流则超出了目前成像系统所能检测的速度范围(图16-12)。
- 此外,高亮的脉络膜基质可能归因于基质去相关信号,该信号来源于基质组织内部的运动物质,而并非上方脉络膜毛细血管的投射伪影(图16-13)。

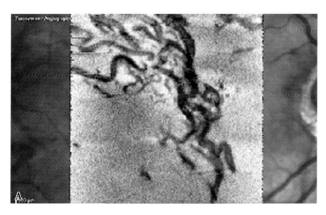
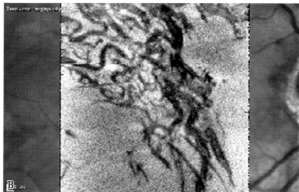
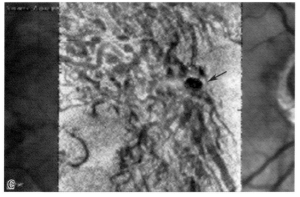

图16-12 不同层次脉络膜血流 OCTA 图像(从深到浅:A,B,C)

脉络膜中大血管因流速过快,而无法被 OCTA 设备检测到,表现为低信号,其中图 C 中红色箭头所示类圆形低血流信号,分析原因为血流方向和 OCTA 扫描方向平行所致

图点评:在解读脉络膜血流信号时应根据具体情况具体分析,避免以偏概全。

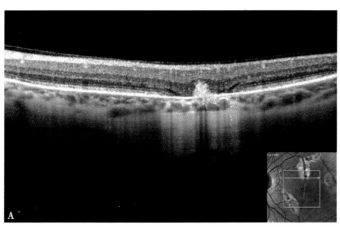
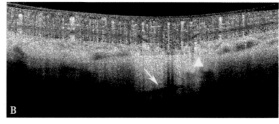

图16-13 PXE 患眼脉络膜成像

A. OCT 可见脉络膜破裂处 RPE 萎缩及其上方瘢痕样病灶;B. OCTA 可见脉络膜基质高信号(黄色三角所示),而下方巩膜进入脉络膜血管则为低信号(黄色箭头所示);插图为 OCT、OCTA 扫描位置

图点评:睫状后短动脉从巩膜进入脉络膜,具有更快的血流速度,同样表现为低信号。

● OCTA 无法评价血管的通透性，因为造影过程中的渗漏是一种弥散过程，而非流体整体运动现象。该弥散过程已经超过设备能够检测的最慢速度。此外，弥散过程中运动物体方向杂乱无序，不能形成统一的血流信号。

● 但有学者利用 OCTA 观察到了视网膜囊样水肿中的丁达尔运动现象。

● 有趣的是，OCTA 获取的图像并不受渗漏影响变得模糊不清，能够清晰显示受累的血管组织，这也是 OCTA 优于传统血管造影的一个方面。然而，OCTA 也有可能遗漏微血管瘤或纤维化的脉络膜新生血管中的低速血流。

● PCV 同样在 OCTA 中产生低信号的异常脉络膜血管图像。在 OCTA 中正确定义脉络膜毛细血管层之后，就可显示出 PCV 的分支血管网，表现为高血流病灶。

● 然而，对于息肉的成像存在一定差异，在少数病例中息肉表现为圆形高血流结构，周围为低强度光晕（图 16-14），而在大部分病例中息肉表现低血流结构（图 16-15）。

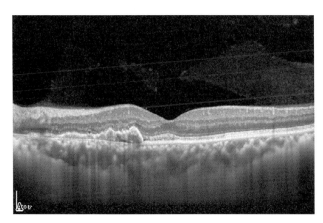
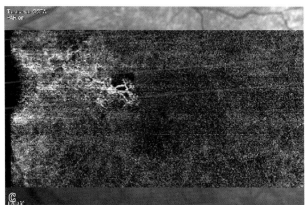
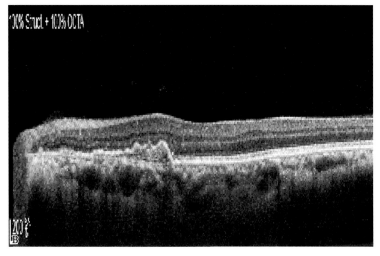
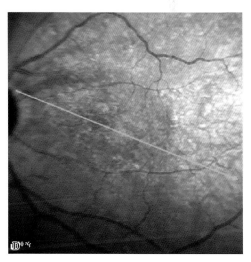

图 16-14　黄斑部 PCV

A. 结构 OCT 提示中心凹旁 RPE 双层征；B. OCTA（B 扫描）提示 RPE 隆起下血流信号；C. OCTA（En Face）显示 PCV 病灶中 BVN 和息肉改变（红色箭头所示）；D. 绿色箭示结构 OCT 扫描方向

图点评：BVN 在 OCTA 中有较高的检出率，通过手动调节扫描层次，部分患者可以显示出息肉病灶。

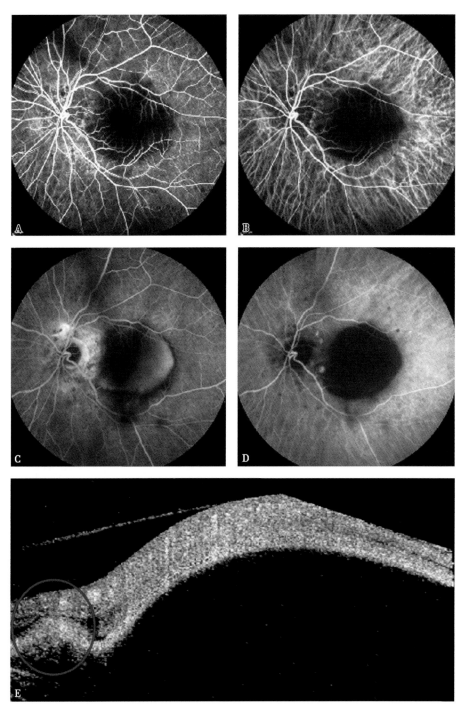

图 16-15　PCV 患眼

早期 FFA（A）和 ICGA（B）图像均可见黄斑部视网膜下荧光遮蔽，造影晚期 FFA 中（C）可见黄斑部 PED
内染料积存，而 ICGA 中（D）始终表现为遮蔽荧光，鼻侧可见息肉病灶，OCTA 图像 B 扫描中（E）息肉处
并未见内部血流，而 RPE 中却出现血流信号（红圈所示），我们考虑是上方视网膜血流造成的投射伪影

　　图点评：部分患者仅在 RPE 上出现血流信号，一方面是上方血管投射伪影，另一方面有可能是息肉
处 RPE 反光较强，加上呼吸运动造成的伪影。

● 与分支血管网不同，息肉表现为类圆形低血流信号恰恰反映了息肉病灶内部异常血流状态。非常明确
　的是息肉内无信号并不代表无血流，但是提示息肉内血流并未在 OCTA 设备检测范围之内（图 16-16），

例如,息肉内增强或降低的血流,伴随着不同的血流方向,形成湍流,直接导致血管结构不显影,这与我们上面讨论的内容一致。

- 有报道发现脉络膜血流流速高于视网膜血流,而且从血流动力学角度讲,PCV 源于脉络膜新生血管,目前有学者将 PCV 归为脉络膜肥厚谱系疾病的一个亚型,并定义为伴有动脉瘤的 I 型 CNV。因此,息肉内血流原则上是高速的,然而吲哚青绿造影显示在造影早期,息肉并未快速充盈。

- 因此,笔者推测息肉未在 OCTA 信号中显像可能由于息肉内血流的湍流状态,或者基于如下事实,即血流循环仅位于动脉瘤样扩张的周边部,与上面讨论的高速血流导致的边缘冲刷伪影基本一致。这与 RAP 病变不同,RAP 病灶在 OCTA 显示为高亮的血流信号(图 16-17)。

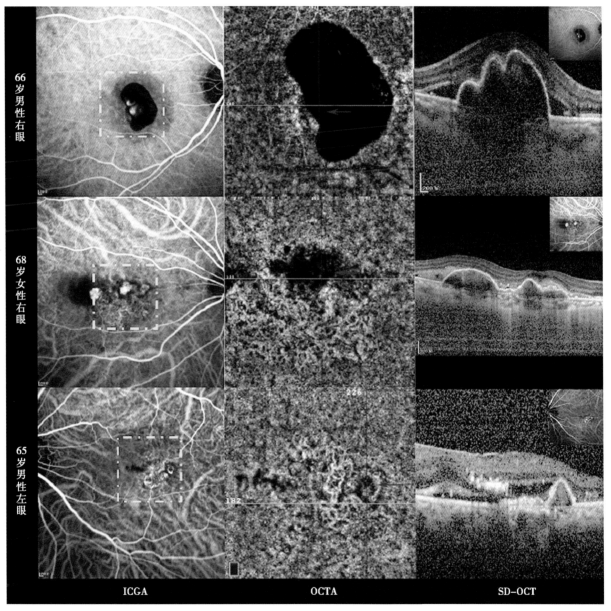

图 16-16　OCTA 中 PCV 的图像特征

与脉络膜分支血管网图像不同,由于息肉内异常血流造成 OCTA 中息肉成像类圆形低信号(红色箭头所示),提示息肉内血流超出了 OCTA 设备检测范围(吲哚青绿造影中黄色虚线方框提示 OCTA 检测范围;SD-OCT 提示 RPE 脱离和双轨征;左边为患者基本信息)

图点评：部分病例即使通过调整扫描层次依然无法找到息肉病灶，可能归因于息肉内血流的湍流状态，或息肉处血流循环仅位于动脉瘤样扩张的周边部，即边缘冲刷伪影。

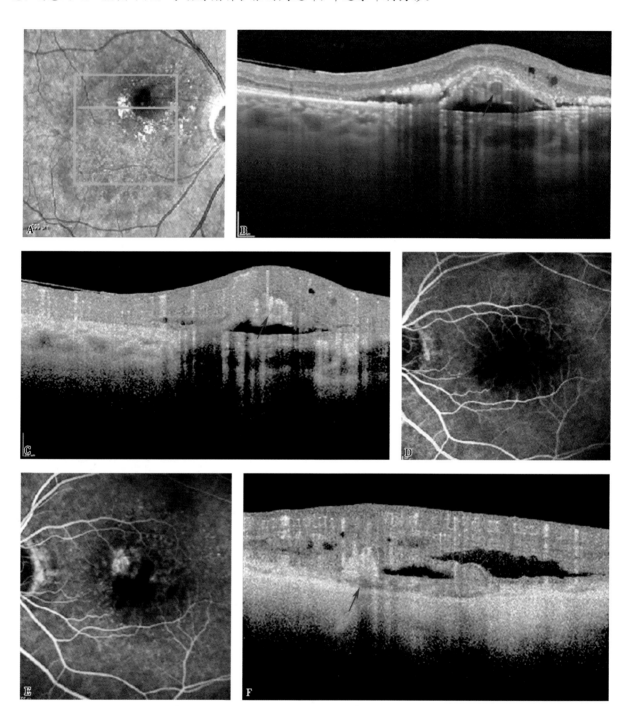

图 16-17　PCV 与 RAP 在 OCTA 中的差异

A. PCV 患眼 B 扫描 OCT 与 OCTA 位置；B. A 患者的结构 OCT 扫描，RPE 脱离下方可见类圆形中心等信号，边界高反射的图像，为息肉病灶（红色箭头所示）；C. A 患者的血流 OCT 扫描，息肉病灶仅边缘可见高亮的血流信号（红色箭头所示），高速血流导致的边缘冲刷伪影及呼吸和循环血流波动均可导致上述现象；D. RAP 患眼 FFA 早期；E. D 患者 FFA 晚期可见黄斑部无源性渗漏；F. OCTA 可见 FFA 渗漏处视网膜与脉络膜血管吻合的血流信号（红色箭头所示），与 C 图 PCV 中息肉所表现的中心低信号、边缘高血流信号迥然不同

图点评：通过 OCTA 区分 PCV 和 RAP 不同的影像学特征。

- 如果息肉内出现强信号则提示存在快速血流或病灶活动性增强。Miura 等利用合成的 ODT 中 B 扫描图像观察到息肉病灶内血流，以及在抗 VEGF 或 PDT 治疗后，由于血栓导致血管壁阻塞或者血管壁透明样变，该血流减弱或消失。
- 血流敏感度受限于无规则眼球运动、扫描间期、图像处理技术和设置的血流阈值。SS-OCT 拥有更长的扫描波长，具有较深的信号穿透力，同时减少了血流流速相关的干涉条纹冲刷伪影，因此可以获得脉络膜优质图像。

萎缩区域周围的血管系统变得突出

- 脉络膜毛细血管网包括解剖和功能的脉络膜小叶结构，在后极部排列紧密，以至于很难识别毛细血管管腔的清晰边界。除此之外，由于具有相同层析图像外观，内层脉络膜的小动脉或小静脉末端也无法跟脉络膜毛细血管区分开。致密毛细血管层会造成扫描激光散射或衰减。
- 因此，无论是 SD-OCT 或者 SS-OCT，在记录脉络膜方面均比较困难。
- 而且，一项关于正常人眼的形态学研究显示，在不伴有退行性疾病的情况下，随年龄增加，脉络膜毛细血管密度减低。
- 笔者推测在邻近的血管结构和脉络膜基质发生萎缩后，与相对暗的背景相比，残留的微小血管变得明显，边界清晰（图 16-18）。

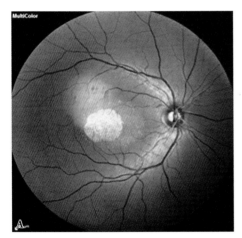
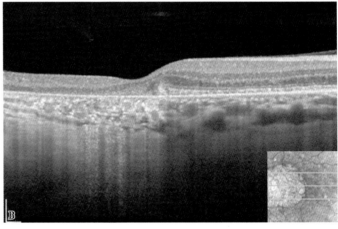
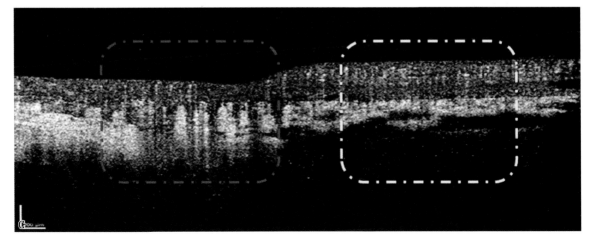

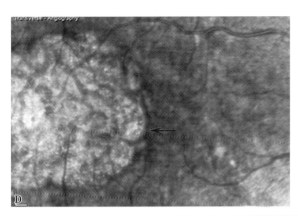
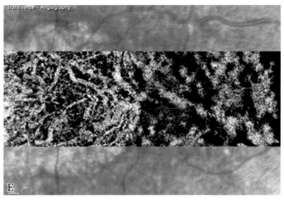

图 16-18 外层视网膜萎缩患者的 OCTA 图像

A. 炫彩图像显示黄斑部通透性增强的圆形高反射区域，提示 RPE 萎缩；B. SD-OCT 显示 RPE 萎缩区域脉络膜图像增强（插图为 OCT 扫描方向）；C. 对应断面 OCTA 图像证实，在相邻脉络膜组织萎缩后，与相对较暗的背景比较，残留细小血管变得边界清晰（红色虚线方框区域），而在正常组织范围内则无上述表现（黄色虚线方框区域）；D. 红外图像显示萎缩区与正常区域的边界；E. En Face OCTA 提示在正常 RPE 下方由于遮蔽作用造成的低强度光晕及连续的脉络膜血管高信号（D 和 E 中的红色箭头）

图点评：相邻血管或非血管组织的萎缩，使残存下来的血流信号得到凸显。

扫描激光信号吸收与无反射

- 当光线通过血管时会发生反射、折射及吸收现象。OCTA 就是利用移动血细胞反射回来的信号进行成像。
- 当入射光通过移动的血流，但是并未被血细胞反射，此时 OCTA 获得的图像应该来自血流下面组织的反射信号。
- 因此，如果扫描激光穿透脉络膜血管，但未成功反射信号，或者反射信号被上方血管和组织吸收，那么，脉络膜血管在 OCTA 图像中将呈现暗区。

伪 影

- 最近 Bukowska 等将 OCTA 相关伪影分为运动、边缘冲刷、去相关投射、遮蔽与去遮蔽（图 16-19）以及基质去相关信号等；笔者认为脉络膜血流中的暗信号同样受到伪影影响。

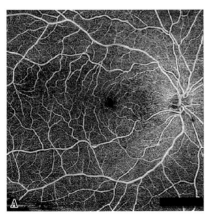
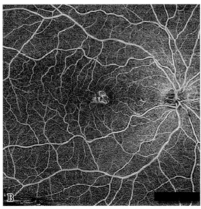
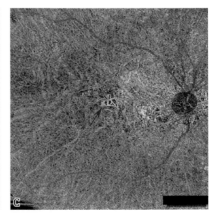

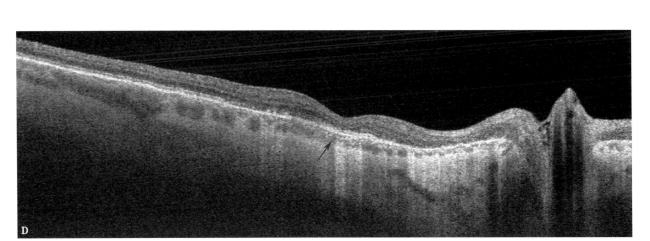

图 16-19　遮蔽与去遮蔽伪影

A. SS-OCTA 中浅层毛细血管丛（superficial capillary plexus，SCP）层次可见基本正常视网膜血流结构；B. 当观察层次改变为全层视网膜时可见黄斑中心凹处类似"CNV"样血流信号（红色箭头所示）；C. 当观察层次变为脉络膜毛细血管层（choriocapillaris，CC）和 RPE 层时我们发现该处类似"CNV"样血流信号其实是由于 RPE 和 CC 萎缩后造成的脉络膜中血管透见增强造成的（红色箭头所示）；D. SS-OCT 提示该处 RPE 和 CC 层萎缩（红色箭头所示）

　　图点评：在解读 OCTA 图像时须结合结构性 OCT，实现对病灶的准确判断。

- 如果运动发生在轴向上，比如呼吸或动脉搏动，整个 OCT 体积扫描将被反复移位，以至于产生足够的去相关信号，造成血流改变的假象。
- 但是如果 OCTA 体积扫描中每一帧图像的轴向分辨率均较低，就不容易受到血流搏动造成眼球轴向运动伪影的影响。
- 由于扫视造成的眼球横向运动可引起 OCTA 图像的横向错位，在 En Face 图像中产生白色条纹伪影，后引起部分图像转移和间隙缺陷伪影，导致脉络膜血管变暗。
- 血细胞通常趋向于沿着 OCT 扫描激光垂直方向运动，与之相反，眼底血流搏动常发生在轴向位上。而 OCT 设备的分辨率通常是不对称的，一般来讲轴向分辨率较横向分辨率高出 3 至 5 倍，导致设备对轴向运动更敏感。
- 如果病人在检查过程中反复改变固视点，那么分析软件就有可能将这一运动误认为血流，而其他的血流反而被遗漏掉，这也可能是 OCTA 中脉络膜血流部分呈现暗信号的原因之一。
- 软件在校正眼球运动时也会产生绗缝（棋盘）缺陷伪影，在不同方向上发生扫视运动，造成直线样的图像扭曲、移位伪影，以及拉伸伪影，这些均有可能造成脉络膜血流暗信号和异常信号产生。
- 因此，对于 OCTA 中局灶性脉络膜毛细血管缺失的相关解读有多种，包括真实的脉络膜毛细血管萎缩、血管完全消失、血流减低或者是 OCT 图像获取过程中的简单伪影、眼球的内在特征、眼球运动、图像获取过程和显示方式等。
- 此外，重复 B 扫描中，无意识眼球运动造成的位移可以被两个相邻 B 扫描图像间的二维交叉互联（two-dimensional cross-correlation）代偿。

小　　结

- OCTA 中脉络膜血流成像涉及诸多因素。
- 为了更加准确全面解读 OCTA 中脉络膜血流，笔者建议需同时考虑如下影响因素：

- 扫描激光的穿透深度和 RPE 的遮蔽效应；
- 扫描激光与血流的角度位置关系以及血流强度；
- 局部可检测血流流速范围；
- 周边部萎缩组织影响；
- 上方血管对于扫描激光反射信号的吸收作用等。

（华 瑞）

参 考 文 献

HUA R，WANG H. Dark Signals in the Choroidal Vasculature on Optical Coherence Tomography Angiography：An Artefact or Not?J Ophthalmol，2017，2017：5498125.

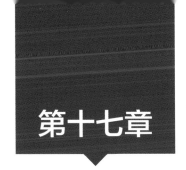

第十七章

相干光断层扫描血流成像的临床应用
The Clinical Application of Optical Coherence Tomography Angiography

- 上一章我们已经详细探讨了 OCTA 的成像原理与图像影响因素,本章我们将利用临床实际病例来进一步解读 OCTA 图像,并深入理解 OCTA 的优势。
- 目前商业化的 OCTA 包括 SD-OCTA 和 SS-OCTA 设备,两者分别基于结构 OCT,即 SD-OCT 和 SS-OCT,两者均采用了频域 OCT 技术。
- 事实上两者具有优势和劣势。SS-OCT 以其扫描速度快,扫描波长长等特点,可以在短时间内获取深层次大范围的 OCTA 图像。然而,也有报道称目前最快速商用 OCT,约为 250 000A 扫描 /s,依然采用的是 SD-OCT 技术。
- SS-OCT/OCTA 波长更长,可以观察到脉络膜下和巩膜结构,然而 SD-OCT/OCTA 利用 EDI 技术,同样可以清晰观察到上述结构。由于 SS-OCTA 使用的扫描波长较长,会被玻璃体内液体吸收,使能量信号减弱(图 17-1)。

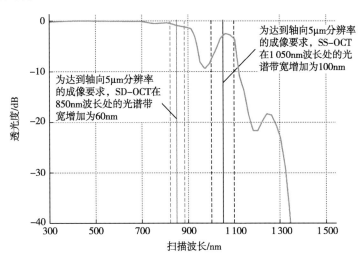

图 17-1　假定眼轴为 24mm,眼内仅有液体对 OCT 扫描光吸收,图中蓝线即表示为 OCT 扫描光在眼内衰减曲线
典型的 SD-OCT 系统中心扫描波长为 850nm(红线所示),而 SS-OCT 系统则为 1 050nm。点状虚线表示 OCT 在到达 5μm 轴向分辨率时的扫描频谱带宽。眼内液体的最大吸收峰出现在 1 000nm 和 1 100nm 之间,1 050nm 波长的扫描激光在眼内的衰减较 850nm 严重

　图点评:虽然 SD-OCT 和 SS-OCT 的扫描波长均避开了眼内液体最大吸收峰,然而 SS-OCT 的衰减更为严重。

- 目前商用的 SS-OCT/OCTA 每秒 A 扫描可到 10 万次,然后部分 SD-OCT/OCTA 设备亦可达 8 万次。

- 在玻璃体成像方面，SS-OCT/OCTA 利用大景深可观察到玻璃体内结构，SD-OCT/OCTA 利用增强玻璃体成像技术（enhanced vitreous imaging，EVI）同样可获得清晰的玻璃体内结构与异常血流图像。
- 至于血流图像分辨率，很大程度取决于同一位置重复 OCT 的次数。因此，SD-OCTA 和 SS-OCTA 在临床应用中均具有优势。

  下面根据临床具体病例进行分析。
- 视网膜无灌注区的 OCTA 图像特征（图 17-2、图 17-3）。

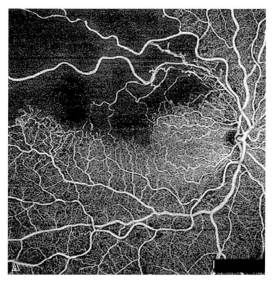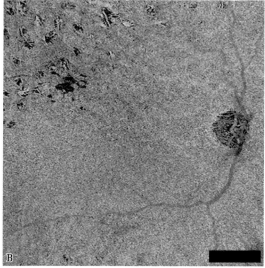

图 17-2　BRVO 患眼的 SS-OCTA 图像特征

A. 12mm×12mm SS-OCTA 可见右眼颞上视网膜大片无灌注区，累及黄斑，黄斑拱环破坏，部分侧支循环建立；B. 同一患者脉络膜毛细血管层次可见少量激光斑

图点评：与 FFA 相比，SS-OCTA 在快速无创检测视网膜无灌注区方面具有显著优势。

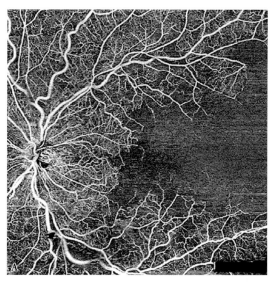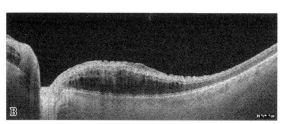

图 17-3　左眼 CRVO 患眼的 SS-OCTA 成像

A. 左眼后极部 12mm×12mm 浅层 SS-OCTA 成像可见颞侧黄斑大范围无灌注区；B. 水平 SS-OCT 可见黄斑水肿

图点评：SS-OCTA 由于其扫描速度快、分辨率提高，可以在短时间内获取后极部 12mm×12mm 范围的血流图像，在无创检测毛细血管无灌注区方面具有优势。

● CNV 与 AMD 的 OCTA 成像特征（图 17-4～图 17-15）。

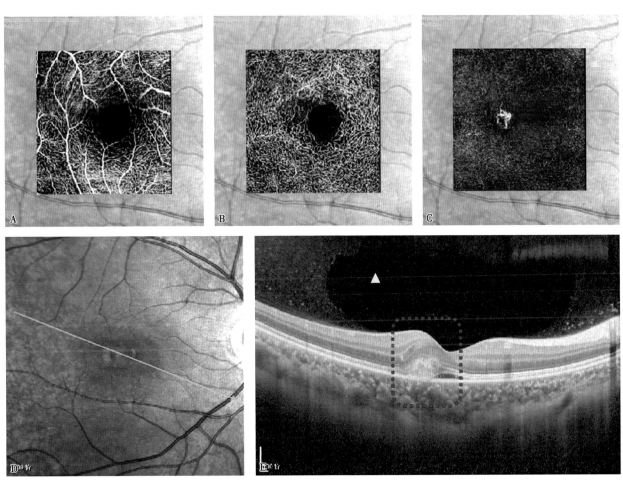

图 17-4 23 岁女性，右眼特发性 CNV

A. 3mm×3mm SD-OCTA 可见黄斑中心凹处浅层血流形态大致正常；B. 3mm×3mm SD-OCTA 可见黄斑中心凹处深层血流形态大致正常；C. 3mm×3mm SD-OCTA 可见黄斑中心凹处无血管区层面异常血流信号；D. 右眼黄斑部 NIR 成像可见中心凹旁反光增强（图中绿色箭头为图 E 中 OCT 扫描方向）；E. 利用 Full depth Imaging 技术的 SD-OCT 提示中心凹旁视网膜下纤维血管性渗出（红色虚线方框所示），此外，后部皮质前玻璃体囊袋样结构（黄色三角所示）和巩膜亦清晰可见

图点评：OCTA 在无血管区层次发现异常血流信号常常提示Ⅱ型 CNV。此外，利用 Full depth Imaging 技术，SD-OCT 亦可实现大景深与强穿透力，能够同时对玻璃体、视网膜、脉络膜和巩膜进行成像。

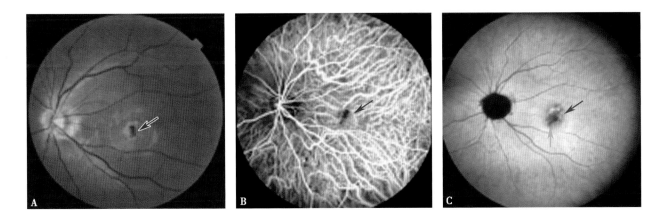

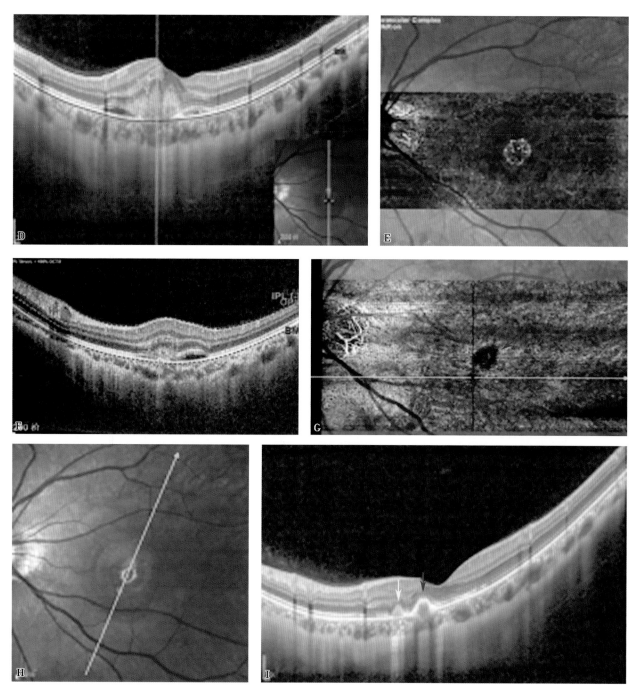

图 17-5 28 岁女性双眼高度近视，左眼视物不清伴视物变形 5 天，右眼最佳矫正视力为 48/60，左眼最佳矫正视力为 6/60，双眼眼压及眼前节正常

A. 眼底照相可见左眼中心凹处黄斑下出血（红色箭头所示），周围可见轻度浆液性黄斑脱离；B. 中期 ICGA 可见左眼黄斑中心斑片样遮蔽荧光（红色箭头所示）；C. ICGA 反转期仍可见黄斑部斑片样遮蔽荧光（红色箭头所示），以及鼻下方圆形斑点状病灶（绿色箭头所示）；D. EDI-OCT 可见中心凹隆起，下方可见纤维血管性渗出（插图为 EDI-OCT 扫描方向）；E. 相应地 OCTA 可见黄斑中心凹处 CNV 血流信号（红色箭头所示）；F. 水平方向 B 扫描 OCTA 可见浆液性黄斑脱离下方微小 RPE 波浪样外观（绿色箭头所示），该处与图 C 中圆形弱荧光暗点对应；G. 3 次抗 VEGF 治疗后 OCTA 显示原有 CNV 萎缩（红色箭头所示），图中绿线与蓝线交叉处标记为圆形暗区，与图 F 中绿色箭头标记区域一致；H. NIR 图像中绿线提示图 I 中 EDI-OCT 扫描方向，经过中心凹下 CNV 及其邻近的局部病灶；I. 治疗后 EDI-OCT 可见中心凹下 RPE 隆起（红色箭头所示），亦可见邻近的局灶性中等反射信号，下方脉络膜透见增强（黄色箭头所示）

　　图点评：在临床中我们需要细心鉴别高度近视继发 CNV 和近视伴发的 CNV。前者为病理性近视视

网膜病变的一个亚型,而后者则有可能为近视眼伴发 PIC 等炎症继发炎症性 CNV。本例中基线时 CNV 旁即为 PIC 病灶Ⅱ期,治疗后 PIC 病灶变为Ⅲ期。传统 FFA 能够诊断近视相关性 CNV,然后其在 PIC 和 CNV 病灶中均表现为染料渗漏。因此,OCTA 在评价上述病灶方面具有一定优势。

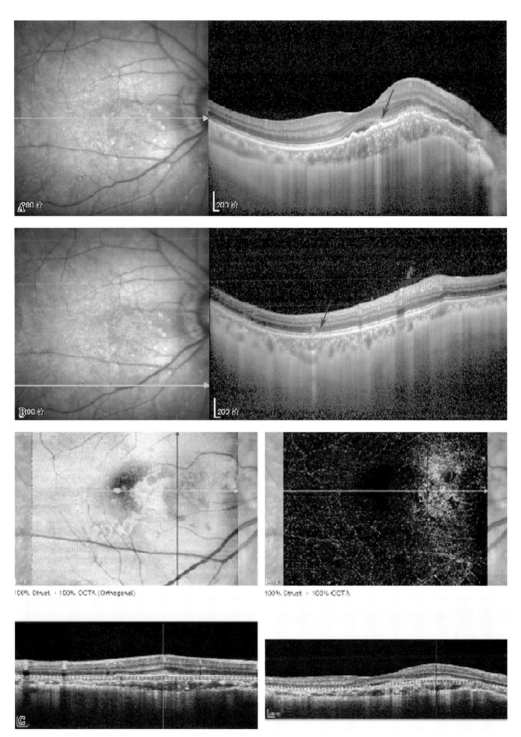

图 17-6 32 岁女性患者右眼 PIC 继发 CNV

A. 右眼经中心凹水平 EDI-OCT 可见视网膜下积液,RPE 呈波浪样外观,部分 RPE 萎缩,脉络膜透见增强;B. 经过颞下血管弓水平 EDI-OCT 可见 PIC 病灶Ⅲ期(红色箭头所示);C. SD-OCTA 图像上中心凹旁 RPE 波浪样外观处可见 CNV 血流信号(红色箭头所示)

图点评：PIC 患眼常继发 CNV，在进行 PIC 病灶和 CNV 鉴别中，OCTA 可清晰显示病灶内新生血管血流信号。

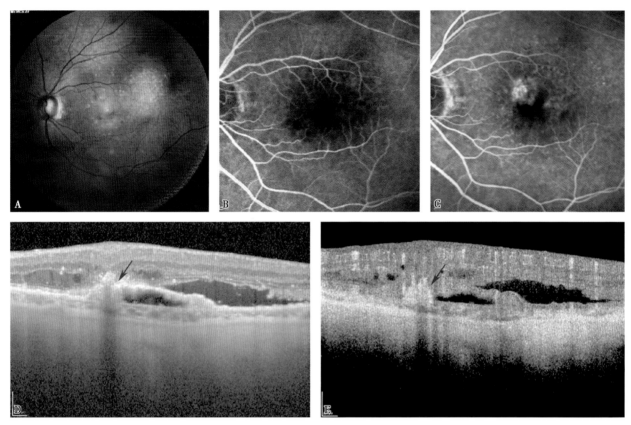

图 17-7　86 岁男性患者左眼 RAP 病变

A. 炫彩成像可见左眼后极部视网膜玻璃膜疣；B. FFA 早期可见左眼黄斑部大量玻璃膜疣引起的透见荧光；C. FFA 晚期可见中心凹旁无源性染料渗漏；D. 经过病灶处 EDI-OCT 可见 RPE 浆液性脱离、视网膜水肿及视网膜下积液，视网膜与脉络膜沟通（红色箭头所示）；E. 相同位置 B 扫描 OCTA 可见视网膜脉络膜吻合处 CNV 血流信号

图点评：FFA 晚期可见无源性染料渗漏是隐匿性 CNV 的典型改变，该病例通过 FFA、SD-OCT 和 OCTA 联合诊断 RAP 疾病。

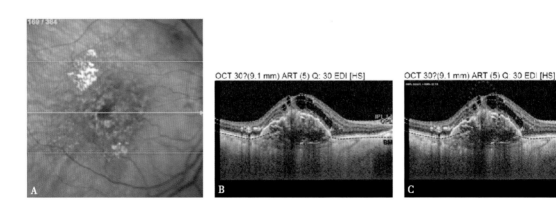

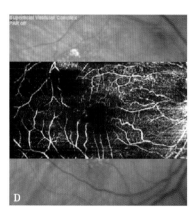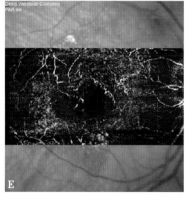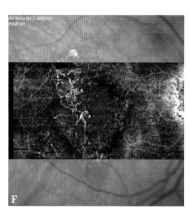

图 17-8　RAP 患眼的 OCTA 成像

A. NIR 可见右眼黄斑部 RPE 隆起及周围大量渗出,上方视网膜点状出血,绿色箭头为图 B 中 SD-OCT 扫描方向; B. SD-OCT 可见右眼黄斑部 RPE 纤维血管性隆起,上方视网膜囊样水肿;C. 与图 B 相同位置的 B 扫描 OCTA 图像可见视网膜脉络膜吻合以及 CNV 血流信号,OCTA 设备自动标记为黄色(椭圆形红色虚线区域所示);D. 广角 SD-OCTA 视网膜浅层可见血管扭曲变形;E. 广角 SD-OCTA 视网膜深层由于 RPE 隆起造成的血管移位;F. 广角 SD-OCTA 视网膜无血管区可见视网膜血管吻合,视网膜脉络膜血管吻合以及 CNV 血流信号(红色箭头所示)

　　图点评:利用 B 扫描 OCTA 检测视网膜脉络膜吻合区域,利用 En Face OCTA 查找视网膜血管吻合,视网膜脉络膜血管吻合以及 CNV 血流信号区域,可以取代有创的 FFA 和 ICGA 检查。

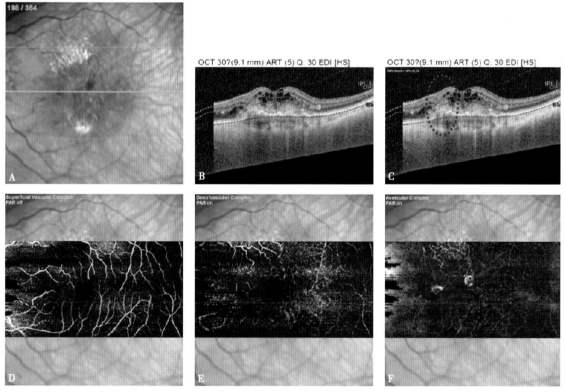

图 17-9　图 17-8 患者左眼 RAP 的 OCTA 成像

A. NIR 可见左眼黄斑部 RPE 隆起及周围大量渗出,上方视网膜斑片状出血,绿色箭头为图 B 中 SD-OCT 扫描方向;B. SD-OCT 可见左眼黄斑部 RPE 波浪样外观,上方视网膜囊样水肿;C. 与图 B 相同位置的 B 扫描 OCTA 图像可见视网膜脉络膜吻合以及 CNV 血流信号,OCTA 设备自动标记为黄色(椭圆形红色虚线区域所示);D. 广角 SD-OCTA 视网膜浅层可见血管大致正常;E. 广角 SD-OCTA 视网膜深层毛细血管大致正常;F. 广角 SD-OCTA 视网膜无血管区可见两处视网膜血管吻合,视网膜脉络膜血管吻合及 CNV 血流信号(红色箭头所示)

　　图点评：临床眼科医师需仔细调节 OCTA 层次，对于自动分层紊乱的图像数据可采取手动分层方式，避免遗漏病灶。

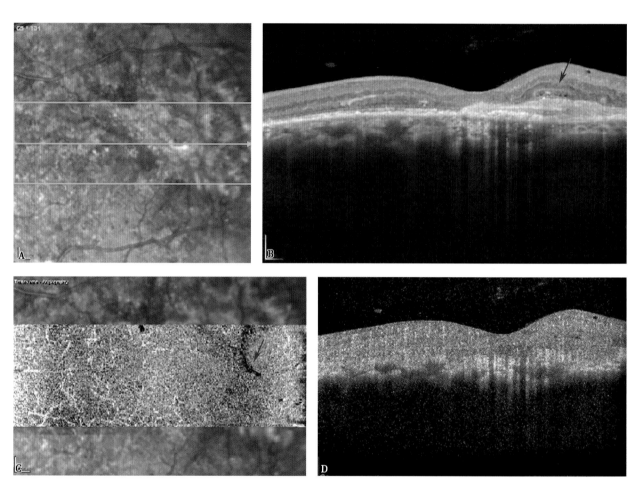

图 17-10　68 岁男性左眼湿性 AMD

A. NIR 图像中绿色箭头提示图 B 中 SD-OCT 和图 D 中 B 扫描 OCTA 方向；B. SD-OCT 可见中心凹下视网膜纤维血管性渗出，上方可见 ORT 结构（红色箭头所示）；C. SD-OCTA 可见分支样条索状无血流区域（红色箭头所示），与图 B 中 ORT 结构位置一致；D. 与图 B 同一位置的 B 扫描 OCTA 成像可见黄斑下 CNV 血流信号，上方 ORT 处未见血流信号

　　图点评：ORT 是光感受器在外层视网膜损伤时的自我保护性改变，常发生于 CNV 或视网膜萎缩旁，本例中 OCTA 再次证实了 ORT 中无血管结构。

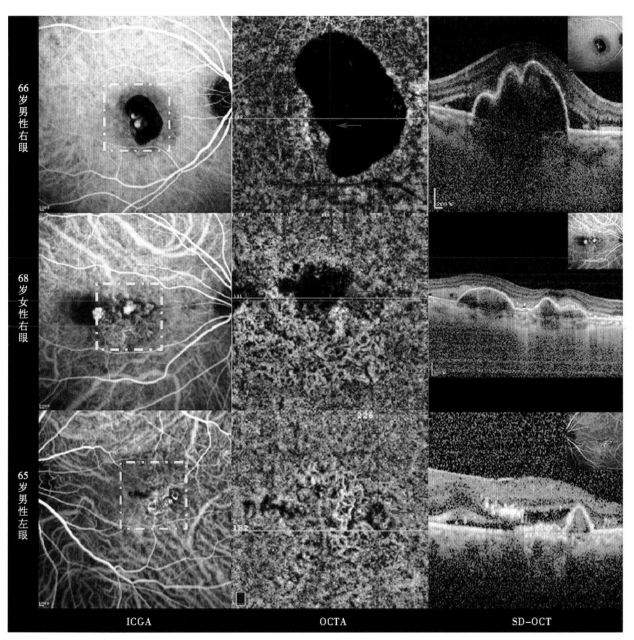

图 17-11　PCV 患眼 ICGA 与 OCTA 对照分析

ICGA 可清晰显示 BVN 和"息肉"病灶（黄色虚线方框所示），然而在 OCTA 中部分患者无法检测出息肉病灶

　　图点评：在 BVN 检测方面，ICGA 与 OCTA 具有高度的一致性，然而对于"息肉"检测上两者存在一定差异，由于"息肉"内血流具有其特殊性，OCTA 有时无法检测到上述病变。有国外学者报道即使在应用 SS-OCTA 情况下依然有部分病灶无法检测。另外，在我们的既往研究中，大约有 20% 的患眼利用 SD-OCT 可直接检测出"息肉"病灶。

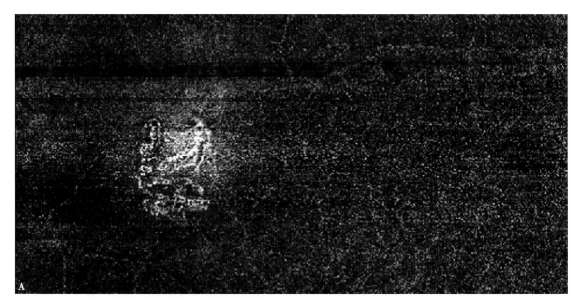

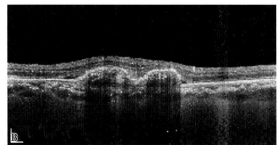 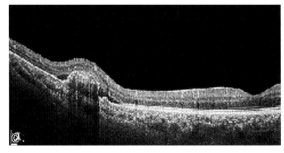

图 17-12　右眼周边 PCV 的 OCTA 图像特征

A. SD-OCTA 清晰可见右眼 PCV 血流信号，包括 BVN 和"息肉"改变（红色箭头所示）；B、C. B 扫描 OCTA
可见 RPE 隆起，下方异常血流信号，此外图 C 中亦可见视网膜下积液

图点评：利用广角 OCTA 技术和患者眼位变化可实现周边部病灶的 OCTA 成像。

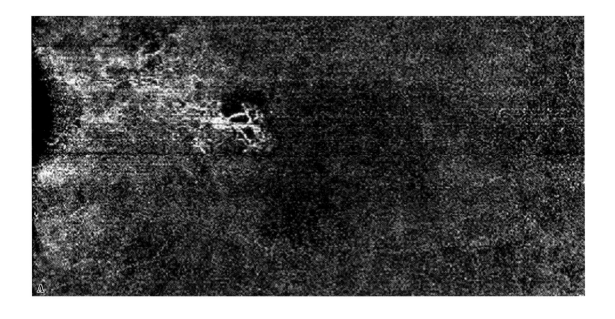

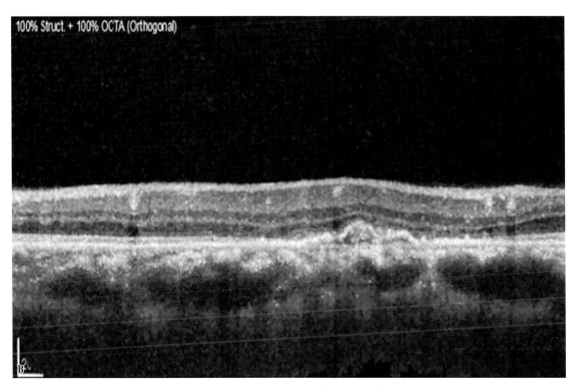

图 17-13 左眼视盘旁 PCV 的 OCTA 图像特征

A. SD-OCTA 清晰可见左眼视盘旁黄斑部 PCV 血流信号，BVN 由视盘处长出，在黄斑部形成末端膨大的"息肉"病灶；B. OCTA B 扫描可见 RPE 隆起，下方异常血流信号

图点评：部分 PCV 患者通过调节 OCTA 层次找到"息肉"样病灶。

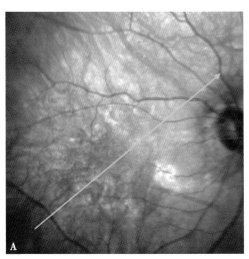

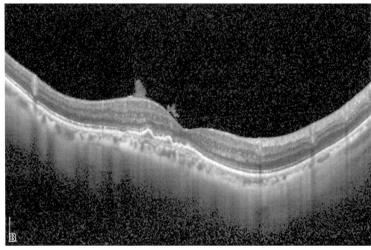

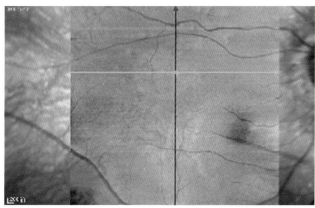
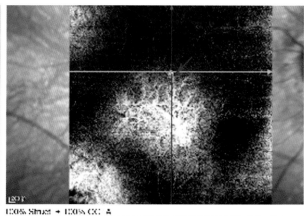
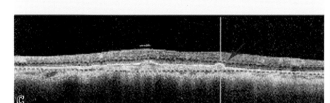
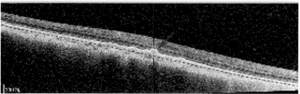

图 17-14　59 岁男性患者右眼非渗漏型 PCV

A. 右眼 NIR 图像,图中绿色箭头为图 B 中 EDI-OCT 扫描方向; B. EDI-OCT 可见中心凹下 RPE 波浪样外观,未见视网膜水肿,视网膜前可见增殖; C. SD-OCTA 可见右眼黄斑部异常血管网及息肉样改变(红色箭头所示)

　　图点评:OCTA 的出现让我们在临床上可以观察到既往无法检测到的不伴有渗漏的脉络膜新生血管,有学者将上述病灶归纳为临床前期或亚临床型 CNV 或 PCV,对于上述疾病是否进行抗 VEGF 治疗尚存争议。与此同时,我们面临一个问题就是可否用 OCTA 作为眼内注射终点指征。

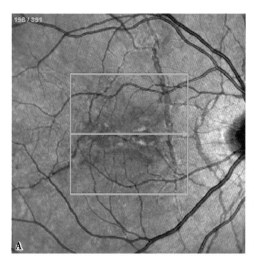
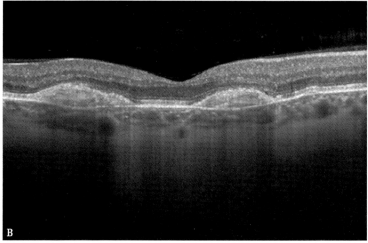

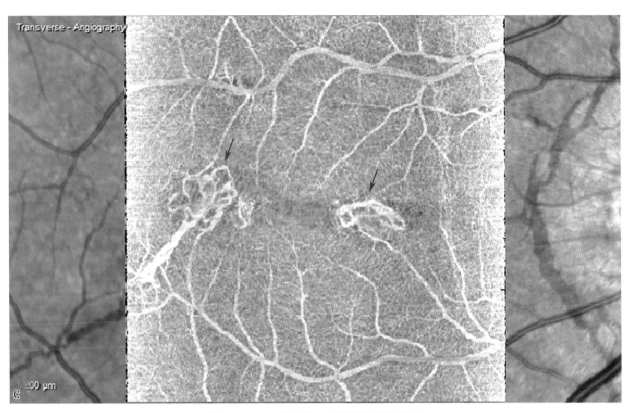

图 17-15　35 岁女性，右眼 PXE 继发 CNV

A. NIR 图像中可见多处条索样 Bruch 膜破裂，血管条纹改变，绿色箭头为图 B 中 EDI-OCT 扫描方向；B. EDI-OCT 可见中心凹旁 2 处视网膜下高反射；C. SD-OCTA 可见 2 处 CNV 血流信号（红色箭头所示）

　　图点评：部分 PXE 患者会继发 CNV，NIR 可在视网膜和脉络膜交界面反射，因此在检测 PXE 改变方面具有特异性，OCTA 可提供 CNV 血流信息。

● 玻璃体结构的 OCTA 影像特征（图 17-16、图 17-17）。

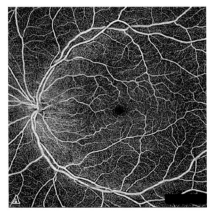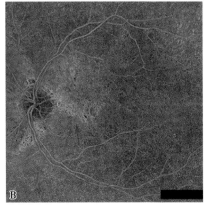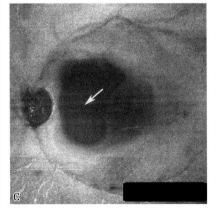

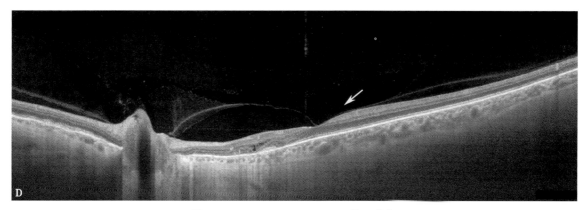

图 17-16 SS-OCTA En Face 分层成像

A. 12mm×12mm SS-OCTA 清晰可见视网膜动静脉和浅层毛细血管血流形态正常；B. 12mm×12mm SS-OCTA 脉络膜毛细血管层次可见视盘旁脉络膜毛细血管萎缩，透见下方血流呈高亮信号（红色箭头所示）；C. 12mm×12mm SS-OCTA 玻璃体层次可见完整的后部皮质前玻璃体囊袋样结构区域（黄色箭头所示）；D. 广角 SS-OCT 可见中心凹鼻侧部分视网膜外层萎缩，此外，亦可见 VMT，后部皮质前玻璃体囊袋样结构区域（黄色箭头所示）和 Cloquet 管结构

图点评：SS-OCTA 由于其大景深和穿透力强的特征，可以在各个层面成像，甚至包括玻璃体内，因此能够清晰观察到完整的后部皮质前玻璃体囊袋样结构区域，为玻璃体手术术前评估提供了一个有效工具。

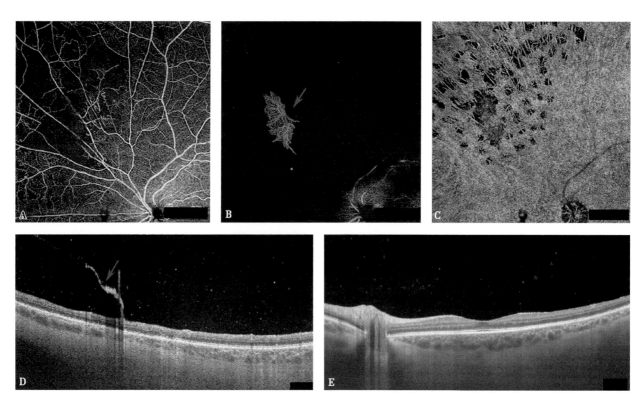

图 17-17 SS-OCTA 玻璃体成像特征

A. 视网膜浅层 SS-OCTA 可见左眼视盘鼻上方大片无灌注区；B. SS-OCTA 的玻璃体层面可见视盘鼻上方视网膜新生血管血流信号（红色箭头所示），长入玻璃体腔；C. SS-OCTA 脉络膜毛细血管层次可见大片激光斑；D. 视网膜新生血管处行 SS-OCT 扫描可见视网膜前玻璃体腔内增殖膜（红色箭头所示）；E. SS-OCT 可见黄斑部视网膜脉络膜结构大致正常，玻璃体腔内可见后部皮质前玻璃体囊袋样结构

图点评：广角 SS-OCTA 可快速检测视网膜无灌注区，玻璃体模式下能够准确显示长入玻璃体的异常血管，在解读 OCTA 图像特征时应注意观察每个层次。

● 其他视网膜脉络膜病变的OCTA影像学特征（图17-18～图17-22）。

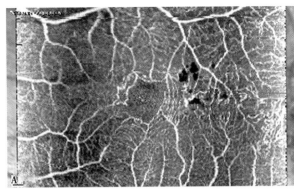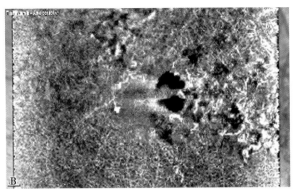

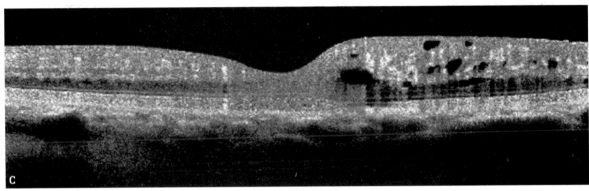

图 17-18　70 岁男性，左眼Ⅱ型 MacTel

A. 浅层 SD-OCTA 可见左眼中心凹颞侧血管扭曲，拱环结构不规则；B. 深层 SD-OCTA 可见深层毛细血管破坏，可见微血管瘤样结构以及血流流空现象；C. B 扫描 OCTA 可见中心凹颞侧团块样异常血流及视网膜囊样水肿

图点评：Ⅱ型 MacTel 累及 müller 细胞代谢与功能，表现为中心凹颞侧的水肿，毛细血管异常，尤其是深层毛细血管。与传统 FFA 相比，在显示深层毛细血管结构方面，OCTA 具有独特优势，在早期诊断 MacTel 疾病方面有着重要的临床意义。

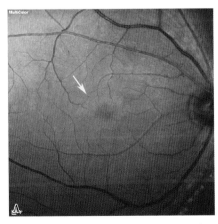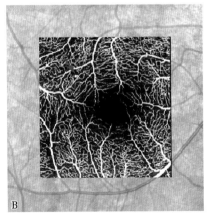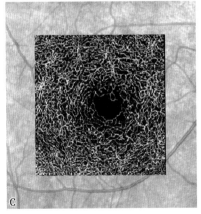

图 17-19　61 岁女性患者，无糖尿病病史，体检中发现右眼黄斑部类似微血管瘤样病灶

A. 炫彩成像可见右眼中心凹颞上方暗红色点状病灶（黄色箭头所示）；B. SD-OCTA 中浅层毛细血管网清晰可见中心凹颞上方视网膜静脉旁瘤样膨出，高血流信号（红色箭头所示）；C. SD-OCTA 中深层毛细血管网未见异常血流改变

图点评：炫彩成像中的蓝光在检测血红蛋白方面具有优势，在阅片过程中可以用于鉴别点状出血和色素沉着，联合应用炫彩技术和 OCTA 可明确诊断视网膜微血管瘤，有利于糖尿病前期眼底病变的观察。

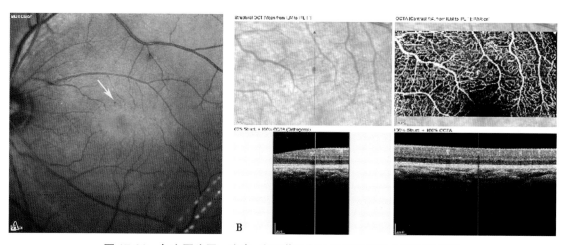

图 17-20　与上图为同一患者，左眼黄斑部亦出现类似微血管瘤样病灶

A. 炫彩成像可见左眼中心凹上方暗红色点状病灶（黄色箭头所示）；B. SD-OCTA 中浅层毛细血管网清晰可见中心凹上方视网膜静脉旁瘤样膨出，高血流信号

图点评：联合应用炫彩技术和 OCTA 可明确诊断视网膜微血管瘤具有显著优势，同时避免使用了有创的 FFA 检查。

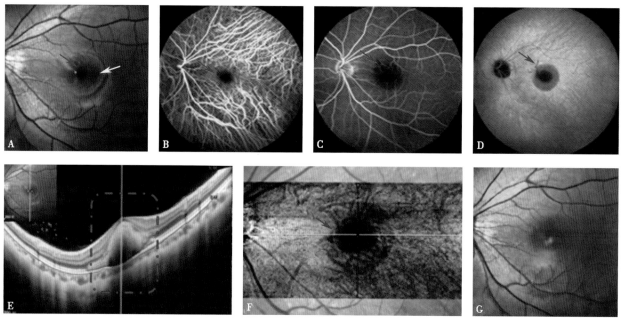

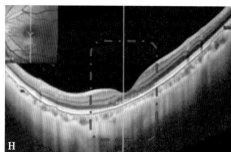

图 17-21　22 岁女性患者双眼高度近视，左眼视物不清伴眼前黑影 1 周，左眼最佳矫正视力为 60/60，左眼最佳矫正视力为 12/60，双眼眼压正常，眼前节未见异常改变

A. 炫彩成像可见左眼黄斑下出血（红色箭头所示），周围为轻度浆液性黄斑脱离（黄色箭头所示）；B. ICGA 中期显示黄斑中心荧光遮蔽（红色箭头所示）；C. FFA 静脉期同样可见黄斑中心遮蔽荧光（红色箭头所示）；D. ICGA 晚期仍可见黄斑中心完全荧光遮蔽，周围为花环样弱荧光，此外可见裂隙样弱荧光（红色箭头所示），提示近视漆裂纹病灶；E. EDI-OCT 提示中心凹下强弱反光（红色虚线方框所示），插图为 EDI-OCT 扫描方向；F. OCTA 图像中心凹处未见 CNV 血流信号；G. 口服吸收剂治疗后炫彩图像可见黄斑下出血消失；H. 治疗后 EDI-OCT 显示黄斑下物质完全吸收，隆起的中心凹再次平伏，插图为 EDI-OCT 扫描方向

图点评：黄斑部漆裂纹和 CNV 均可造成近视患眼黄斑部出血，需要仔细鉴别，因为两者治疗方案不同，前者常采取口服吸收剂的保守治疗，而后者则需抗 VEGF 玻璃体腔内注射治疗。由于 ICG 分子量较大，而且与血红蛋白结合紧密，因此，FFA 是检测高度近视 CNV 的有效手段。然而在个别病例中，黄斑部出血较为致密，导致 FFA 和 ICGA 中全程遮蔽荧光，影响疾病判断。此时，OCTA 将发挥重要作用。

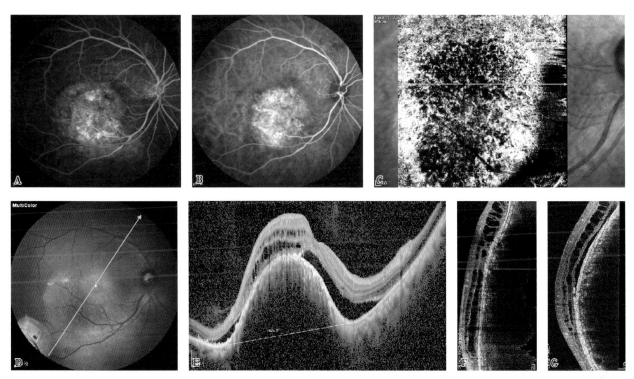

图 17-22　56 岁男性右眼诊断为孤立性脉络膜血管瘤

A. FFA 晚期可见右眼黄斑部圆形染料渗漏，表面可见点状强荧光；B. ICGA 中期可见血管瘤内部规则瘤体血管充盈；C. SD-OCTA 图像可见血管瘤内血管扭曲样外观以及斑片状血流流空区域（绿色和蓝色箭头为 F、G 中 B 扫描 OCTA 方向）；D. 55°炫彩图像可见黄斑部类圆形反光增强（绿色箭头为图 E 中 OCT 扫描方向）；E. EDI-OCT 可见黄斑部脉络膜隆起，边界规则清晰，上方可见视网膜囊样水肿及浆液性脱离，图中黄线为血管瘤基底径的测量，约为 7 629μm

图点评：部分长病程孤立性脉络膜血管瘤患眼中，瘤体上方 RPE 不同程度萎缩，SD-OCTA 可穿透 RPE 显示瘤体内血流为高亮信号。

小　结

- SD-OCTA 与 SS-OCTA 在眼底疾病的诊断中各具优势。
- 自动和手动分层在解读 OCTA 图像中极为重要，正确的分层可以有效避免病灶遗漏。
- 无论 SD-OCTA 还是 SS-OCTA 均需联合其他模式眼底影像技术，增加对疾病判读的准确性。
- OCTA 常会见到不伴渗漏水肿的 CNV 血流图像，然而在造影中却检测不到，该种类型 CNV 的临床意义有待于进一步探讨。

（华　瑞）

第十八章

相干光断层扫描血流成像中脉络膜新生血管的形态与活动性

The Morphology and Activity of Choroidal Neovascularization in Optical Coherence Tomography Angiography

- OCTA 如今在全世界已经越来越普及，可同时观察视网膜与脉络膜的血流，和 FFA 不同，OCTA 不受染料渗漏的影响，轴向与横向分辨率均可达约 5μm，所以能更好地显示血管的形态结构，因此，OCTA 对 CNV 的诊断、鉴别诊断，以及观察病灶对治疗药物的反应有着非常重要的价值。

OCTA 下 CNV 的形态

- OCTA 可准确地对 CNV 病灶进行定位与分型，并且通过 CNV 的形态特征，判定其活动性及成熟度。OCTA 下的 CNV 可以呈现多种形态，基本上分为三种类型，我们定义为：柔枝嫩叶型、枝繁叶茂型和老树枯枝型（图 18-1）。

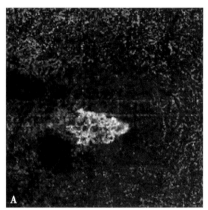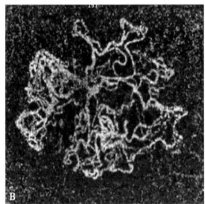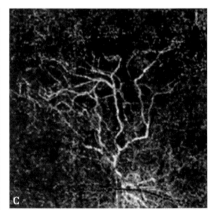

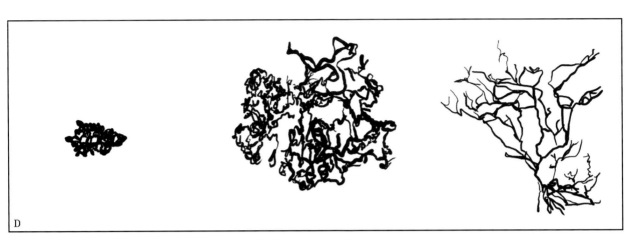

图 18-1　OCTA 中的 CNV 形态

A. 柔枝嫩叶型：CNV 血管网络密集，无大血管；B. 枝繁叶茂型：CNV 血管网络错综复杂，有血管主干，亦有密集吻合的血管分支；C. 老树枯枝型：CNV 仅可见大血管，分支少，而且末端无吻合现象；D. 为三种形态 CNV 的示意图（绘图：段佳男，四川大学华西医院）

　　图点评：OCTA 中的 CNV 形态各异，但综合分析看根据血管网络的情况、有无血管主干及分支、有无末端吻合支等可分为三型，预示着不同 CNV 的活动性。

CNV 活动性判定的标准

- CNV 的形成就是血管新生的过程，通过血管的出芽到血管腔的形成，均依赖高浓度的血管内皮生长因子（VEGF）水平，经过长期的演化与反复的复发，在外观上 CNV 血管逐渐变得"粗、直且僵硬"，缺乏毛细血管，即 CNV 发生动脉化，逐渐成熟。成熟的 CNV 并不依赖 VEGF 水平，而涉及血小板源性生长因子等炎性因子。因此，许多成熟 CNV 抗 VEGF 治疗后应答不良。所以，判定 CNV 的活动性可以预测抗 VEGF 应答情况及判断预后。正确判定 CNV 的活动性是眼底病医生在 OCTA 时代需要掌握的。

- 2015 年 *Retina* 杂志定义了如何判定 OCTA 下的 CNV 的活动性，认为符合以下 ≥3 项为活动性血管形态；<3 项为非活动性血管形态。
  - 有完整清晰的 CNV 病灶轮廓，如车轮状、肾小球状、帆船状等，而非简单的线形血管；
  - 病灶范围内有较多的血管吻合；
  - 病灶以毛细血管为主，而非粗大的血管主干；
  - 血管末梢形成拱形连接；
  - 在脉络膜层病灶周围有弱信号环。

- 综上，我们总结判定 CNV 的活动性有三个主要的指标：血管形态、分支血管和末端血管。在此，我们提出分形体的概念。分形体是一种没有穷尽的图形，是自我相似图形不同级别的无穷尽的复合体，它们一再地产生并单纯地自我复制不断循环，分形体非常普遍，在自然界无处不在，比如：树木、河流、海岸线、山脉、云朵、贝壳、飓风等。
  - 血管形态：主要看分形体形态，活动性 CNV 的分形体形态细小，成熟性 CNV 分形体粗大（图 18-2）。

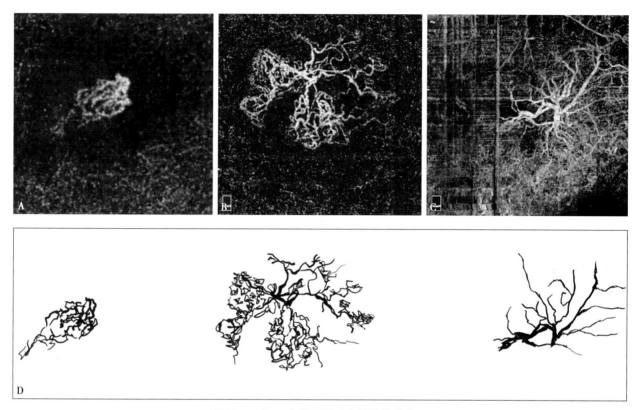

图 18-2 CNV 血管不同形态的影像学表现

A. 血管分形体细小,毛细血管缠结,未见主干大血管;B. 血管分支成水母型,有主干血管及多个分支,末端吻合;C. CNV 血管成枯枝状;D. 为三种 CNV 血管形态的示意图(绘图:段佳男,四川大学华西医院)

图点评:模糊网状、海扇状、水母状的 CNV 形态为活动性 CNV 的表现,修剪的树枝状的 CNV 为成熟 CNV 的表现。

- 分支血管:活动性 CNV 富含毛细血管,分支结构致密,次级分支存在,且毛细血管存在吻合和循环,成熟性 CNV 毛细血管极少,主要以粗大的血管主干为主,次级分支缺乏,结构稀疏,呈死树样或紊乱(图 18-3)。

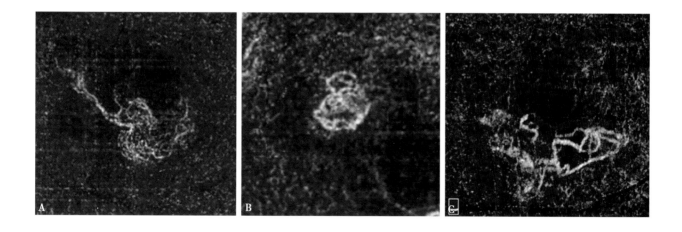

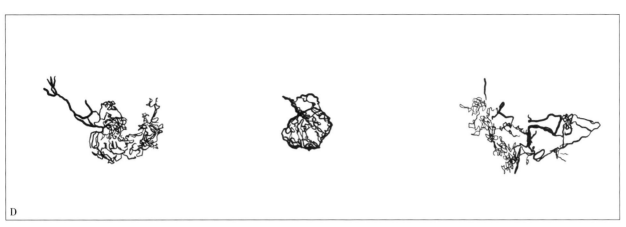

图 18-3 CNV 血管分支不同的影像学表现

A. CNV 血管分支有多数毛细血管组成；B. CNV 分支血管成线团样改变；C. CNV 主要以粗大的血管主干为主，次级分支缺乏，结构稀疏，呈死树样；D. 为三种 CNV 分支血管的示意图（绘图：段佳男，四川大学华西医院）

图点评：CNV 的分支血管以毛细血管为主还是以大血管为主决定了 CNV 的活动性。

- 末端血管：活动性 CNV 的末端血管连接成拱环，成熟性 CNV 的周边血管弓中断或破坏，末端无血管吻合（图 18-4）。

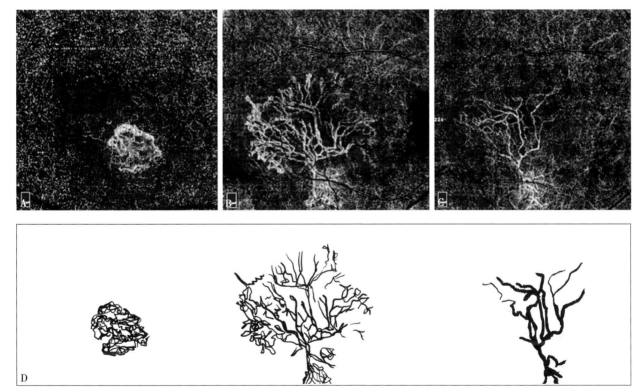

图 18-4 CNV 末端血管不同的影像学表现

A. CNV 血管成线团样，血管末端互相缠结；B. CNV 末端血管吻合连接成拱环；C. CNV 末端血管断裂、无吻合；D. 为三种 CNV 末端血管的示意图（绘图：段佳男，四川大学华西医院）

图点评：末端血管有无吻合连接也是判定 CNV 活动性的重要指标。

● 关于 CNV 旁的暗晕（dark halo）是否能作为判定 CNV 活动性的指标存在争议。其形成机制可能如下，一为活动性 CNV 由于血循环丰富，导致 CNV 周围脉络膜毛细血管缺血，另外也可能是活动性 CNV 渗漏明显，视网膜下积液较多导致 OCTA 上 CNV 周围有暗晕形成，此时可以把 CNV 旁暗晕当作 CNV 活动的标志。但是在很多纤维血管化的 CNV 周围，我们常常也可看到暗晕的形成，这主要是由于 CNV 纤维瘢痕化后无血流导致的，这种暗晕预示着 CNV 已成熟瘢痕化，不能作为 CNV 活动性的标记（图 18-5）。

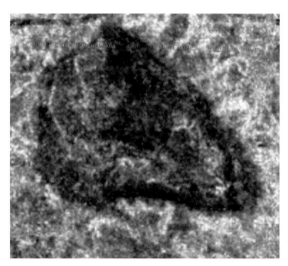

图 18-5 CNV 旁的暗晕影像学特征

CNV 经过多次抗 VEGF 治疗后，OCTA 可见 CNV 内血流已不丰富，周围环形暗晕形成

图点评：CNV 旁的暗晕可为活动性 CNV 的标志，但也可能由于瘢痕无血流导致。因此看到 OCTA 上述特征时，应仔细分析暗晕是否与活动性 CNV 相关。

CNV 的抗 VEGF 与复发

● 抗 VEGF 治疗后 CNV 的复发可分为两类，一类为常规周期性复发，表现为较规律广泛性复发，复发形态模式基本相同，主干血管流量增加，密度降低，CNV 缠结简单化（图 18-6）。另一类为急性非周期性复发。表现为 CNV 复发与治疗相对独立，呈芽状，外生长，复发可能有特定位置并定位在不同层面（图 18-7）。

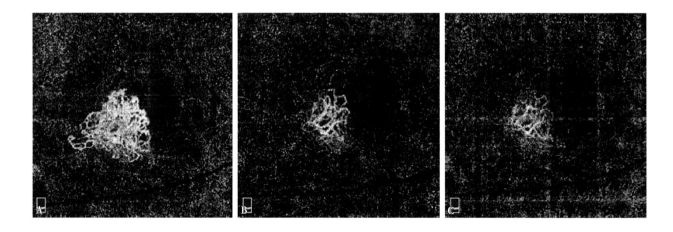

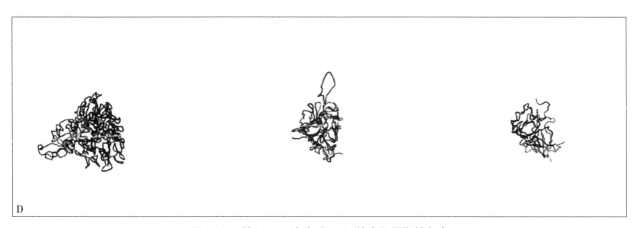

图 18-6　抗 VEGF 治疗后 CNV 的常规周期性复发

A. 抗 VEGF 治疗前 CNV 形态，血管团缠结，有大量的毛细血管吻合，为活动性 CNV；B. 抗 VEGF 后主干血管流量增加，密度降低，CNV 缠结简单化，但 CNV 上方有新线结样血管出现；C. 抗 VEGF 后新出现的血管团消失；D. 抗 VEGF 治疗后 CNV 的常规周期性复发的示意图（绘图：段佳男，四川大学华西医院）

　　图点评：CNV 常规周期性复发有预测性，通过 OCTA 的清楚显示，可及时进行再次抗 VEGF 治疗，避免耽误患者的治疗时机。

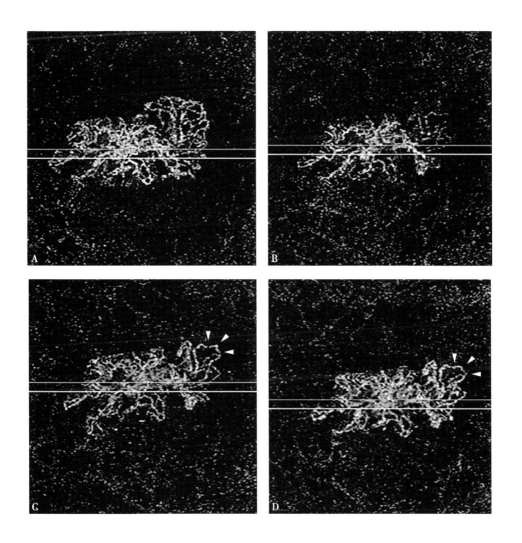

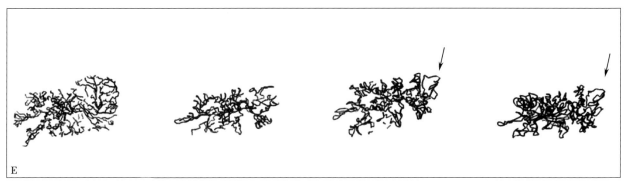

图 18-7　抗 VEGF 治疗后 CNV 的急性非周期性复发

A. 抗 VEGF 治疗前 CNV 形态，血管团缠结，有大量的毛细血管吻合，为活动性 CNV；B. 多次抗 VEGF 后，CNV 主干增粗，末端血管吻合变少，CNV 趋于成熟；C. CNV 边缘（白色箭头所示）出现新发的血管团，与之前的 CNV 有吻合，但相对独立，呈芽状，外生长；D. 再次抗 VEGF 后，新发的 CNV 血管未见断裂或消失；E. 抗 VEGF 治疗后 CNV 的急性非周期性复发的示意图（绘图：段佳男，四川大学华西医院）

　　图点评：急性非周期性复发的 CNV 不可预测，只能在随访过程中密切观察稳定的成熟 CNV 的形态及边缘有无新的 CNV 血管团出现，一旦出现，应及时进行抗 VEGF 治疗，但该新发的 CNV 可能与之前 CNV 层次不同，对抗 VEGF 的反应也不尽相同。

● 经过长期抗 VEGF 治疗后，CNV 主干血管动脉化，血管主干支架出现，血管弯曲减少、变直，管壁增厚，逐渐成熟（图 18-8）。1 年后永久成熟化，支架血管稳定，不随抗 VEGF 注射而改变，细小毛细血管密度永久性降低，即使给予抗 VEGF 后，主要血管流量增大但血管密度降低，受治疗影响较小（图 18-9）。

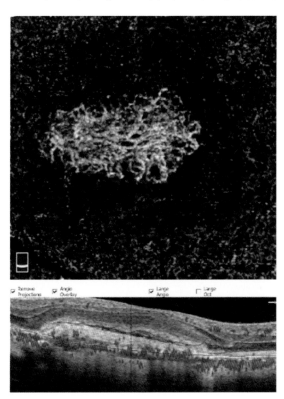

图 18-8　抗 VEGF 后 CNV 成熟化

抗 VEGF 半年后，OCTA 可见 CNV 主干血管动脉化，血管主干
支架出现，结构 OCT 上未见渗液，CNV 团块内血流明显减少

图点评：如果抗 VEGF 已经有 6 个月，CNV 基本趋于成熟，但其内仍有少许活动性 CNV，这时判定再次抗 VEGF 与否需要依据结构 OCT，如果仍有液体的存在，建议继续抗 VEGF，但如果视网膜无积液，则可观察。

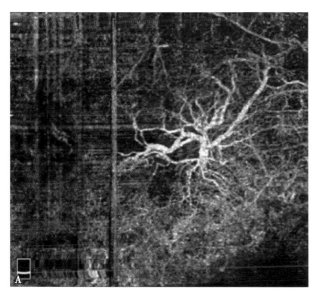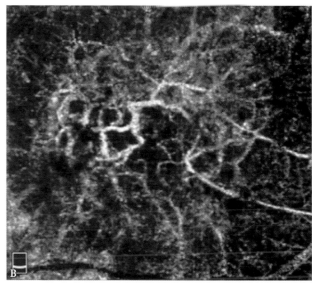

图 18-9　抗 VEGF 后 CNV 永久成熟化的影像

A. CNV 仅存大的血管，无毛细血管存在，末端无吻合；B. CNV 残留粗大的主干血管

图点评：抗 VEGF 治疗的过程就是让活动性 CNV 成熟化的过程，判定 CNV 的成熟化程度可避免患者过度治疗。

小　结

- 综上，活动性 CNV 及成熟 CNV 在 OCTA 上有着不同的病变影像学特征，通过 OCTA 上呈现的 CNV 血管形态可判定 CNV 的血管成熟度，对临床上抗 VEGF 治疗有重要的意义。
- 抗 VEGF 应答效应与 CNV 血管成熟度相关，基于 OCTA 定义的活动性血管形态来检查 CNV 成熟度，可更敏感地显示病灶活动性，预测抗 VEGF 应答情况及判断预后。

（张美霞）

参 考 文 献

1. COSCAS GJ，LUPIDI M，COSCAS F，et al.OPTICAL COHERENCE TOMOGRAPHY ANGIOGRAPHY VERSUS TRADITIONAL MULTIMODAL IMAGING IN ASSESSING THE ACTIVITY OF EXUDATIVE AGE-RELATED MACULAR DEGENERATION：A New Diagnostic Challenge.Retina. 2015；35（11）：2219-2228.

第十九章

激光多模影像在糖尿病视网膜脉络膜病变中的应用

The Application of Multimodal Laser Imaging in Diabetic Chorioretinopathy

- 我国糖尿病患者数量居全世界首位,成年人中糖尿病患者预计已经超过 1 亿,糖尿病前期患者已超过 4.5 亿。

- DR 是糖尿病最常见的慢性微血管并发症,它是因高糖导致眼部视网膜毛细血管周细胞和管壁内皮细胞受损,视网膜内屏障遭到破坏所致的特异性眼底病变,为西方国家首要的致盲性眼病,也是我国 50 岁以上人口最重要的致盲原因。

- 据统计,我国 30 岁以上人群 DR 的患病率约为 3.5%,而在糖尿病人群中 DR 的患病率高达 15.57%~43.1%;发病 10~19 年后,DR 的患病率增加到 54%。据此推算我国 DR 患者数量已高达 1 700 万~4 770 万,是重大的公共卫生问题(图 19-1~图 19-4)。

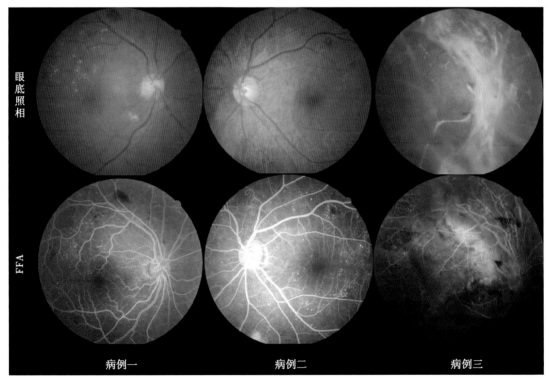

图 19-1　DR 患眼的眼底照相与 FFA 检查

病例一为 NPDR 患眼,在黄斑颞上方硬渗处可见小片状无灌注区;病例二在眼底照相中可见斑片状视网膜出血,但通过 FFA 可见大量微血管瘤及荧光遮蔽;病例三为 PDR 患眼,通过 FFA 可以清晰显示视网膜新生血管改变

图点评：眼底照相可作为 DR 筛查和诊断重要手段，然而近来研究显示 FFA 能够显示眼底照相某些漏掉病灶，如视网膜微血管瘤，在早期诊断 DR 方面具有一定优势。

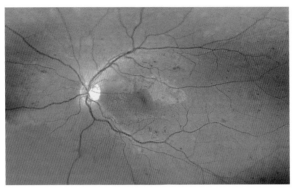

图 19-2　DR 患眼的广角成像技术

患者左眼底可见散在视网膜微血管瘤及出血，视盘处可见 NVD 改变

图点评：广角照相技术能够较为全面地发现病灶，明确 DR 严重程度，目前广角成像技术在周边图像畸变率控制方面取得了显著的提升。

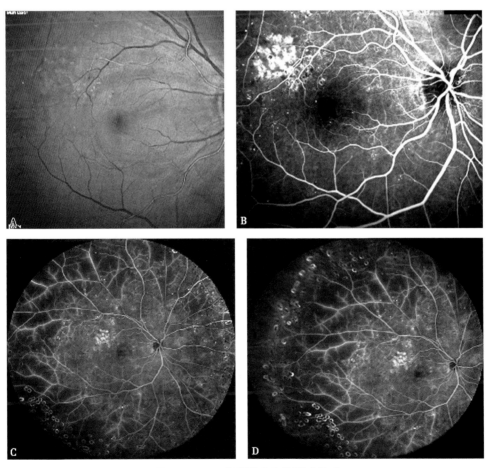

图 19-3　DR 患眼的广角造影成像术

A. 右眼黄斑部炫彩成像仅见黄斑少量渗出、微血管瘤及激光斑改变；B. FFA 检查可见黄斑部微血管瘤及激光斑处染色；C. 102°FFA 造影可见周边部视网膜大范围无灌注区及散在激光斑；D. 配合眼位后 102°FFA 可以显示更为周边的视网膜状态，无灌注区与激光斑等

图点评：广角造影技术的实现为客观全面评估 DR 严重程度提供依据，使我们能够更深入理解 DR 与 DME 的发病机制。

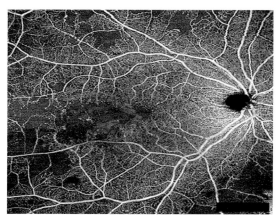

图 19-4 DR 患眼的 SS-OCTA 成像

广角 SS-OCTA 能够清晰显示后极部视网膜无灌注区域

图点评：SS-OCTA 具有更快的扫描速度与更高的分辨率，因此可以在短时间内获取 12mm×12mm 的 OCTA 图像，视网膜毛细血管无灌注清晰可见，同时能够避免传统成像模式中出血遮蔽以及染料渗漏的影响。

- 糖尿病性黄斑水肿和视网膜新生血管是非增殖性 DR 和增殖性 DR 致盲的主要危险因素。病理研究发现糖尿病大鼠在成模 3 个月时即可出现显著的视网膜水肿，细胞排列紊乱，静脉扩张、渗出伴出血，视网膜神经节细胞数量明显减少，膜盘间隙进一步扩大，局部溶解、断裂。此外，视网膜组织中的 HIF-1α 和内皮细胞中 VEGF 表达显著增加。

- 目前 DR 的治疗以视网膜激光、玻璃体腔内抗 VEGF 注射及玻璃体视网膜手术为主。

- 然而在临床工作中我们常常会遇到如下困惑，如对于 PDR 患眼常规行 FFA 检查往往无法清晰显示眼底病灶，这是由于荧光素钠分子量较低，与血红蛋白结合率不高，PDR 患眼血管周细胞减少及内皮细胞破坏，极易造成荧光素钠渗漏，这时通过 ICGA 则可以清晰显示 DR 特征的眼底改变，如静脉串珠与成襻样改变，视网膜微血管瘤及新生血管等（图 19-5～图 19-7）。

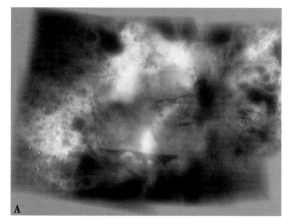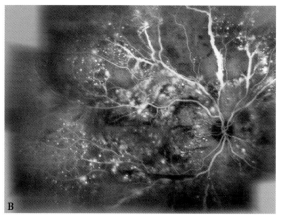

图 19-5 右眼 PDR 患者 FFA 联合 ICGA 成像

A. FFA 中由于荧光素钠的广泛渗漏，眼底仅见大量染料渗漏，视网膜前出血遮蔽，周边部视网膜大片无灌注区；B. ICGA 可清晰显示视网膜静脉串珠样、成襻样改变，视网膜微血管瘤、出血遮蔽以及视网膜新生血管

　　图点评：由于染色剂分子量以及与血红蛋白结合率不同，ICGA 能够避免渗漏，更清晰显示 DR 眼底病变。而 FFA 亦能够通过染料渗漏反映疾病严重程度、视网膜水肿状态与无灌注区范围。

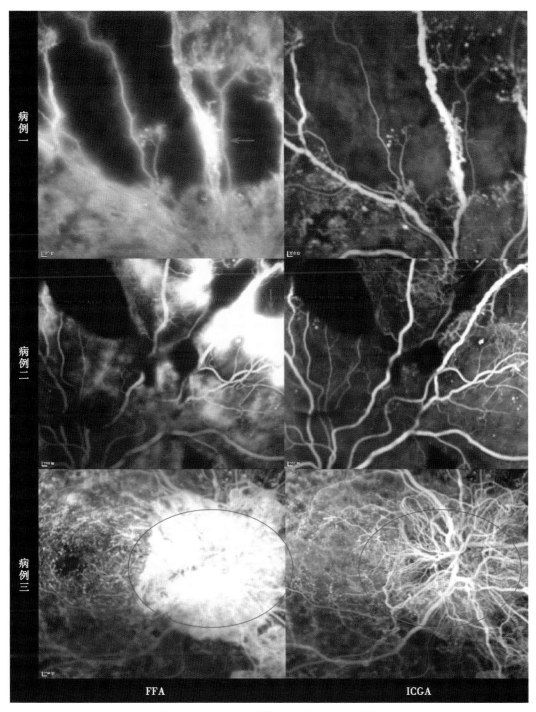

病例一

病例二

病例三

FFA　　　　　　　　　　　ICGA

图 19-6　PDR 患眼的 FFA 联合 ICGA 成像
与 FFA 相比，ICGA 能够清晰显示视网膜新生血管形态

　　图点评：对于 DR 患眼，我们建议在条件允许下联合行 FFA 和 ICGA 检查，对于全面评估疾病严重程度具有一定临床意义。

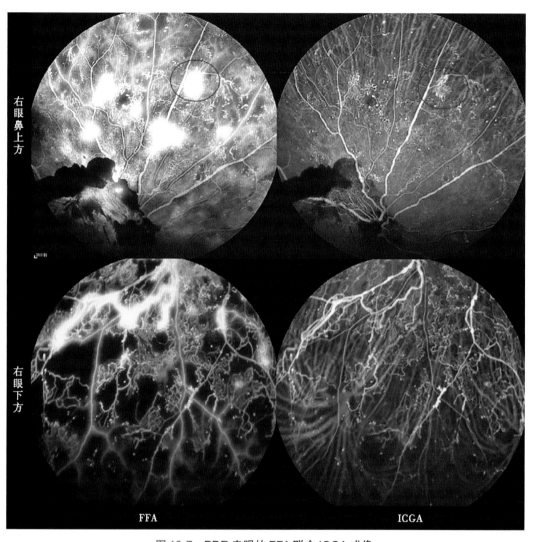

图 19-7　PDR 患眼的 FFA 联合 ICGA 成像
与 FFA 相比，ICGA 能够清晰显示视网膜新生血管改变

　　图点评：IRMA 和视网膜新生血管形态相近，可以利用 FFA 进行鉴别。一般来讲，IRMA 在 FFA 中无明显渗漏，而视网膜新生血管则可表现为较为严重的染料渗漏。IRMA 是重度 NPDR 的特征性改变，而视网膜新生血管又是 PDR 的标志性病灶，因此两者之间鉴别诊断对于 DR 病程的认识具有重要临床意义，而在 ICGA 中两者形态相似，都不伴随染料渗漏，不易鉴别，这也是 FFA 优于 ICGA 的地方之一。

● 1985 年，Hidayat 和 Fine 教授首先提出了糖尿病脉络膜病变（diabetic choroidopathy，DC）概念，即糖尿病患者中脉络膜出现毛细血管阻塞、消失，血管重构，小血管基底膜增厚，脉络膜小叶间窦腔样结构形成，脉络膜微血管瘤（图 19-8），无灌注区（图 19-9）及脉络膜新生血管等。

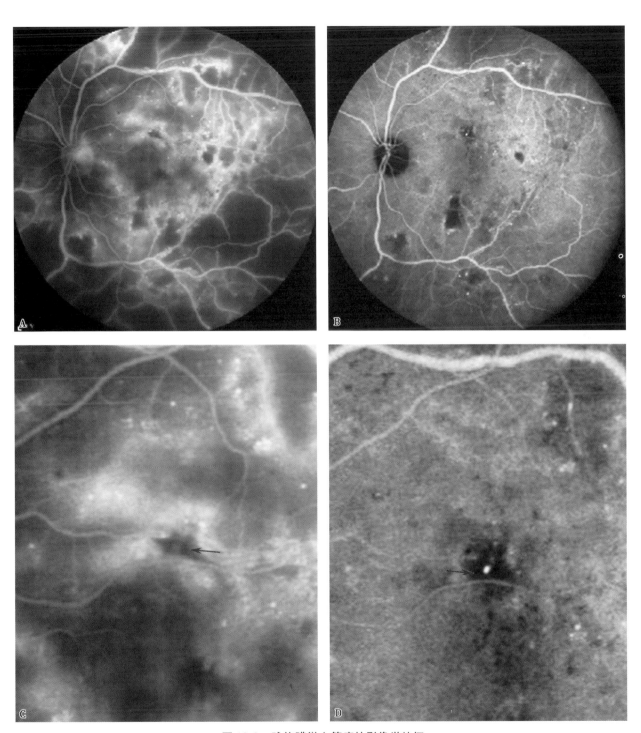

图 19-8　脉络膜微血管瘤的影像学特征

A. 左眼 FFA 提示后极部大片无灌注区、视网膜微血管瘤、视网膜新生血管以及黄斑水肿；B. 同一患眼的 ICGA 可见脉络膜散在点状强荧光；C. 图 A 中心凹上方局部放大图片红色箭头所示区域未见视网膜微血管瘤影像；D. 同一位置 ICGA 成像点状强荧光病灶（红色箭头所示）

图点评：有国外研究从组织病理学角度证实脉络膜微血管瘤的存在。本例中利用 ICGA 明确观察到脉络膜微血管瘤荧光，为糖尿病脉络膜病变的发生提供了眼底影像学证据。

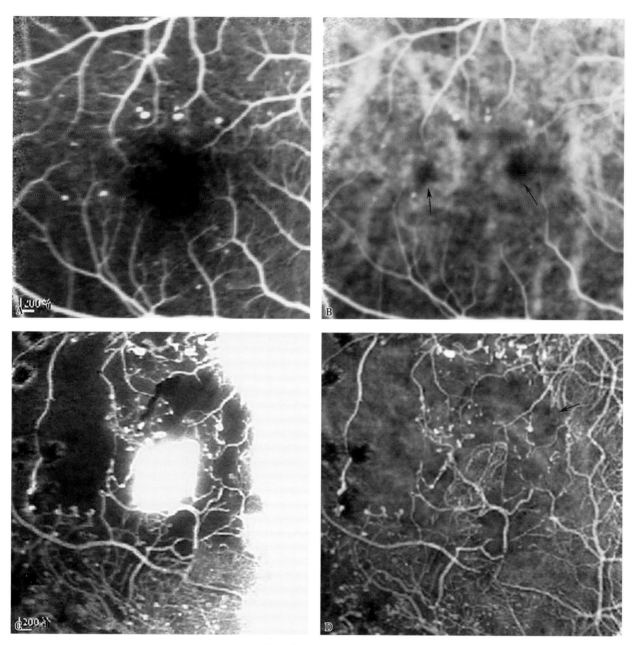

图 19-9　脉络膜无灌注区的影像学特征

A. FFA 可见中心凹旁视网膜微血管瘤改变,拱环形态大致正常;B. 同一位置的 ICGA 造影早期可见两处斑块样脉络膜无
灌注区(红色箭头所示);C. 另一患眼 FFA 可见中心凹处大片无灌注区,视网膜微血管瘤、出血遮蔽、新生血管性渗漏,拱
环破坏;D. 与图 C 相同患眼的 ICGA 造影可见中心凹处视网膜新生血管和视网膜微血管瘤,同时可见脉络膜斑片状低灌
注区域(红色箭头所示),与 FFA 不同,该成像未受染料渗漏影响

　　图点评:对于 DR 患眼同时行 FFA 联合 ICGA 检查,既可以观察染料渗漏情况以及视网膜无灌注区,
与此同时,也可以观察到视网膜新生血管具体形态与脉络膜无灌注区,多角度多层面评估糖尿病视网膜
脉络膜病变严重程度。

- 我们近年来率先针对国人继发于糖尿病的脉络膜微血管增殖性病变特征进行了系列研究,并首次将
  其命名为增殖性 DC(proliferative DC,PDC)(图 19-10)。
- 在糖尿病患者中,脉络膜发挥着一个促进炎症反应的微环境作用。

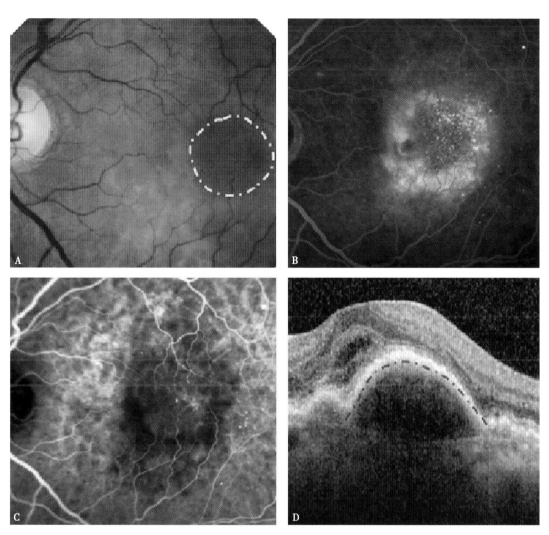

图 19-10　PDC 的影像学特征

A. 左眼黄斑中心凹处可见视网膜下 CNV 改变（黄色虚线区域所示）；B. FFA 造影中晚期可见左眼黄斑无源性染料渗漏，以及周边散在点状强荧光；C. ICGA 可见中心凹下 CNV 荧光，以及散在视网膜微血管瘤点状强荧光；D. 经过中心凹水平 SD-OCT 扫描可见 RPE 纤维血管性脱离（红色虚弧线所示），周边部可见 RPE 波浪样外观，RPE 脱离上方可见视网膜下积液

图点评：DR 与湿性 AMD 具有共同危险因素，学术界对于两者疾病的相关性及发生率较为关注。然而本例并非 DR 伴发 AMD。湿性 AMD 在发生发展过程中很重要的特征就是首先出现视网膜玻璃膜疣及 RPE 改变，而病例中未见，因此我们考虑本例中 CNV 为 PDC 的典型改变。国外学者已经从组织病理学角度证实 DC 中 CNV 的发生。有趣的是本例中视网膜病变严重程度与脉络膜并不一致，脉络膜已进入增殖期，而视网膜病变仍处于背景期。既往有学者发现在未见 DR 改变的前提下患者即可出现视力下降，脉络膜厚度增加等，提示糖尿病脉络膜病变有可能早于视网膜。

- 此外，我们利用 FFA、ICGA 和 EDI-OCT 等方法，发现增殖性 DR 和糖尿病性黄斑水肿患眼存在返流现象，即脉络膜血管充盈时间长于视网膜血管充盈时间（图 19-11），提示脉络膜血管阻力增加、顺应性下降，加重外层视网膜和脉络膜缺血。
- ICGA 出现早期弱荧光暗点和晚期无灌注区提示脉络膜血管阻塞，是 DR 伴发 DC 的危险因素（图 19-12、图 19-13）。

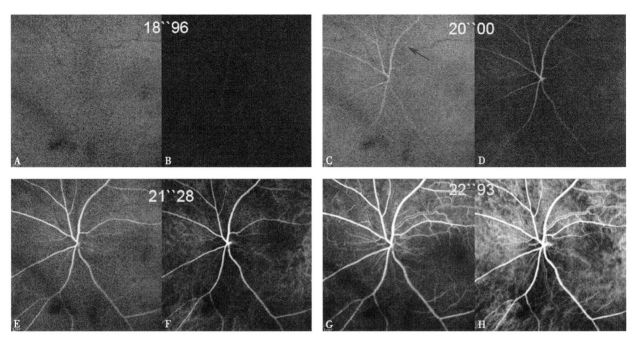

图 19-11　左眼 DR 的灌注返流现象

造影开始 18″96 时 FFA（A）和 ICGA（B）均未见荧光充盈；20″00 时 FFA（C）和 ICGA（D）中均可见视网膜动脉充盈（红色箭头所示），然而此时 ICGA（D）中未见脉络膜血管灌注；21″28 时，ICGA（F）中脉络膜血管开始充盈（红色箭头所示），与此同时，FFA（E）也显示视网膜血管充盈；22″93，FFA（G）进入静脉层流期，ICGA（H）可见大范围脉络膜动脉充盈（红色箭头所示）。

图点评：正常眼中脉络膜血管充盈要早于视网膜。然而在糖尿病患者中，脉络膜血管硬化闭塞，血管阻力增加、顺应性下降，即可出现灌注晚于视网膜的情况，进而加重外层视网膜和脉络膜缺血。

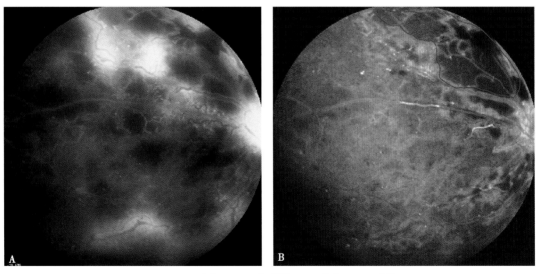

图 19-12　重度 NPDR 患眼的 FFA 联合 ICGA 成像

A. FFA 可见视网膜大片无灌注区、视网膜微血管瘤、IRMA、静脉呈串珠样改变和荧光素钠渗漏；B. ICGA 提示局部脉络膜无灌注区（红色区域所示）

图点评：在我们既往研究发现，PDR 患眼中脉络膜斑片状低灌注发生率为 70.83%，显著高于 NPDR 患眼（40.54%），提示伴随 DR 严重程度进展，脉络膜缺血不断加重。

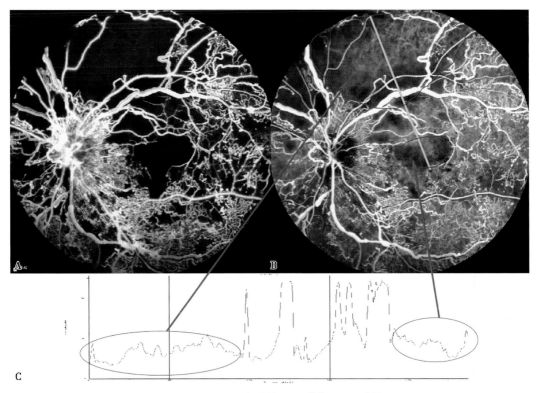

图 19-13　PDR 患眼的 FFA 联合 ICGA 成像

A. FFA 可见左眼视网膜微血管瘤、视网膜静脉呈串珠样或成襻样改变、IRMA、视盘处新生血管、视网膜大片无灌注区及背景荧光减低；B. ICGA 可见左眼后极部脉络膜大片无灌注区域（红色箭头所示），绿线为图 C 中信号强度测量位置；C. 对图 B 中脉络膜无灌注进行信号强度测量提示缺血区域信号强度显著减低

图点评：在 FFA 检查中，我们注意到许多严重 NPDR 和 PDR 患眼均会出现 RPE 背景荧光消失，该影像学特征可能提示脉络膜缺血改变。

- Agemy SA 等利用分频幅去相关显影技术发现 DR 患者中脉络膜毛细血管层的血流灌注密度低于正常人群，与 DR 严重程度相关。
- 我们利用 SS-OCTA 亦发现了 DR 患者中脉络膜浅层脉络膜血管无灌注区域（图 19-14、图 19-15），提示糖尿病脉络膜病变的发生。

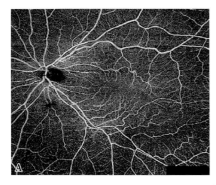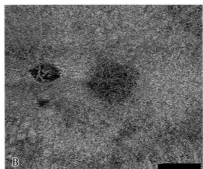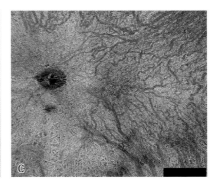

图 19-14　左眼 NPDR 的 SS-OCTA 成像

A. 视网膜层次的广角 SS-OCTA（12mm×12mm）可见后极部微血管瘤及视网膜血管迂曲改变；B. 脉络膜毛细血管层次的 SS-OCTA（12mm×12mm）可见黄斑部低血流信号（红色箭头所示）；C. 脉络膜中大血管层则未见明显异常

图点评：SS-OCTA 由于其扫描波长增加，穿透力增强，分辨率提高，可在短时间内对后极部脉络膜视网膜成像，清晰显示脉络膜浅层毛细血管的血流状态。国外学者已经通过组织病理学证实 DC 中脉络膜脉细血管无灌注的存在。

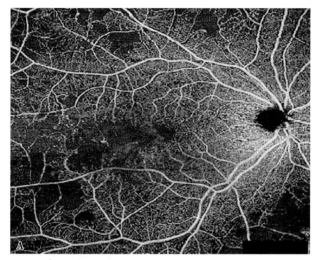
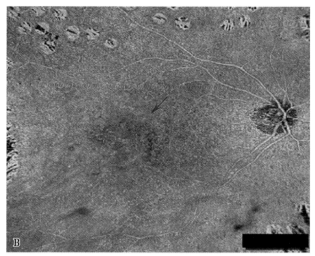
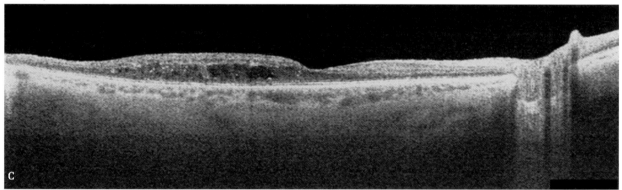

图 19-15　右眼 NPDR 的 SS-OCTA 成像

A. 视网膜层次的广角 SS-OCTA（12mm×12mm）可见后极部斑片状毛细血管无灌注区，中心凹颞侧红色区域提示视网膜囊样水肿；B. 脉络膜毛细血管层次的 SS-OCTA（12mm×12mm）可见黄斑部低血流信号（红色箭头所示）以及周边部激光斑改变；C. 水平方向的广角 SS-OCT 扫描提示黄斑中心凹颞侧视网膜囊样水肿及硬性渗出

图点评：部分糖尿病患者会出现脉络膜血流流空现象，随着 DR 严重级别不断提升，脉络膜血流密度和容积将显著降低。

- 与影像学研究的结果一致，组织学研究也提示脉络膜血管病变与 DR 相关。
  - 一方面脉络膜血管体系通过影响静水压或渗透压决定视网膜层间液体吸收速率，可诱发糖尿病性黄斑水肿。
  - 另一方面，功能影像学研究显示早期 DR 患眼中脉络膜血流即出现减低，进而导致毛细血管末端血管阻力增加，脉络膜毛细血管萎缩，外层视网膜和 RPE 缺血，RPE 和微血管 VEGF 表达增加，破坏血视网膜屏障，最终导致 DR 的发生。
- 脉络膜血流减低甚至可以先于视网膜。Braun RD 等报道糖尿病大鼠模型中脉络膜毛细血管的红细胞血流及流速显著低于正常对照组，将直接破坏光感受器层供氧。此外，Kim 教授也发现随着 DR

从非增殖性向增殖性转变,脉络膜厚度显著增加,提示脉络膜水肿发生。

- 因此,我们认为 DC 影响 DR 进程,在高血糖致 DR 及并发新生血管和 DME 过程中发挥作用。在所有类型 DME 中,我们发现浆液性视网膜脱离型 DME 的脉络膜厚度高于囊样水肿型 DME,主要由于脉络膜血管通透性增强以及外部 BRB 功能异常所致。
- 同时,我们在抗 VEGF 药物治疗 DR 的相关研究中发现,基线时较高的中心凹下脉络膜厚度和中心黄斑厚度是有效治疗 DME 的保护性指标。抗 VEGF 药物能够穿过视网膜全层,沉积在脉络膜血管壁,VEGF 通过增加一氧化氮诱导血管扩张,增加血流,抑制 VEGF 就可以使脉络膜血管紧缩、毛细血管内皮细胞窗孔关闭,降低血管通透性,导致脉络膜变薄。

小　结

- 与 DR 类似,高血糖状态对于微血管的损害也可以发生在脉络膜,表现为脉络膜微血管瘤、脉络膜无灌注区甚至是 CNV。
- 此外,糖尿病患者中脉络膜厚度增加提示脉络膜水肿发生。

（华　瑞）

参 考 文 献

1. Klein R, Klein BE, Moss SE, et al. The Wisconsin epidemiologic study of diabetic retinopathy. IV. Diabetic macular edema. Ophthalmology 1984; 91: 1464-1474.

2. Early Treatment Diabetic Retinopathy Study Research Group. Fundus photographic risk factors for progression of diabetic retinopathy. ETDRS report number 12.Ophthalmology 1991; 98: 823-833.

3. Lutty GA. Diabetic choroidopathy.Vision Res. 2017; 139: 161-167.

4. Hua R, Li Q, Wong IY, et al. Choroidal microvascular proliferation secondary to diabetes mellitus. Oncotarget. 2017; 8（2）: 2034-2036.

5. Hua R, Liu L, Wang X, et al. Imaging evidence of diabetic choroidopathy in vivo: angiographic pathoanatomy and choroidal-enhanced depth imaging. PloS one 2013; 8: e83494.

6. Yiu G, Manjunath V, Chiu SJ, et al. Effect of anit-vascular endothelial growth factor therapy on choroidal thickness in diabetic macular edema. American journal of ophthalmology 2014; 158: 745-751 e742.e2.

7. Nagaoka T, Kitaya N, Sugawara R, et al. Alteration of choroidal circulation in the foveal region in patients with type 2 diabetes. The British journal of ophthalmology 2004; 88: 1060-1063.

8. Braun RD, Wienczewski CA, Abbas A. Erythrocyte flow in choriocapillaris of normal and diabetic rats. Microvasc Res 2009; 77: 247-255.

9. Kim JT, Lee DH, Joe SG, et al.Changes in choroidal thickness in relation to the severity of retinopathy and macular edema in type 2 diabetic patients. Invest Ophthalmol Vis Sci 2013; 54: 3378-3384.

10. Rayess N, Rahimy E, Ying GS, et al.Baseline choroidal thickness as a predictor for response to anti-vascular endothelial growth factor therapy in diabetic macular edema.Am J Ophthalmol 2015; 159: 85-91.e1-3.

第二十章

自适应光学扫描激光检眼镜眼底成像技术
Fundus Adaptive Optics Scanning Laser Ophthalmoscope

自适应光学扫描激光检眼镜技术（AO-SLO）的历史

● 扫描激光检眼镜（scanning laser ophthalmoscope，SLO）于 1982 年首先用于眼科临床，成为眼科医生观察眼底视网膜的重要工具和手段。但是人眼的屈光系统存在着像差缺陷，使 SLO 的分辨率无法提高从而影响其成像质量，而自适应光学（adaptive optics，AO）技术的应用则很大程度上解决了这个问题。AO 是一种通过降低光学像差的影响来提高光学系统性能的技术，最初是为了解决望远镜因为大气湍流而导致目标失真成像模糊而提出的设想。1989 年，Dreher 和同事首次尝试将 AO 技术应用于 SLO 成像，当时系统只能校正散焦和散光。随后 Liang 成功将 AO 与 SLO 结合，制造出自适应光学扫描激光检眼镜（AO-SLO），极大提高了眼底成像的质量和分辨率。

AO-SLO 的优缺点

● 优点

■ 图像分辨率高：AO 应用于 SLO 的主要优点就是主要是提高了图像横向分辨率。AO-SLO 在视网膜上的照亮点更小，共焦光圈可以阻断来自其他层的光线。共焦允许视网膜不同层次的分层，排除了来自非聚焦平面的偏振光和散射光，从而大大提高了所获得图像的对比度和轴性分辨率，能够在活体上观察视网膜各层结构的细胞，可以看到神经纤维束、光感受器细胞、色素上皮层的细胞，以及毛细血管内皮细胞等。

■ 共焦分层功能：AO-SLO 的主要优点之一是它基于一个共焦结构，可转化为在视网膜不同深度产生平面图像的光学切片能力，可以对视网膜进行轴向分层观察。从而显示视网膜的不同层次，如神经纤维、血管及光感受器细胞层。

■ 无创生成视网膜血管网络图：在没有造影剂的情况下，AO-SLO 可以显示视网膜血管中的血细胞运动，由于血细胞相对于周围的光感受器移动，AO-SLO 可提取视网膜运动最快的部分，可以将视网膜血管可视化，从而显示毛细血管网络。2009 年 Roorda 等人使用 AO-SLO 显示了观察对象的黄斑中心凹周围的毛细血管网络。2012 年 Burns 等人使用 AO-SLO 得到了视盘及视盘周围的毛细血管网络。

■ 动眼追踪功能：AO-SLO 具有动眼追踪功能，可以实时追踪眼球运动，解决了检查过程中因为眼球运动导致的图像失真或变形。而且其追踪频率很高，精确度也是极为准确。有研究表明追踪扫描激光检眼镜（tracking scanning laser ophthalmoscope，TSLO）可以与 AO-SLO 系统相结合，通过提供实时的光学和数字跟踪，可以采集到更高分辨率的视网膜图像。

- 不足

  ■ 相干性干扰：由于点光源是在视网膜上成像的，所以它会有一些相干性，即使它来自一个低相干光源。光源的相干性产生散斑和干涉伪影也会降低图像的质量，影响分辨率，这也是未来 AO-SLO 研究改进的一个方向。

  ■ 敏感性相对较低：由于 SLO 是依靠检测散射光或荧光的量来确定病变的，许多视网膜散射和荧光的来源都是非常微弱的，因此许多视网膜特征的信号往往太低而无法可视化。

  ■ 成像效率低：AO-SLO 成像是低效的，因为数据是连续收集的。为了发展 AO-SLO，使用的高频扫描仪和快速探测器使像素速率非常高，但是仍然有很大的改进空间。如何使扫描系统更有效率，也是 AO-SLO 以后需要改进的方向。

眼科应用方向及进展

- DR：由于应用 AO-SLO 可以不使用造影剂就可直接、无创地测量视网膜血管壁、毛细血管内皮细胞、血细胞和光感受器。这使得早期监测糖尿病患者的眼底改变成为可能。相关研究已经证实，在 DR 早期患者即存在视网膜血管壁的异常、血流速度改变以及血管管径的改变，另有研究表明在 DR 患者中，视锥细胞排列的规律性也会发生变化，且视锥细胞排列的规律性的降低与糖尿病的存在、DR 的严重程度和糖尿病黄斑水肿的增加是一致的，其他研究显示糖尿病患者的眼底血管中血流速度波动率、红细胞的聚集速度和变化均高于健康人。如果能够在早期发现相关的血管及光感受器的病理异常，就可以早期采取相应的预防或治疗措施，阻止 DR 的进展。而 AO-SLO 可以检测到糖尿病引起的眼底微小血管和光感受器的异常改变，因此今后 AO-SLO 可能应用于 DR 的早期筛查，设计个体化治疗方案，进行无创随访观察。

- 青光眼：是一组以视野和视神经萎缩为特征的眼科疾病。筛板是视神经和视网膜血管出入眼球的通道，视网膜节细胞的轴突形成神经束穿过筛板孔。组织病理学研究已经证实，筛板在青光眼的不同阶段都存在形态学的改变，但是传统的眼底照相和 SLO 由于分辨率相对较低，难以清楚观察视盘的细微结构，而 AO-SLO 可以清晰地显示出筛板的结构，Akagi 等研究报道，与正常对照组相比，青光眼患者的筛板孔面积明显增大，而筛孔伸长率无明显差异，并认为青光眼的发生可能与较大的平均筛孔面积有关。也有研究发现在 AO-SLO 图像上青光眼患者眼底无论正常区域还是病变区域，神经纤维束宽度均有所减少，这些异常与视野缺损有关，提示 AO-SLO 可能有助于检测与视觉功能丧失相关的早期神经纤维束异常。

- 视网膜色素变性：是一种以进行性光感受器和色素上皮功能丧失为特点的遗传性眼病。尽管 OCT 可以观察到视网膜色素变性患者光感受器层的改变，如内节中断、OPL 及 ONL 变薄等，但是不能明确具体受损结构，Menghini 等用 AO-SLO 和 SD-OCT 对视网膜色素变性患者和正常人进行检查发现视网膜色素变性患者的 ONL 明显变薄，在 AO-SLO 上可以发现在超过黄斑中心凹 6° 范围内，视网膜色素变性患者的平均视锥细胞密度较正常人降低，但是两组研究对象视锥细胞密度均有高度的可变性。外核层厚度和视锥细胞锥密度是与距离黄斑中心凹距离显著相关的，且该关系在距黄斑 0.5°～1.5°的区域内显著高于 1.5°～3°，但是无法从外核层厚度估计视锥细胞感受器数量。然而，视网膜色素变性患者视网膜视杆细胞退化早于视锥细胞，在试验随访中早期视网膜色素变性患者的 ONL 厚度仍正常，但测量视锥细胞密度减少，这表明测量 ONL 厚度不如 AO-SLO 检测视锥光感受器敏感，这也就提示 AO-SLO 在视网膜色素变性的早期诊断以及后期随访中敏感性更高。

- AMD：分为干性和湿性两种类型，是发达国家 55 岁以上人群中常见的致盲原因，也是我国老年人群不可逆视力丧失的主要原因之一。研究发现 AO-SLO 可以显示早期 AMD 的光感受器嵌合体由于局灶性玻璃膜疣形成轻微破坏，并且可以发现在眼科现有的标准检查中不能分辨出的玻璃膜疣。在晚期干性 AMD 中，片状的玻璃膜疣和地图样萎缩区域的可见光感受器密度显著下降，且当 AMD 从早期阶段进展到疾病的后期阶段，可以观察到光感受器计数显著下降。这个研究发现提示我们，AO-SLO 可以协助我们早期发现和诊断出 AMD，从而可以在疾病早期给予相应的干预措施，也可以用于后期治疗效果的随访观察。

- Stargardt 病：又称为眼底黄色斑点症，是一种原发于 RPE 的常染色体隐性遗传病，发病机制可能为 RPE 细胞对光感受器代谢产物脂褐素吞噬能力下降，导致脂褐素沉积在 RPE 层，RPE 细胞的功能障碍或凋亡导致光感受器细胞的萎缩，在 OCT 图像上可以观察到黄斑区神经上皮层萎缩缺失或变薄，这些沉淀物对光感受器的影响一直难以想象，由于眼睛的光学像差限制了现有检查设备的视网膜图像的最高分辨率，而 AO 技术则解决了这一问题。研究发现在 Stargardt 病早期，当眼底自发荧光区域异常而眼底照相没有观察到斑点或者 RPE 未发现病变的时候，AO-SLO 可以观察到临近视锥细胞间距正常或接近正常，随着病情进展，在自发荧光增强的区域，对应的 AO-SLO 可以观察到视锥细胞数量逐渐减少及细胞间距逐渐增大。当病变到了晚期，视锥细胞大量凋亡的时候则不太适合用 AO-SLO 进行计数和测量间距。这提示我们 AO-SLO 是一个在 Stargardt 病的早期阶段比较敏感的检查方法和在随访中监测病变进展的选择。

共焦激光视网膜显微镜

- 通过降低眼内光线的散射，SPECTRALIS 共焦激光视网膜显微镜放大倍率镜头（High Magnification Module，HMM）能够清晰成像眼底微小结构，不受白内障等屈光通路混浊影响。
- 与单纯数码变焦不同，HMM 能够显示更为细微的眼底结构，为观察视网膜疾病的病理生理改变与进展提供了一个全新视角，有助于改进手术和治疗方案。
- SPECTRALIS® HMM 系统可获取眼底 8°×8° 范围超高分辨率的近红外光反射图像，该区域的激光扫描更为致密，可收集眼底微结构的细节信息。
- 8°×8° 成像范围确保了局部图片精细分析并可联合指导其他影像检查（如 OCT）完成。
- 具体详见如下病例（图 20-1、图 20-2）。

图点评：HMM 能够显示眼底更为细微结构，如本例

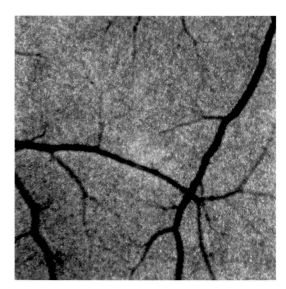

图 20-1　HMM 成像视网膜光感受器细胞分布（黑色条索区域为视网膜血管造成的投影）

中致密点状反光提示视网膜光感受器细胞分布,黑色条索区域为视网膜血管造成的投影,对该投影进行充分、完整提取即可获得类似OCTA中的血流成像。

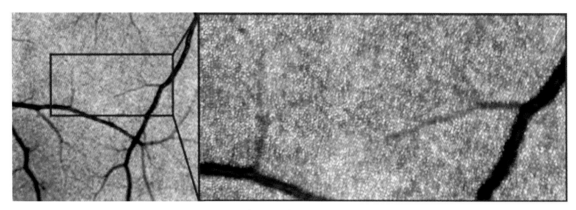

图20-2　健康女性左眼底HMM成像

HMM聚焦于外层视网膜,其中大量高亮圆形反光提示光感受器细胞分布,右图为左侧图片的局部放大图

图点评:HMM成像模式在局部放大情况仍可保证不丢失图像分辨率。

- HMM成像技术与其他影像学模式结合,可更为全面深入对疾病进行评估,如光感受器椭圆体带不连续等外层视网膜异常,AMD中早期视网膜玻璃膜疣改变和玻璃膜疣样沉着、肥厚脉络膜谱系疾病、各种原因造成的眼底视神经纤维缺损,甚至可进行视网膜血管系统评估。
- 与此同时,HMM成像能够显示其他影像模式中无法显示的视网膜微结构细节信息。
- 具体详见如下病例(图20-3～图20-5)。

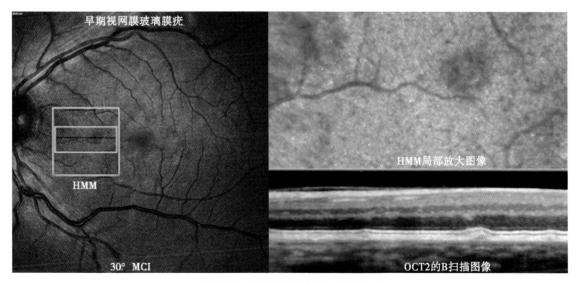

图20-3　HMM与眼底多模影像结合

左图为30°炫彩成像可见左眼底早期玻璃脱疣病灶,绿色方框提示HMM检测的8°×8°区域,黄色方框提示HMM图像放大区域可见致密圆形高反射颗粒,同时散在斑点状低反射区域以及视网膜血管造成的条索状黑色投影,蓝色水平线段提示SD-OCT扫描可见多个局限性RPE隆起,上方嵌合体带消失

图点评:非侵入性HMM成像使cSLO达到最优化,同时联合炫彩和SD-OCT等多种成像模式,能够更加充分反映疾病细节。HMM图像中致密圆形高反射颗粒提示光感受器分布,斑点状低反射区域为视网膜玻璃膜疣造成的嵌合体带破坏,这一点得到了OCT的证实。

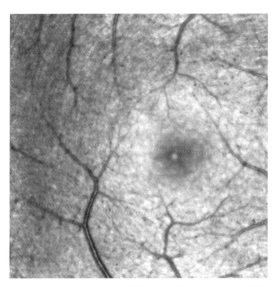

图 20-4 中心凹旁视网膜神经纤维层的 HMM 成像

图点评：将 HMM 模式聚焦于视网膜表层即可观察到视网膜神经纤维走行。此外，通过 OCT 的"En Face"扫描同样可以获得视网膜神经纤维分布图，然而两种在机制上不同。HMM 是在去除眼内光线散射后将局部分辨率提升至最大而获得的近似组织显微镜的高分辨率图像，而 OCT 的"En Face"模式是把致密的 OCT 断面扫描进行三维重建后实现的。

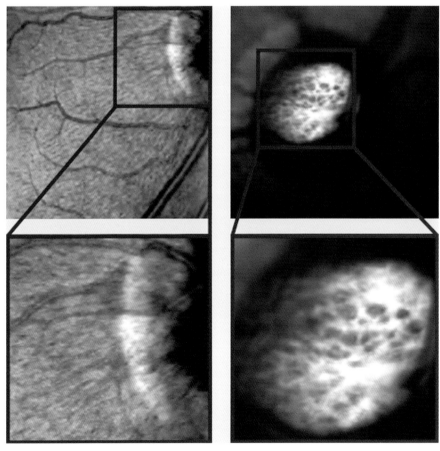

图 20-5 HMM 模式对视盘和乳斑束成像

　　图点评：左图为视盘 HMM 成像，清晰可见乳斑束中视网膜神经纤维层走行。当将 HMM 模式聚焦平面放置于筛板水平时，我们可见视盘前部筛板的微小孔隙样结构（右图）。在临床中，HMM 聚焦不同，将会显示视网膜甚至脉络膜各层次的微小结构。

小　　结

● 目前 AO-SLO 由于存在的缺点限制了其在临床上的广泛应用，但随着自适应光学技术的不断进步，相关软件功能的进一步完善，系统将变得更加成熟，随着临床应用的不断扩展，会有更多的新发现和新进展，以后将会在科研和临床中发挥越来越重要的作用。

（张剑平　张美霞　华　瑞）

参 考 文 献

1. MAINSTER M A，TIMBERLAKE G T，WEBB R H. Scaning laser ophthalmoscopy：clinical applications.Ophthalmology，1982，89（7）：852-857.

2. BABCOCK H W. The possibility of compensating astronomical seeing. Publications of the Astronomical Society of the Pacific，1953，65（386）：229-236.

3. AUSTIN ROORDA. Applications of adaptive optics scanning laser ophthalmoscopy.Optom Vis Sci. 2010 April；87（4）：260-268

4. LIANG J，WILLIAMS DR，MILLER DT. Supernormal vision and highresolution retinal imaging throuht adaptive optics.Opt Soc Am A Opt Image Sci Vis，1997，14（11）：2884-2892.

5. CHUI T Y，VANNASDALE D，STEPHEN A. Burns. The use of forward scatter to improve retinal vascular imaging with an adaptive optics scanning laser ophthalmoscope.Biomedical optics express 2012.3（10）：2537-2549

6. SHEEHY C K，TIRUVEEDHULA P，SABESAN R，et al. Active eye-tracking for an adaptive optics scanning laser ophthalmoscope.Biomedical Optics Express 2015，6（7）：2412-2423

7. MUJAT M，FERGUSON RD，IFTIMIA N，et al. Compact adaptive optics line scanning ophthalmoscope.Opt Express 2009；17（12）：10242-10258.

8. CHUI T Y，GAST T J，BURNS S A. Imaging of vascular wall fine structure in the human retina using adaptive optics scanning laser ophthalmoscopy.Invest Ophthalmol Vis Sci，2013，54（10）：7115-7124.

9. PIRCHER M，ZAWADZKI R J，EVANS J W，et al. Simultaneous imaging of human cone mosaic with adaptive optics enhanced scanning laser ophthalmoscopy and high-speed transversal scanning optical coherence tomography. Opt Lett 2008；33（1）：22-24.

10. LUO T，GAST TJ，VERMEER TJ，et al. Retinal vascular branching in healthy and diabetic subjects.Invest Ophthalmol Vis Sci.2017；58（5）：2685-2694.

11. LAMMER J，PRAGER S G，CHENEY M C，et al. Cone photoreceptor irregularity on adaptive optics scanning laser ophthalmoscopy correlates with severity of diabetic retinopathy and macular edema. Invest Ophthalmol Vis Sci. 2016；57（15）：6624-6632.

12. ARICHIKA S，UJI A，MURAKAMI T，et al. Retinal hemorheologic characterization of early-stage diabetic retinopathy using

adaptive optics scanning laser ophthalmoscopy. Invest Ophthalmol Vis Sci.2014；55（12）：8513-8522.

13. CHUI T Y，GAST T J，BURNS S A. Imaging of vascular wall fine structure in the human retina using adaptive optics scanning laser ophthalmoscopy.Invest Ophthalmol Vis Sci，2013，54（10）：7115-7124

14. AKAGI T，HANGAI M，TAKAYAMA K，et al.In vivo imaging of lamina cribrosa pores by adaptive optics scanning laser ophthalmoscopy.Invest Ophthalmol Vis Sci，2012，53（7）：4111-4119.

15. TAKAYAMA K，OOTO S，HANGAI M，et al. High-Resolution Imaging of Retinal Nerve Fiber Bundles in Glaucoma Using Adaptive Optics Scanning Laser Ophthalmoscopy.Am J Ophthalmol 2013；155（5）：870-881.

16. TALCOTT K E，RATNAM K，SUNDQUIST S M，et al. Longitudinal study of cone photoreceptors during retinal degeneration and in response to ciliary neurotrophic factor treatment.Invest Ophthalmol Vis Sci，2011，52（5）：2219-2226.

17. MORENO M，BRANDON J L，SHIRI Z，et al Early Structural Anomalies Observed by High-Resolution Imaging in Two Related Cases of Autosomal-Dominant Retinitis Pigmentosa.Ophthalmic Surg Lasers Imaging Retina，2014，45（5）：469-473.

18. BORETSKY A，KHAN F，BURNETT G，et al. In vivo Imaging of Photoreceptor Disruption Associated with Age-Related Macular Degeneration：A Pilot Study.Lasers Surg Med. 2012，44（8）：603-610.

19. BIRNBACH C D，JARVELAINEN M，POSSIN D E，et al.Histopathology and immunocytochemistry of the neurosensory retina in fundus flavimaculatus. Ophthalmology. 1994；101（7）：1211-1219.

20. STEINMETZ R L，GARNER A，MAGUIRE J I，et al.Histopathology of incipient fundus flavimaculatus.Ophthalmology. 1991，98（6）：953-956.

21. CHEN Y，RATNAM K，SUNDQUIST S M，et al.Cone Photoreceptor Abnormalities Correlate with Vision Loss in Patients with Stargardt Disease.Invest Ophthalmol Vis Sci，2011，52（6）：3281-3292

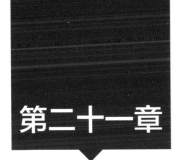

第二十一章

医学人工智能在眼科影像中的应用现状
The Application Status of Medical Artificial Intelligence in Ophthalmic Imaging

- 人工智能（artificial intelligence，AI）的概念最早于 1956 年由麦卡塞等学者提出，机器学习（machine learning）的研究是人工智能研究的方向之一，目前较热门的深度学习（deep learning，DL）、人工神经网络（artificial neural network，ANN）、卷积神经网络（convolutional neural network，CNN）等均属于这一范畴。人工智能在机器学习方面的基本方法是指机器模型在基于某一给定的算法、网络架构等基础上，给予一定数量的数据样本如图像、声音等进行认知、学习，从而实现对新的同质样本进行自动化识别、分类。作为一项革命性的前沿科技，人工智能技术在医学领域的应用也逐渐得到更多的关注与研究，尤其在眼科中的应用得到越来越多眼科学者和临床工作者的青睐。

- 2006 年，Hinton 正式提出深度学习的概念，并在 *Science* 上发表了一篇文章，文中提出的深度信念网络（deep belief network，DBN）开启了当前深度学习的复兴。在引入 DBN 之前，深度模型被认为难以优化，DBN 很好地解决了上述难题。随后，深度学习进入研究高潮，成为当前人工智能领域的一大研究热点。深度学习本质上是神经网络的拓展，目前在语音识别、人脸识别、物体识别、目标检测等诸多人工智能领域都取得了突破性进展。在计算机视觉领域，深度学习应用最广泛的一种模型就是卷积神经网络。卷积神经网络已被证明是效果最优异的模型，它已被广泛地应用在计算机视觉任务中。这是由于它通过更深层次的网络结构自动地从原始数据中学习中高级的图像特征，这和传统特征学习方法有着很大的区别，且最近的研究结果表明，通过卷积神经网络提取的高维特征对自然图像中的物体识别与定位非常有效。

- 现代医学是建立在实验基础上的循证医学，医生的诊疗结论必须建立在相应的诊断数据上，而影像是重要的诊断依据，医疗行业 80%～90% 的数据都来源于医学影像。由于深度学习的良好表现，世界各地的医学图像研究人员迅速地进入这一领域，对不同类型的医学图像进行分析，并取得了可喜的成果。"人工智能＋医学影像"便是计算机在医学影像的基础上，通过深度学习，完成对影像的分类、目标检测、图像分割和检索工作，协助医生完成诊断、治疗工作的一种辅助工具（图 21-1）。

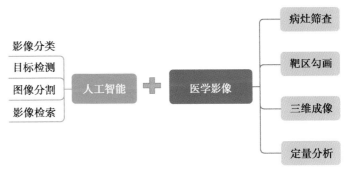

图 21-1　人工智能加医学影像模式图

图点评：基于大量数据产生的人工智能算法在医疗领域的应用带来的不仅是技术革新，还是医疗服务模式的转变。人工智能在医疗健康的各个领域均有应用，就影像方面而言，以病灶筛查、靶区勾画、三维成像、定量分析较为普遍。

几个容易混淆的概念

模式识别、机器学习和深度学习的区别

- 首先，模式识别是目的，机器学习和深度学习是方法，模式识别的主要内容是识别模式，强调的就是模式。举个简单的例子，在图像里就是识别图像中的模式，比如从一张停车场的照片里识别出所有的车（车就是一种模式），在语音识别中识别出单词，每个单词的发音也是一种模式。
- 机器学习就是模式识别这个大类下的一种方法。早期神经网络发展因为计算机硬件的关系，结构比较简单，只有三四层，但是现在因为计算力上来了，人们逐渐发现多层（几十层，几百层）的神经网络对于识别模式等应用有良好的效果，所以多层的神经网络就逐渐独立出来，统称深度学习（深度体现在层数很多）。
- 当然机器学习和深度学习不只用于模式识别，可以说模式识别跟机器学习有交集，而机器学习包含深度学习。

卷积神经网络的发展历史

卷积神经网络（convolutional neural network，CNN）的研究历史大致可以分为三个阶段：理论提出阶段、模型实现阶段以及广泛研究阶段。

- **理论提出阶段**

早在 1979 年 Kunihiko Fukushima 提出了一种他称为 Neocognitron 的人工神经网络，这是最早的卷积神经网络之一。Neocognitron 是一个自组织的多层神经网络模型，每一层的响应都由上一层的局部感受野激发得到，对于模式的识别不受位置、较小形状变化以及尺度大小的影响。Neocognitron 采用的无监督学习也是卷积神经网络早期研究中占据主导地位的学习方式。

- **模型实现阶段**

1989 年，Yann LeCun 等人在贝尔实验室的研究首次将反向传播算法进行了实际应用，这也是后来被称为 LeNet 的卷积神经网络的开始，一直到 1998 年 Yann LeCun 等人发表了关于 LeNet 的多篇论文，并取得了巨大的成功。LeNet 在手写字符识别领域的成功应用引起了学术界对于卷积神经网络的关注。同一时期，卷积神经网络在语音识别、物体检测、人脸识别等方面的研究也逐渐开展起来。1998 年到 2010 年期间，由于计算机的计算能力不足等因素，神经网络的发展不如预期。

- **广泛研究阶段**

直到 2012 年，Alex Krizhevsky 发布了 AlexNet，这是 LeNet 的更深和更广的版本，并以巨大的优势赢得了当年的 ImageNet 竞赛。AlexNet 的成功开始了卷积神经网络的时代，卷积神经网络现在成为了深度学习的主力。AlexNet 之后，不断有新的卷积神经网络模型被提出，比如牛津大学的 VGG、

Google 的 GoogLeNet、微软的 ResNet 等,这些网络刷新了 AlexNet 在 ImageNet 上创造的纪录。并且,卷积神经网络不断与一些传统算法相融合,加上迁移学习方法的引入,使得卷积神经网络的应用领域获得了快速的扩展,同时越来越多的学者将 CNN 用于不同的领域和任务中。从最初较为简单的手写字符识别应用,逐渐扩展到一些更加复杂的领域,如:行人检测、行为识别、人体姿势识别等。近期,卷积神经网络的应用进一步向更深层次的人工智能发展,如:自然语言处理、语音识别等。从当前的研究趋势来看,卷积神经网络的应用前景充满了可能性,但同时也面临着一些研究难题,比如:如何改进卷积神经网络的结构,以提高网络对于特征的学习能力;如何将卷积神经网络以合理的形式融入新的应用模型中。

卷积神经网络的基本结构

一般的卷积神经网络结构图如图 21-2 所示。

- 从图中可以发现:这是一个多层的网络结构,并且由多个部分串联组成,主要包括输入层、卷积层、下采样层(池化层)、全连接层和输出层组成。卷积神经网络的输入通常为原始图像,下采样层通常跟随在卷积层之后,依据一定的下采样规则对特征图进行下采样。

- 下采样层的功能主要有两点:①对特征图进行降维;②在一定程度上保持特征的尺度不变特性。举个例子:比如说一张 100×100 大小的图,可以把它看作 10 000 维空间中的一个点,假如说我们有 20 张这样的图,我们想直观地看他们在这个空间中的分布关系,显然没法直接显示 10 000 维的空间,毕竟最高只能显示三维,所以就会用一些降维方法,尽可能地保留他们的空间位置关系,把他们的维度降到三维来显示,同时降维也会去除掉一些噪声。经过多个卷积层和下采样层的交替传递,这些操作在几十层甚至几百层上反复进行,每一层都学习识别不同的特征。

- 最后卷积神经网络依靠全连接网络对针对提取的特征进行分类。

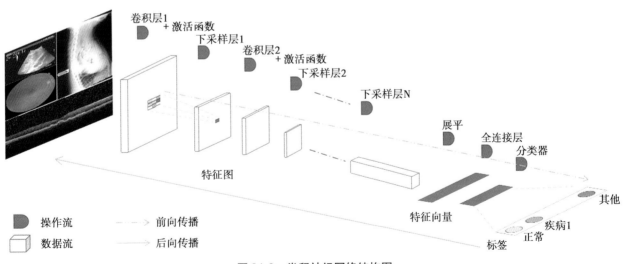

图 21-2　卷积神经网络结构图

图点评:卷积神经网络一个多层的网络结构,并且由多个部分串联组成,主要包括输入层、卷积层、下采样层(池化层)、全连接层和输出层组成。卷积神经网络的输入通常为原始图像,每一层网络有多个神经元,上一层的神经元通过激活函数映射到下一层神经,每个神经元之间有相对应的权值,输出即为我们的分类类别。

深度学习在医学图像处理的应用

● **分类与识别**

临床医生通过各类医学图像的诊断确定人体内是否有病灶,并对疾病进行分类与识别病灶区域,因此医学图像自动分类与识别是医学图像处理的基本任务,也是深度学习做出重要贡献的领域之一。在医学图像分类任务中,通常有一个或多个图像作为输入,用一个独立的诊断结果作为输出,例如疾病是否存在。医学影像学术界最初专注于无人监督的预训练和网络架构,现在已经大量转向应用 CNN 进行医学图像分类识别。在医学成像的对象分类任务中,结合 3D 信息通常是良好表现的必要条件。

● **定位与检测**

人体组织器官解剖结构和病灶区域的定位是临床治疗计划中非常重要的预处理步骤,定位的精度直接影响治疗的效果。图像目标定位任务不仅需要识别图像中的特定目标,而且需要确定其具体的物理位置。图像目标检测任务则需要把图像中所有目标识别出来,且确定它们的物理位置和类别。

● **分割**

图像分割作为医学图像分析的首要步骤,可依据图像的灰度、颜色、纹理、边缘和频谱等特征,把图像分成若干个互不交互的、具有独特性质的区域并提取出感兴趣目标,为之后的图像分析奠定基础。此外,它也是临床手术图像导航和图像引导肿瘤放疗的关键任务。分割是应用深度学习医学成像的最常见的课题,同时也是应用最广泛的领域。

● **配准与融合**

医学图像配准是通过寻找某种空间变换,使两幅图像的对应点达到空间位置和解剖结构上的完全一致。要求配准的结构能使两幅图像上所有的解剖点,或至少是所有临床诊断意义区域的点都达到匹配。医学图像的融合是指将≥2 幅来自不同成像设备或不同时刻获取的已配准图像,采用某种算法,把各个图像的优点或互补性有机结合起来,可以说图像配准是实现图像融合的先决条件。图像配准与融合为临床提供了重要的诊断、治疗及患者病情跟踪随访信息,在外科及放疗中提供了结合功能影像和解剖影像的融合影像。它不仅帮助确认病灶及治疗定位,又对同源不同时间采集图像处理提供了病程进展或疗效随访等信息。

医学图像分析的难点

● **图像数据的维度**

随着医疗电子设备的更新换代,所得到的图像多是三维的影像,一个病人所得到的数据就高达几个 G,深度学习多是对一些二维的平面图像进行训练,这样就需要把三维的医学图像进行采样,转化为二维的图片信息,这样做不仅会减少了图片的分辨率,还损失了大量的图像信息。由于医学图像成像的局限性,不同模态的医学图像数据仅能反映人体特定的信息,各有优缺点。联合多模态医学影像,利用不同影像的互补信息,可以提供清晰的功能和解剖结构信息,从而提高分析的准确性。

● **数量库质量有待加强**

深度学习之所以能在许多领域内表现优异,是因为大量的学习数据,通过这些学习数据得到的图像特征相比于手工方式提取的特征具有更强的表达能力,所以这也就要求使用深度学习模型必须要有足够的学习数据集,缺少高质量的标注训练样本,训练出来的模型可能是通过拟合的或者鲁棒性[指控制系统在一定(结构,大小)的参数摄动下,维持其他某些性能的特性。在这里特指将训练出来的模型运用到真实事件数据上效果]不好,因此需要将得到的模型放在各种情况下测试普遍适用性。加州大学旧金山医疗中心电子病案系统的分析显示,高达80%的文本型录入有复制－粘贴他人记录的嫌疑。而由这种现象会产生失效的、错误的和冗余的信息,最终可能导致临床诊疗的错误,如何将病历、影像、检验报告里的非结构化数据转化成机器可以识别的结构化数据,用于机器学习和算法的实现,是医学人工智能发展的基础。当前缺乏合理的数据共享和数据流通的机制,医疗数据的权属模糊制约着数据共享,数据隐私保护和数据安全问题也值得考虑。

● **人才短缺**

　　人工智能的应用发展在医学数据库建立、统计、数学建模等方面都存在人才短缺、实践经验不足、基础不扎实的问题。在实践中,人工智能在医学领域的发展需要计算机和医学两个领域的深度融合。据统计,在人工智能行业从业者当中,美国拥有10年以上工作经验的人才占比接近50%,而我国只有不到25%,此外,在我国同时掌握医疗与人工智能知识的复合型人才更是匮乏。目前,医疗卫生服务人员对新技术的接受度不足,对于新技术的掌握还需要经过专业化、规范化的培训。

● **主体责任不清晰**

　　最后,我国尚无法律法规用于界定机器人的法律地位、责任分担机制及监管对象。医学人工智能应用的伦理边界复杂,过度的管控会阻碍人工智能的创新发展,而管理的缺位又带来人工智能应用中主体责任不清晰的风险。目前监管部门禁止虚拟助手等软件提供任何疾病的诊断建议,只允许提供用户健康轻问诊咨询服务。在2017年国家食品药品监督管理总局(CFDA)发布的新版《医疗器械分类目录》中的分类规定,若诊断软件通过算法提供诊断建议,仅有辅助诊断功能不直接给出诊断结论,则按照二类医疗器械申报认证;如果对病变部位进行自动识别并提供明确诊断提示,则必须按照第三类医疗器械进行临床试验认证管理。未来,应进一步明确针对AI诊断进入临床应用的法律标准,合理界定人工智能在医学领域应用的主体责任,为人工智能应用提供保障。

医学图像分析中的深度学习方法

　　深度学习本身包含了众多的算法模型,其本身是指多层复杂的神经网络层,现在定义为含有两层或两层以上的深层算法结构,所以深度学习是对一种多层结构算法的称谓,目前深度学习在医学图像的研究分析中,使用的方式分为以下两种:

● **自训练模型**

　　深度学习对医学图像的分析中,使用的算法模型包括卷积神经网络、自动编码器、深度玻尔兹曼机、深信度网络等,这些模型无一例外都是通过大量的图像数据来训练,其过程则是对众多参数进行调优,例如学习率、动量系数、权重衰减系数等。

● **迁移学习和微调**

　　在医学图像分析领域,要获得像ImageNet那样全面的注释数据集是一个巨大的挑战。因此,当数据稀少时,有下面几种方法可以进行选择:

- 迁移学习,这种方法一般会使用从自然图像数据集训练好的网络模型,如 AlexNet、CaffeNet、GoogleNet 等,然后从网络层中提取特征,并用其训练一个单独的模式分类器。
- 微调,当存在一个小型数据集且分类任务十分紧要时,一个建议的方法是使用一个预先训练的深度学习模型来初始化此数据集的分类网络,然后降低学习率监督训练整个网络层,这种方法往往会获得不错的效果。

深度学习在眼科领域的重要研究

● 糖尿病视网膜病变

糖尿病视网膜病变(diabetic retinopathy,DR)是糖尿病血糖过高引起的视网膜血管阻塞和损伤的并发症,视网膜的血供减少可以导致失明。虽然目前 DR 的临床治疗策略已相对成熟,但仍有大量 DR 患者因为没有及早诊断和及时治疗而导致视力受到不可逆的严重损害,因此,DR 的早筛查、早诊断、早治疗至关重要。然而,由于糖尿病患者基数巨大,加上临床眼科医生的数量和经验有限,DR 的早期筛查效率低耗时费力。伴随着人工智能的兴起,其在 DR 早期筛查中将展现出巨大的潜力,也吸引了众多眼科学者们的探索研究。

2015 年,来自 Google 公司的 Gulshan 等将深度学习算法用于 DR 的筛查检测。该模型所使用的训练集为 128 175 张 DR 和糖尿病性黄斑水肿的眼底彩照,每张图片都记录了 3~7 名眼科医师的评估结果,该团队合作的眼科医师一共 54 名。经训练学习后所获得的模型再由两组分别来自 Messidor-2 数据库的 1 748 张和 EyePACS-1 数据库的 9 963 张眼底彩照进行验证,结果显示,该系统的灵敏度和特异度均在 90% 以上。Tien Yin Wong 团队进一步把对 DR 的筛查扩展到多种族,多种型号相机及多病种(DR,可疑青光眼,年龄相关性黄斑变性)的复杂背景中,通过训练 274 169 张眼底照片(DR 76 370 张,可疑青光眼 125 189 张,年龄相关性黄斑变性 72 610 张)并在 10 个多中心,多种族的外部数据集进行验证,结果显示需要转诊的 DR(referable diabetic retinopathy)AUC(area under ROC curve)达到 0.936,灵敏度和特异度分别为 90.5% 和 91.5%,在 10 个外部验证集上,AUC 为 0.889~0.983,可疑青光眼 AUC 达到 0.942,灵敏度和特异度分别为 96.4% 和 87.2%,年龄相关性黄斑变性,AUC 达到 0.931,灵敏度和特异度分别为 93.2% 和 88.7%。然而这种自动筛查系统运用于临床前,仍然有许多问题需要去解决。部分学者担心这种自动筛查机器会增加筛查本身的成本,并且加重系统的负荷,此外,在临床筛查中,除了 DR,通常还会合并其他的影响患者视力的眼底疾病,而这种自动筛查机器同样也不具备这个功能,因此,关于 DR 智能诊断的相关研究仍需进一步开展。

2018 年 4 月 11 日,美国 FDA 批准了 IDx 公司 IDx-DR 筛查软件,该软件基于眼底照片检测糖尿病患者 DR 的严重程度,并提供是否需要转诊的建议,这是 FDA 批准的第一款采用人工智能技术的 DR 筛查软件产品,该软件与拓普康 NW400 眼底照相机联合使用,由基层医院非眼科专业的医护人员操作,若高于轻度非增殖糖尿病视网膜病变则需转诊。IDx-DR 软件部署在云端,基层医护人员采集分别以视盘、黄斑为中心的双眼眼底照片后上传至该软件,若眼底照片图像质量符合要求则软件给出分析结果:①检测到高于轻度非增殖糖尿病视网膜病变的症状,请转诊专业眼科医生;②未检测到高于轻度非增殖糖尿病视网膜病变的症状,请于 12 个月内再次检查。IDx-DR 软件的禁忌证包括:①持续性视力丧失、视物模糊、飞蚊症;②曾被诊断为黄斑水肿、重度非增殖性视网膜病变、增殖性视网膜病变、放射性视网膜病变、视网膜静脉阻塞;③接受过激光治疗、手术治疗或者眼内注射;④妊娠期糖尿病患者。IDx-DR 软件用于轻度 DR 筛查,尚达不到最高风险,故作为二类器械管理。IDx-DR 软件的上市过程体现了美国 FDA 对于以深度学习为代表的新一代人工智能技术的监管思路:以临床需要为导向,秉持风险控制原则,促进产品和技术创新。DR 筛查是新一代人工智能技术在医疗器械领域的研究热点之一，我国多家企业均已开发出相似产品并通过了中国食品药品检定研究院的测试，进入临床试验阶段。2019 年 2 月 1 日，国家药品监督管理局医疗器械技术审评中心发布了《深度学习辅助决策医疗器械软件审评要点（征求意见稿）》并公开征求意见，这也意味着 AI 三类医疗器械的审评标准已离落地不远，产业发展的政策瓶颈有望被打破。

● 青光眼

　　青光眼是世界范围内最常见的不可逆致盲眼病，以特征性视神经损害与视野缺损为主要病理改变，预计 2020 年，青光眼患者可能增加到 8 000 万人，由于其患病率高，对视功能及生活质量危害极大，青光眼一直是研究者高度关注的疾病。国外针对青光眼视神经损伤诊断的仪器有多种，如利用拓扑技术进行视神经表面积测量，利用偏振光技术进行视网膜神经纤维层测量，利用激光干涉技术进行视网膜视神经断层扫描测量。尽管应用了多种先进技术，但是国际青光眼学会认为青光眼视神经影像的识别仍然是青光眼诊断的金标准，其视神经影像中的盘沿形态分析是青光眼早期损伤的重要依据，因此视神经影像中视盘和视杯的自动分割是青光眼人工智能诊断中的关键及难点。现有的诸多工作是基于图像处理以及传统机器学习方法进行眼底彩照视盘视杯分割。传统方法的局限性在于使用了大量经验规则，而这些规则往往不够稳定，且覆盖面有限，因此在新数据上的推广能力较弱而缺乏实用性。近年来出现了一些基于深度学习对视盘视杯分割来判别青光眼的研究，深度学习网络的优势在于可以通过多层叠加的卷积计算自动学习替代这些经验规则，研究证实使用深度学习均得到了优于传统方法的结果，数据预处理以及网络结构等均有提升空间。相比 DR，青光眼自动诊断发展相对较慢，主要原因是开源数据库样本量较小，与视盘、视杯分割结果所用的可以公开获得的数据集包括：STARE、RIM-ONE、DRIONS-DB、RIGA。这些数据集图像的数量从 110 到 750，质量参差不齐；其次，青光眼特征性改变较为复杂，即使青光眼专家有时也难以诊断，这些在一定程度上也影响了研究结果的比较和研究深入。

　　Ryo Asaoka 团队比较了多种方法（深度前馈神经网络、随机森林、集成学习、支持向量机和神经网络）对 171 名患者在 1997 年 4 月至 2012 年 4 月期间 15 次随诊视野图（53 只眼开角型青光眼，108 只正常眼）的预测效果，结果显示深度前馈神经网络 AUC 高达 0.926，显著高于其他方法（随机森林 0.79，集成学习 0.776，支持向量机 0.712，神经网络 0.667）。何明光团队将深度学习算法用于青光眼的筛查检测，该模型通过 21 位经过培训的眼科医生对 48 116 张眼底彩照进行分类。青光眼视神经病变诊断标准包括垂直方向杯盘比大于等于 0.7 以及其他青光眼视神经病变的典型改变。结果显示敏感性和特异性分别为 95.6% 和 92.0%，AUC 达到 0.986。假阴性的最常见原因为同时患有其他眼病，包括病理性或高度近视（42.6%）、糖尿病视网膜病变（4.6%），以及年龄相关性黄斑变性（3.4%）。假阳性的首要原因为生理性大视杯（55.6%）。王宁利团队通过训练 241 032 张眼底图片搭建青光眼视神经改变的深度学习网络并通过热图展现视神经损伤及神经纤维层丢失。结果显示敏感性和特异性分别为 96.2% 和 97.7%，AUC 达到 0.996，假阴性和假阳性最常见的原因是高度近视眼底改变。此外还有部分学者将 OCT 技术定量检测 RNFL 厚度应用到早期青光眼 AI 筛查模型中，但造成 RNFL 丢失的疾病并不一定是早期青光眼，高度近视、动脉硬化、视神经病变也会伴有 RNFL 丢失。与其他眼科疾病相比，研发 AI 诊疗青光眼，比其他眼科疾病具有更大的挑战。首先，青光眼早期诊断需要综合考虑眼压、盘沿形态、视野、视网膜神经纤维层丢失等多个因素。目前研究主要是利用单一的眼底照片、OCT 图片、视野进行青光眼排查，尚未能做到对青光眼综合判断。其次，青光眼还需与高度近视、视神经病变、生理性大视杯等具有类似影像的疾病进行鉴别诊断。此外，青光眼筛查应该遵循简易、快捷、低廉的原则，因此在筛查其他眼病时应同时排查青光眼，但目前的模型并没有针对多种疾病进行训练。

● 白内障

白内障是目前我国乃至全世界首要可逆性致盲眼病，随着人口平均寿命延长，人口老龄化加重，白内障患者数量将会明显增加，2017 年 *Lancet* 估计全球约 9 500 万人患有白内障。长期以来，裂隙灯显微镜及晶状体后照明照相检查一直是白内障评估的"金标准"，被用于一些著名的眼病流行病学研究及临床研究中。在这类方法中最著名的是"Wisconsin 白内障分级系统"及"晶状体混浊分类系统"，但该方法存在一定的主观性，且在筛查量过大时存在耗时耗力、经济成本过高等问题。研究报道如果单纯以裂隙灯显微镜检测作为诊断标准，其结果是核性白内障对视力的影响可能会被高估，后囊下型白内障对视力的影响可能被低估，如果单纯以视力作为诊断标准，假阳性率较高，因为除了白内障外，常见的屈光不正、眼底疾病等均可影响视力。因此结合人工智能技术对白内障进行筛查诊断和评估严重程度具有重要意义。

目前传统算法在基于眼底照片的白内障自动诊断分级研究中已取得初步的成果，但仍有三大问题没有解决：第一，现有算法并没有处理眼底照片中其他病变（玻璃体混浊、积血、渗出等），引起干扰，不同种类的病变都可能同时展现在彩色眼底图像中，得到的结果与人工结果对比存在较大误差，从而影响分级结果；第二，在合并高度近视豹纹状眼底的时候，由于色素上皮萎缩透见大量脉络膜血管会对视网膜血管提取造成干扰；第三，当病人瞳孔较小时，拍摄出的眼底照片在周边出现的暗区会对图像造成干扰，引起误判。

刘奕志团队提出一种利用深度学习进行先天性白内障筛查和诊断的系统——CC-Cruiser，该系统由三个功能网络组成（图 21-3）：①识别网络，用于在大量人群中识别和筛查潜在的先天性白内障患者；②评估网络，系统根据晶状体混浊的面积、密度和位置三方面信息综合评估白内障严重程度，为患者提供诊断参考；③决策网络，系统根据前两个网络的结果辅助医生提出治疗策略（手术 / 观察）。CC-Cruiser系统采用来自原卫生部儿童白内障计划（Childhood Cataract Program of the Chinese Ministry of Health，CCPMOH）提供的 410 幅不同严重程度的先天性白内障儿童患者的眼部图像，476 幅正常儿童眼部图像。所有图片均由两名有经验的眼科医师独立地进行分类和描述，第三名眼科医师对分歧案例提供咨询。深度神经网络结构包含 5 个卷积层和 3 个全连接层，分类器选用 Softmax，利用 Dropout 方法避免过拟合，并加入了局部响应归一化、整流线性单元和随机梯度下降等技术，训练得到具有高准确率的先天性白内障分类模型。5 个交叉验证的结果为，识别网络正确率 98.87%，在风险评估功能中，三个指标（混浊面积、密度和位置）判断的准确率为 93.98%，95.06% 和 95.12%，决策网络的正确率 97.56%。为了进一步探讨 CC-Cruiser 的通用性和实用性，研究者选择三家非眼科的医院进行测试，因为研究者希望 CC-Cruiser最终帮助的对象就是这些缺乏现场眼科医生的医院。在 57 幅儿童眼部图片中，筛查的准确率为 98.25%。风险评估的三项指标（混浊面积、密度、位置）的准确率分别为 100%、92.86% 和 100%，辅助决策的准确率为 92.86%。基于这一 AI 系统，中山眼科中心于 2018 年 4 月底率先开展眼科 AI 诊疗项目，由 AI 云平台辅助临床医师进行诊疗，取得了很好的临床效果和社会效益。在此基础上，中山眼科中心团队将白内障智能诊疗系统嵌入云平台，并以广州为中心搭建全球首个双向协作诊治 AI 云平台，基层医生或患者远程上传信息即可进行诊断、风险评估和治疗。该平台突破了传统的医疗模式，拓展了优质医疗资源的覆盖范围，为眼病筛查及诊疗提供了新的策略，并已初步建立了协作医院应用网络，取得了理想效果，说明深度学习在白内障诊疗中具有较高的应用前景，人工智能将有效临床数据与信息技术相结合，既能够使国内庞大的人群医疗资源深度利用，也能够最高效地提升基层医生诊疗水平，实现全民健康水平的提高。

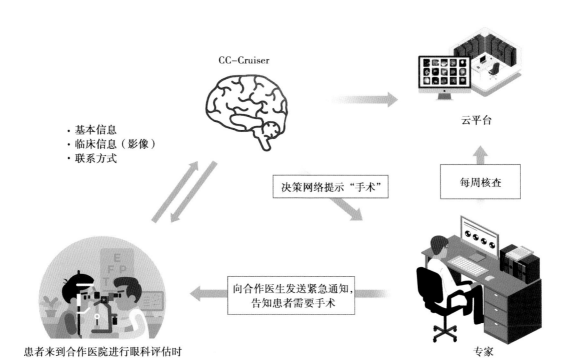

图 21-3 双向协作诊治 AI 云平台

图点评：当患者来到合作医院进行眼科评估时，在患者的许可下将收集（基本信息，临床数据，影像及联系方式）的信息发送到 CC-Cruiser 平台。CC-Cruiser 通过三个网络提供全面的评估，并将所有获得的信息保存在数据库中。如果决策网络提示"手术"，则立即向 CCPMOH 医生发送紧急通知，告知患者应该按照 CCPMOH 的程序进行全面检查。此外，每周 CCPMOH 医生会将所有 CC-Cruiser 的结果（包括"正常"和"白内障"）按照优先等级进行评估，并与需要手术的患者进行沟通。

● 年龄相关性黄斑变性

年龄相关性黄斑变性 AMD 又称老年性黄斑变性，是一种发病机制尚不明确的黄斑病变，可引起老年人不可逆的视力损害，是西方国家 50 岁以上人群中首位致盲原因，近年来，在中国的患病率亦呈逐年上升的趋势，其发病机制尚未完全明确。多项流行病学研究结果已经揭示，年龄、种族、家族史及吸烟是 AMD 确定的危险因素。早期筛查、定期随诊、根据病情合理治疗是防止 AMD 致盲的关键。因此，利用人工智能技术实现对 AMD 的智能诊断、决策支持对防盲工作的开展具有重要意义。

张康团队利用 CNN 为基础开发的用于 AMD 和糖尿病性黄斑水肿 DME 的深度学习系统同样实现了对多个疾病的智能诊断，该团队基于 ImageNet 数据库 126 万张图片，使用迁移学习算法（图 21-4）将训练成功的模型迁移到 207 130 张 OCT 图像中，筛选出符合条件的 108 312 张图像作为训练集（其中 37 206 张脉络膜新生血管，11 349 张黄斑水肿，8 617 张玻璃膜疣，51 140 张正常）。测试集包括 1 000 张 OCT 图，其中每个病种各 250 张，最后的验证结果中，准确率为 96.6%，敏感度为 97.8%，特异度为 97.4%，权重误差为 6.6%，其中在区分脉络膜新生血管与正常图像方面的准确率、灵敏度和特异度达到 100%。同时，该系统还能自动将脉络膜新生血管、DME 的图像以"紧急转诊"的形式告知临床医生，便于临床医生及时行抗 VEGF 等对症治疗，避免贻误病情。

同时，在人工智能系统的开发过程中，用了 5 232 张胸部的 X 线片通过迁移学习技术实现对小儿肺炎的智能诊断，能达到 92.8% 的准确率，93.2% 的灵敏度和 90.1% 的特异性，并能有效区分细菌性肺炎和病毒性肺炎。迁移学习被认为是一种高效的学习技术,尤其是面临相对有限的训练数据时。相较于其他大多数学习模型的从零开始,迁移学习是通过从已学习的相关任务中转移知识来改进学习的新任务。该论文不仅是中国研究团队首次在顶级生物医学杂志发表的有关医学人工智能的研究成果,也是世界范围内首次使用如此庞大的标注好的高质量数据进行迁移学习,并取得高度精确的诊断结果,该论文被 *Cell* 杂志评为 2018 年度最佳论文之一。

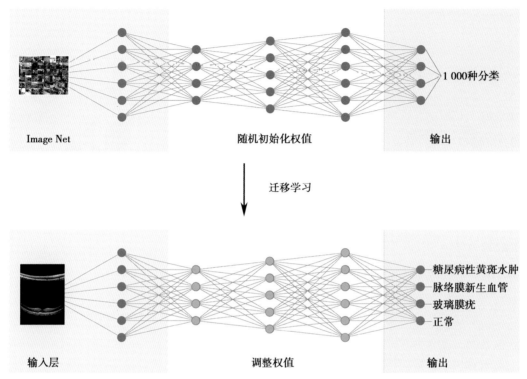

图 21-4　在 ImageNet 预训练模型的基础上进行迁移学习实现 OCT 图像的智能诊断算法

图点评:基于 ImageNet 数据库 126 万张图片,使用迁移学习算法进行 1 000 分类的模型训练,将训练成功的模型迁移到 20 万张 OCT 数据进行眼科疾病 4 分类的训练(糖尿病性黄斑水肿、脉络膜新生血管、玻璃膜疣、正常)

DeepMind 公司和英国 Moorfields 眼科医院开发的 AI 系统在 14 884 张 OCT 图片中进行训练,可以检测 9 种不同的病灶(脉络膜新生血管、黄斑水肿、玻璃膜疣、地图样萎缩、黄斑前膜、玻璃体黄斑牵引、全层黄斑裂孔、板层黄斑裂孔和中心性浆液性脉络膜视网膜病变),且系统能够根据疾病优先等级推荐转诊(紧急、半紧急、常规、观察),其结果与四名资深眼科医生和四名视光师给出的结果进行了比较,准确度达 94%。此外,该系统将两套不同的神经网络结合起来,第一套神经网络被称为深度分割网络,用于标记病灶,例如出血、渗出、积液等。通过这套网络,眼科专业人员将能够深入理解系统的“思考过程”。第二套网络则被称为深度分类网络,为临床医师提供诊断与转诊建议。最重要的是,该网络会以百分比的形式表达建议内容,从而帮助临床医生更准确地评估结果。

● 其他

人工智能方法在眼科中的应用不仅仅局限于以上几种研究较多的眼科疾病。有些学者基于 AI 的角膜地形图以及眼前节相干光断层成像自动检测可以为圆锥角膜的早期诊断提供助力,有些学者开发了一种基于前段摄影图像的图像处理方法，实现 AI 辅助下翼状胬肉的自动检测，有望实现对翼状胬肉的大规模筛查，此外还有针对广角视网膜图像对早产儿视网膜病变进行自动分级。

除此之外，AI 在数据预测方面也发挥出巨大的潜力，刘奕志团队通过 8 家眼科中心及 2 家非医疗单位电子病历记录获取了百万余次中国学龄期儿童验光大数据，并基于随机森林算法开发了可以预测学龄前儿童近视进展情况的模型，3 年内准确率达 90%，10 年内准确率 80% 以上，该模型可以提前发现具有较大风险发展为高度近视的病例，便于有针对性地对其进行早期干预。

现阶段，眼科 AI 大多是通过大量影像数据进行机器学习，然而随着电子病历的普及，非结构化数据呈指数级增长，通过数据挖掘和自然语言处理对电子病历进行分析将会成为另一个重要的发展方向。张康团队利用自然语言处理从 60 万名患儿、超过 130 万门诊人次的电子病历中挖掘出有用的信息数据，建立了一套 AI 分诊系统。具体来说，这套系统首先根据症状描述将疾病归类至呼吸系统疾病、胃肠道疾病、全身性疾病等几大系统，然后在每一类下面做细分。以最常见的呼吸系统疾病为例，AI 分诊系统会先按上呼吸道和下呼吸道进行区分，再按喉炎、气管炎、支气管炎、肺炎进行细分。经过检验，每一层级中 AI 的初级诊断精确度都接近于人类医师。例如在患儿群体中最常见的急性上呼吸道感染，模型对病例的诊断准确率达到 95%。研究人员将该 AI 诊断系统与不同年资的儿科医生进行对比，结果显示该系统可媲美年轻儿科医生的水平。该 AI 诊断系统在临床应用中有重要意义，有了 AI 快速分诊的辅助，不但可以减少患者的等待时间，让病情危急的患儿及时得到诊治，还可以让有限的医疗服务资源得到最大程度的应用。

总　　结

- 综上所述，基于机器学习的人工智能技术在眼科领域获得了优异的性能。由于眼科学本身的特点，临床上对于眼科疾病的诊断常常需要借助大量的影像学技术来辅助诊断。即便是最基本的裂隙灯显微镜检查，也要求眼科医生能够迅速、直观地观察到眼部的情况，从而做出正确的诊断。然而人眼的识别能力有限，精力也有限，专业能力也因人而异，因此在应对大量的疾病诊断工作中难免遇到诸多限制，大范围的疾病筛查工作也难以开展。我国作为人口第一大国，由于区域经济发展差异大，在某些经济相对落后的区域医疗资源并不充裕，这种情况严重阻碍当地患者的及时就医。医学人工智能的发展对科技服务社会的价值在于通过智能诊断提升居民健康质量，对于防盲治盲具有重要的意义。防盲治盲是我国重要的公共卫生问题，因此，在现有的不可能大规模提升眼科专科医生数量的前提下，搞好眼科智能影像检测不仅可以防治眼科疾病，同时还可以做到对多种慢病的监测和防治，改善人民的生活质量，是一项重要的民生工程。

- 从现有文献梳理中可看出，目前代表领先水平的深度学习方法大多是使用监督学习的方式。然而，获得用于监督学习的标注数据是深度学习方法应用于医学数据分析的一大挑战。在目前已标记训练数据有限的情况下，充分利用医学图像中的非标注图像，结合非监督和监督学习的优点，进行弱监督和无监督学习将成为医学图像分析的一个重要发展方向，其优势在于在减少医生标注工作的情况下，更有效地充分利用数据。另外，电子病历和医生专家的文本报告中包含了丰富的以自然语言描述的临床诊疗信息，这些信息可作为图像标记数据的补充。现阶段，人工智能更多是围绕某单一影像任务研发解决方案，但诊断 / 分类也仅仅是人工智能医学影像应用场景中的一小部分，医学影像临床工作交织着多种不同任务。除了医学影像的诊断 / 分类，研究者还需继续探索人工智能技术在医学影像检测（发现异常）、分割（量化测量）、配准（随访跟踪）中的应用。人工智能也不止应用于影像分析,应该对医院全数据链进行完整分析,并嵌入到医疗流程中,这样才能最终生产出更加有意义的人工智能模型。值得深思的是人工智能是目的,实现这一目的的技术有很多种,深度学习只是其中一种。而现在深度学习或者神经网络的快速发展俨然成了人工智能的化身,人们希望深度学习能够解决一切的问题。但是在医学的应用场景中并不是都适合用深度学习去实现,切忌为了蹭热度舍本逐末地消耗人力物力去做本可以用简单技术或者传统技术解决的问题。此外,算法的"智能"应该理解为多个维度,而不是单一地去和人类"智能"进行比较,机器的特性(无意识)决定了在某些方面必然会强于人类,比如长期记忆、GPS空间导航能力、数学计算能力,或许应该根据机器的思考方式来设计一个算法去帮助人类,因为换一种思考方式也是创造的源泉。当前 AI 识别做的只是对比,缺少认知,如何让机器做到像我们人类大脑具有加工、演绎、推理是目前研究的瓶颈。但是是否我们真的需要做一个和人类想法一样的机器来帮助我们这个问题值得深思。上述挑战为医学图像分析领域的研究人员提供了巨大的机会,我们相信,每一次科技的突破,都会给医学事业注入新的活力。

（李志焕　徐　捷　张　康）

参 考 文 献

1. 动脉网. 人工智能影像调研[EB/OL].(2017-09-15)[2019-10-10].https://med.sina.com/article_detail_103_2_33609.html

2. EUGENIO CULURCIELLO. The history of neural networks[EB/OL].(2017-04-19)[2019-10-10].http://dataconomy.com/2017/04/history-neural-networks/

3. ADIT DESHPANDE. The 9 Deep Learning Papers You Need To Know About(Understanding CNNs Part 3)[EB/OL].(2016-08-24)[2019-10-10].https://adeshpande3.github.io/The-9-Deep-Learning-Papers-You-Need-To-Know-About.html

4. 李彦冬,郝宗波,雷航. 卷积神经网络研究综述. 计算机应用,2016,36(9):2508-2515

5. 林金朝,庞宇,徐黎明,等. 基于深度学习的医学图像处理研究进展. 生命科学仪器,2018,16(Z1):47-56

6. 田娟秀,刘国才,谷珊珊,等. 医学图像分析深度学习方法研究与挑战. 自动化学报,2018,44(3):401-424

7. 顾恒乐,聂生东. 多模医学图像配准和融合方法及其临床应用进展. 中华放射肿瘤学杂志,2016,25(8):902-906

8. 王海星,田雪晴,游茂,等. 人工智能在医疗领域应用现状、问题及建议. 卫生软科学,2018,32(5):5-7

9. 互联网医疗健康产业联盟. 2018 年医疗人工智能技术与应用白皮书[R/OL].(2018-01)[2019-10-10]. http://www.199it.com/archives/720608.html

10. GULSHAN V,PENG L,CORAM M,et al. Development and validation of a deep learning algorithm for detection of diabetic retinopathy in retinal fundus photographs. JAMA 2016,316(22):2402-2410

11. TING D S W,CHEUNG C Y,LIM G,et al. Development and validation of a deep learning system for diabetic retinopathy and related eye diseases using retinal images from multiethnic populations with diabetes. JAMA,2017,318(22):2211-2223

12. 国家药品监督管理局医疗器械技术审评中心. 美国 IDx-DR 人工智能糖网筛查软件上市情况简介[EB/OL].(2018-05-17)[2019-10-10]. https://www.cmde.org.cn/CL0033/7365.html

13. QUIGLEY H A,BROMAN A T. The number of people with glaucoma worldwide in 2010 and 2020. Br J Ophthalmol,2006,90(3):262-267

14. FUMERO F,ALAYON S,SANCHEZ J L,et al. RIM-ONE:An open retinal image database for optic nerve evaluation. Comp Med Sy,2011,2011:1-6

15. CARMONA E J,RINCÓN M,GARCÍA-FEIJOÓ J,et al.Identification of the optic nerve head with genetic algorithms. Artif

Intell Med，2008，43（3）：243-259

16. LI Z，HE Y，KEEL S，et al. Efficacy of a Deep Learning System for Detecting Glaucomatous Optic Neuropathy Based on Color Fundus Photographs. Ophthalmology，2018，125（8）：1199-1206

17. LIU H，LI L，WORMSTONE IM，et al. Development and Validation of a Deep Learning System to Detect Glaucomatous Optic Neuropathy Using Fundus Photographs. JAMA Ophthalmol，2019 Sep 12. doi：1001/jamaophthalmol.2019.3501［Epub ahead of print］

18. KIM S J，CHO K J，OH S. Development of machine learning models for diagnosis of glaucoma. PLoS One，2017，12（5）：e0177726

19. ASAOKA R，MURATA H，IWASE A，et al. Detecting Preperimetric Glaucoma with Standard Automated Perimetry Using a Deep Learning Classifier. Ophthalmology，2016 123（9）：1974-1980

20. GAO X，LIN S，WONG T Y. Automatic Feature Learning to Grade Nuclear Cataracts Based on Deep Learning. IEEE Trans Biomed Eng，2015，62（11）：2693-2701

21. LIU Y C，WILKINS M，KIM T，et al. Cataracts. Lancet，2017；390（10094）：600-612.

22. KLEIN B E，KLEIN R，LINTON K L，et al. Assessment of cataracts from Photographs in the Beaver Dam Eye Study. Ophthalmology，1990，97（11）：1428-1433

23. 李建军，徐亮，孙葆忱，等. 晶状体后照明数码摄像技术在白内障检测中的应用. 中华眼科杂志，2003，39（5）：278-282

24. YANG M，YANG J J，ZHANG Q，et al. Classification of retinal image for automatic cataract detection// IEEE，International Conference on E-Health Networking，Applications & Services. IEEE，2013：674-679

25. LONG E，LIN H，LIU Z，et al. An artificial intelligence platform for the multihospital collaborative management of congenital cataracts. Nature Biomedical Engineering，2017，1（2）：0024

26. 林浩添，吴晓航. 加快基于眼科图像数据库的眼病人工智能辅助诊断平台建设. 中华实验眼科杂志，2018，36（8）：577-580

27. KERMANY D S，GOLDBAUM M，CAI W，et al.Identifying medical diagnoses and treatable diseases by image-based deep learning. Cell，2018，172（5）：1122-1131

28. DE FAUW J，LEDSAM J R，ROMERA-PAREDES B，et al. Clinically applicable deep learning for diagnosis and referral in retinal disease. Nat Med，2018，24（9）：1342-1350

29. MAEDA N，KLYCE S D，SMOLEK M K，et al. Automated keratoconus screening with corneal topography analysis. Invest Ophthalmol Vis Sci，1994，35（6）：2749-2757

30. SOUZA M B，MEDEIROS F W，SOUZA D B，et al. Evaluation of machine learning classifiers in keratoconus detection from orbscan Ⅱ examinations. Clinics（Sao Paulo），2010，65（12）：1223-1228

31. SMADJA D，TOUBOUL D，COHEN A，et al. Detection of Subclinical Keratoconus Using an Automated Decision Tree Classification. Am J Ophthalmol，2013，156（2）：237-246

32. GAO X，WONG DW，ARYAPUTERA AW，et al. Automatic pterygium detection on cornea images to enhance computer-aided cortical cataract grading system. international conference of the IEEE engineering in medicine and biology society，Conf Proc IEEE Eng Med Biol Soc，2012，2012：4434-4437

33. MESQUITA R G，FIGUEIREDO E M N. An algorithm for measuring pterygium's progress in already diagnosed eyes.IEEE International Conference on Acoustics，2012：733-736

34. LIN H，LONG E，DING X，et al. Prediction of myopia development among Chinese school-aged children using refraction data from electronic medical records：A retrospective，multicentre machine learning study. PLoS Med，2018，15（11）：e1002674

35. LIANG H，TSUI BY，NI H，et al. Evaluation and accurate diagnoses of pediatric diseases using artificial intelligence. Nat Med，2019，25（3）：433-438

36. 萧毅，刘士远. 客观看待人工智能在医学影像中的作用. 放射学实践，2018，33（10）：992-994

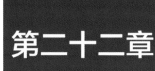

第二十二章

医学人工智能在眼科影像中的应用方法

The Application Methods of Medical Artificial Intelligence in Ophthalmic Imaging

- 人工智能在我们的生活中已经随处可见,被应用在各行各业中,在本章节,我们主要介绍人工智能在眼科的应用,通过对眼科图像的处理来辅助医生进行疾病的诊断和治疗,主要从图像分类、分割、疾病区域检测、图像分层、配准融合及手术导航六个方面进行介绍。

医学图像分类

- 医学图像分类主要是区别是否有病,是哪种眼科疾病,以前房角图像分类为例进行描述(图 22-1、图 22-2)。
- 闭角型青光眼是亚洲主要致盲疾病之一。通过前房角镜检查可根据前房角的角度不同分为开角型,闭角型和粘连型。

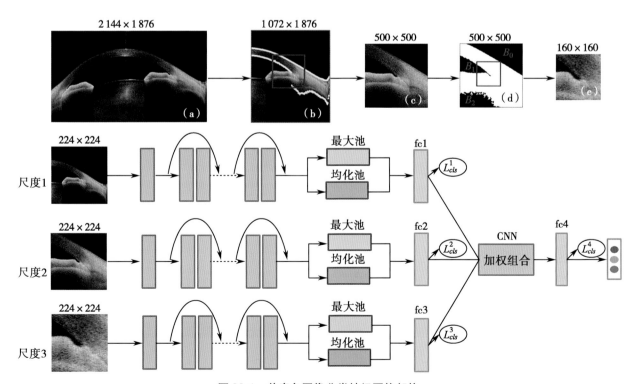

图 22-1　前房角图像分类神经网络架构

　　图点评：自动检测算法可以基于深度神经网络学习算法训练模型对 AS-OCT 图像拍摄的前房角图像进行分类。

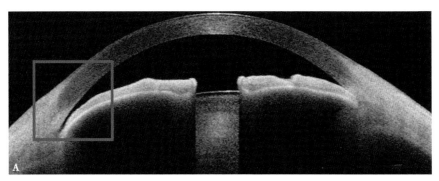

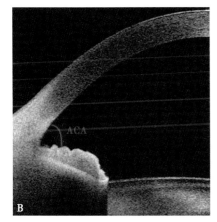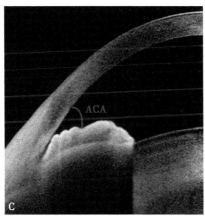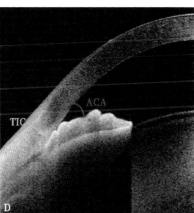

图 22-2　前房角图像分类结果

A．一张 AS-OCT 图像，红色框部分表示前房角分类的区域；B～D．分别表示开角、闭角、粘连型；ACA：前房区域（anterior chamber area）；TIC：小梁虹膜角（trabecular iris curvature）

　　图点评：针对青光眼检测问题，自动分类算法框架首先自动定位临床中常用于青光眼检测的前房角区域。然后将经过剪切的三个不同尺度的前房角图像送入多尺度卷积神经网络，并通过三个并行卷积神经网络提取图像表达特征。最后，将提取的表达特征输入全连接层进行青光眼类型分类。

医学图像分割

● 彩色眼底图视杯和视盘分割
　■ 青光眼是一种会导致不可逆视觉损伤的眼部疾病，常常使用彩色视网膜眼底图中的视杯和视盘的直径比来进行疾病的检测和诊断（图 22-3）。

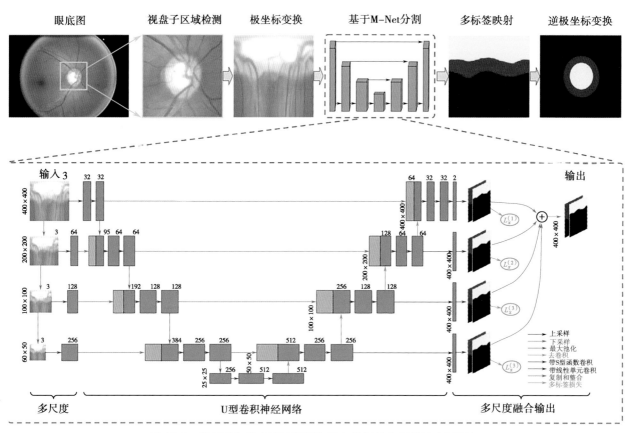

图 22-3　基于彩色眼底图的视杯和视盘分割的分割算法主要框架
主要包括原始图像极坐标变换和 M-Net 网络分割

图点评：第一步是定位视盘大概位置并切割主要敏感区域，然后基于检测到的视盘中心将切割后的图像变换到极坐标系中，接着使用 M-Net 网络产生视杯和视盘区域的预测图，最后使用反极坐标变换将分割结果恢复至笛卡尔坐标系中。

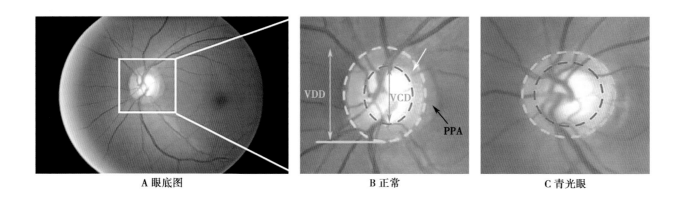

A 眼底图　　　　　　　　B 正常　　　　　　　　C 青光眼

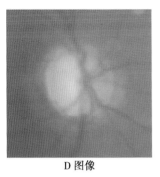

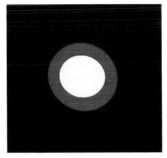
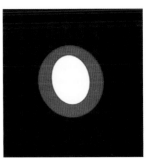

| D 图像 | E 真实标签
（ground truth,GT） | F M-Net | G 基于极坐标变换的M-Net |

图 22-4　基于彩色眼底图的视杯和视盘分割的分割结果

A. 表示视盘结构；B、C. 绿色虚线围绕部分表示视盘，蓝色虚线围绕的高亮部分表示视杯，两种颜色虚线之间的部分表示视神经边缘，垂直视盘直径与垂直视杯直径的比值表示杯盘比，是诊断青光眼的重要依据 VCD：垂直视杯直径；PPA：视盘周围脉络膜萎缩；VDD：垂直视盘直径；D～G. 是视杯视盘分割的样例，红色部分表示视盘，黄色部分表示视杯，从左到右依次表示眼底图、真实值（金标准），以及两种不同的分割算法得到的分割结果

　　图点评：图 22-4 是一套基于深度学习框架的自动视杯和视盘联合分割算法的结果。该方法首先切割出重点区域，对其进行极坐标变换生产原始网络输入图像，将缩放后的原始图片进行多尺度输入，然后采用 M-Net 作为分割网络的主体结构来学习多层次的特征表达，网络输出层综合不同尺度的预测结果，借助多标签损失函数生成最终的预测结果。

● 视网膜血管分割（图 22-5）

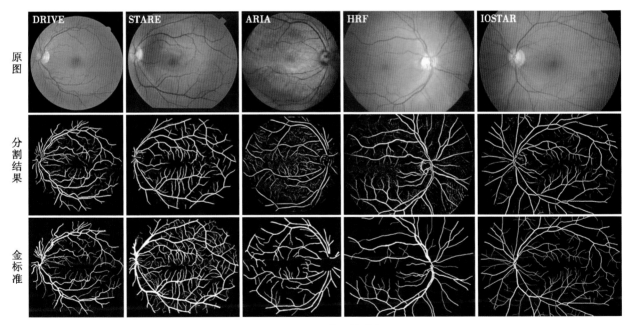

图 22-5　视网膜血管分割

图中提出了一种新的二维 / 三维对称滤波器用于增强不同成像模态下的血管，该滤波器不仅通过使用局部相位特征的正交滤波器来区分线条和边缘，同时使用模糊和位移响应的加权几何平均值，使得不规则外观的血管具有更大的公差

　　图点评：所获得的结果如图 22-5 示，基于五个不同的数据库进行血管提取分割，包括 DRIVE，STARE，ARIA，IOSTAR 和 HRF。第一行是原始示例图，第二行是论文方法的血管结果图，与第三行的手动分割结果几乎没有差异，由此证明人工智能应用于血管分割中的有效性。

- 前房角分割
  - 前房角分割是青光眼诊断的重要步骤之一，因此有很多研究人员提出了各种相关的方法。下面是其中一种传统的机器学习的分割方法（图22-6）。

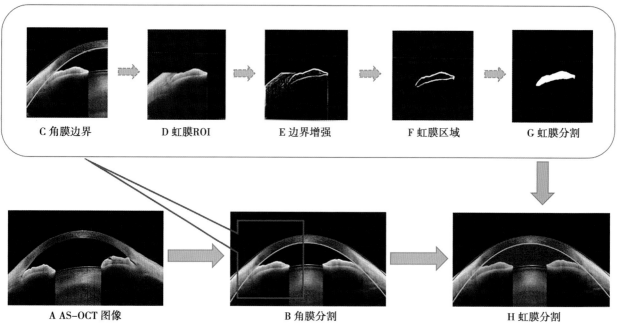

图 22-6　前房角分割

A. 输入的 AS-OCT 图像；B. 角膜分割图像；C. 左 / 右角膜分割图像；D. 虹膜的感兴趣区域图像；E. 虹膜边界增强图像；F. 虹膜边界分割图像；G. 虹膜区域图像；H. 角膜虹膜分割图像

图点评：使用大津阈值和形态学的开闭操作，得到角膜、虹膜和晶状体的二值图。然后根据虹膜边界的连续性，得到角膜的上下两个边界，再根据3阶多形式拟合，进一步得到角膜的边界。在根据角膜下边界的连续性，得到房角点，从而对角膜区域进行掩盖。而晶状体的部分，使用霍夫检测的方法，得到晶状体的垂直边界，然后对晶状体区域进行掩盖，最终得到虹膜区域的感兴趣区域（region of interest, ROI）。虹膜的边界属于曲线结构，使用正交滤波器可以得到局部的虹膜信息，再结合对称和非对称的滤波器设计可以得到不同形状结构的虹膜边界信息。为了得到虹膜边界的方向信息，我们使用不同方向和不同尺度的曲线结构的特征向量进行融合，得到最终的虹膜边界的特征。在虹膜边界滤波增强后，我们使用经典的图割算法进行分割，得到以虹膜为主要区域的二值图，在使用形态学的开闭操作，去除较小的和孤立的小区域。

- 角膜神经分割（图22-7、图22-8）
  - 角膜是人体内神经分布最密集的组织，临床研究表明角膜神经纤维与许多疾病之间有重要联系，如圆锥角膜、干眼、角膜移植免疫排斥反应以及糖尿病角膜病变等。
  - 根据神经纤维的形态学和功能性变化可以预测疾病所处阶段及未来发展情况。临床上越来越关注使用角膜神经形态信息，如神经密度、长度及弯曲度等，对眼科相关疾病进行筛查、诊断和评估。
  - 目前普遍采用角膜共聚焦显微镜获取角膜神经图像。
  - 由于角膜神经共聚焦显微镜图像存在细微神经对比度低、连通性差等缺点，导致神经自动形态分析精准度不高，而基于人工标注的形态分析存在主观性强和效率低等问题。

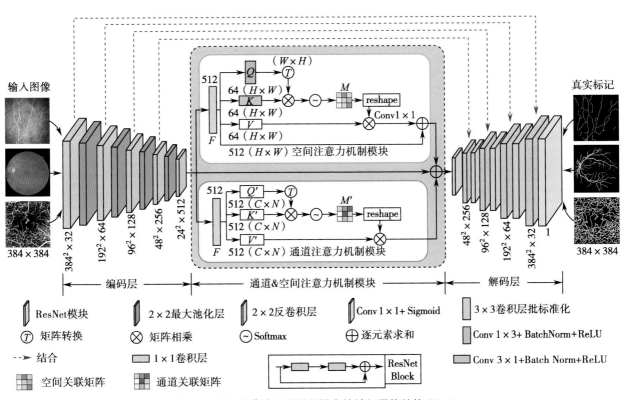

图 22-7　用于角膜神经分割所提出的神经网络结构 CS-Net

图点评：基于 CS-Net，其包含三个阶段：特征编码器模块、信道和空间注意模块及特征解码器模块

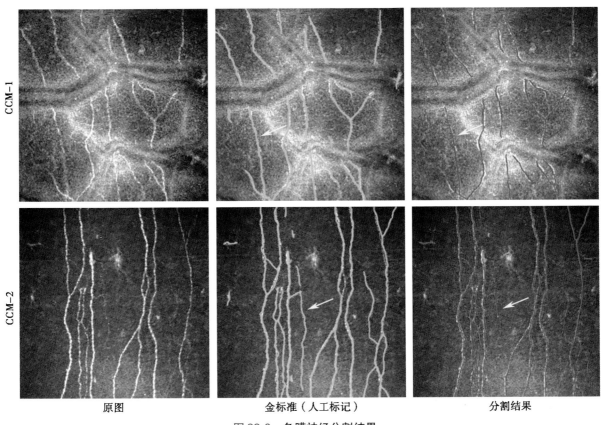

图 22-8　角膜神经分割结果

图点评:对于角膜共聚焦显微镜图像库1与2(CCM-1,CCM-2)图像进行角膜神经分割得到的结果,获得角膜神经的分割结果与人工标记的结果相当接近,为相关疾病的进一步分析诊断提供更好的基础。

疾病区域检测

● 彩色眼底图病灶检测(图22-9、图22-10)
  ■ 在基于 DL-KII 框架的糖尿病视网膜病变诊断算法里,该算法最重要的特征是采用知识信息模块输出潜在病灶区域(ROI),这些ROI区域使得预测具有了医学可解释性。
  ■ 采用 U-Net,这个在许多医学图像分析任务中都取得较好性能的分割网络,并将其修改为病灶子网络(Lesion-Net)。

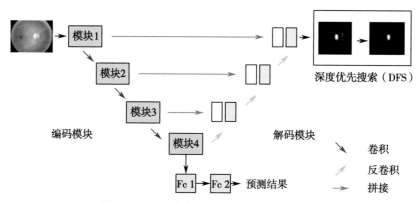

图 22-9 基于彩色眼底图的病灶检测的网络

图点评:该病灶子网络包含编码器和解码器。解码器的每一层都有两个输出:①编码器最后一层的输出;②编码器中大小相同的对应层的输出。该策略保证了解码器的每一层都有足够的信息,避免了梯度消失。采用的 Lesion-Net 只需要几张图片就可以进行准确的分析。另外,我们使用病灶网络来输出真实的病灶区域。换句话说,病灶网络是从专家的注释中学习来的,它导入了临床知识。因此,它使 DL-KII 能够更好地解释图像,病灶区域分割结果更加精准。

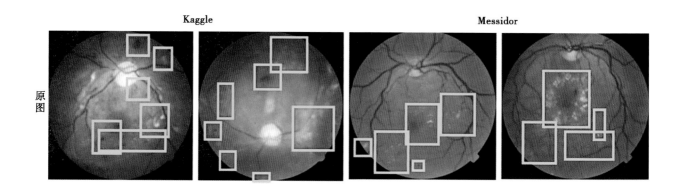

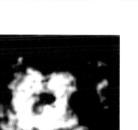

分
割
结
果

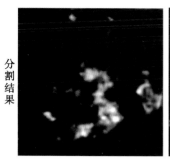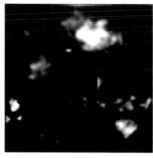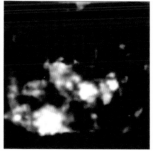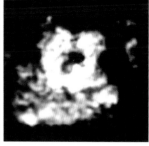

图 22-10 基于彩色眼底图的病灶检测的结果

图点评：第一行图分别是 Kaggle 数据集中病灶检测区域效果图，和 Messidor 数据集中病灶检测区域效果图，绿色框表示在原始图像中的病变位置，结果表明图 22-9 中的检测方法将病变位置精确分割出来。

● 彩色眼底图像上视盘检测（图 22-11、图 22-12）

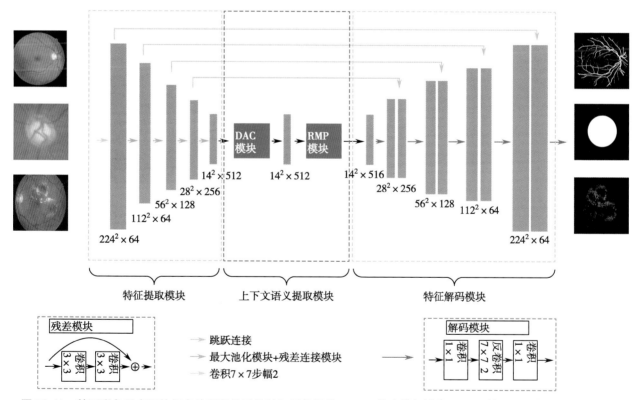

图 22-11 基于彩色眼底图的视盘检测所使用的神经网络结构（DAC：数字模拟模块；RMP：简化的多变量多项式模块）

图点评：通过基于多任务学习的 U-Net 网络来同时输出视盘中心点坐标以及视盘检测分割结果。同时结合深度优先搜索策略来找出分割结果中最大的连续区域，从而更加精准地定位到视盘区域。接着，基于定位出来的视盘区域，提出了基于上下文编码网络（CE-Net）来自动分割出视盘视杯的边界。与原始的 U-Net 相比，CE-Net 增加了多尺度的卷积模块以及多尺度的池化模块来提取更高阶的语义信息特征，同时保留特征的大小。

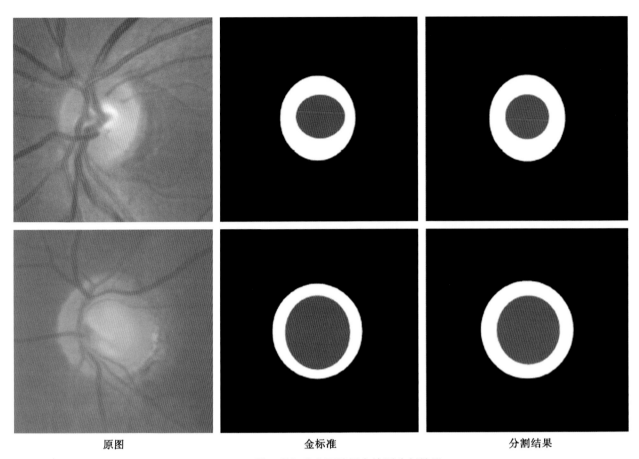

| 原图 | 金标准 | 分割结果 |

图 22-12　基于彩色眼底图的视盘检测分割结果

图点评：在图 22-11 的基础上，CE-Net 能够分割出更加精准的视盘视杯边界。基于分割出的视盘与视杯，采用椭圆拟合的方法得到视盘视杯的直径，最后计算杯盘比来判断患者是否患有青光眼，其结果如图 22-12 所示，与金标准几乎一致。

● **眼前节闭角检测**（图 22-13、图 22-14）
　■ AS-OCT 提供了一种可用于眼前节结构可视化的图像模态。
　■ 基于深度学习算法的自动检测系统可以有效地辅助眼科医生理解 AS-OCT 图像，并检测闭角的存在。

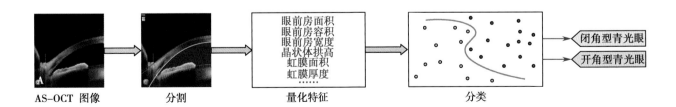

AS-OCT 图像　　　分割　　　量化特征　　　分类

眼前房面积
眼前房容积
眼前房宽度
晶状体拱高
虹膜面积
虹膜厚度
……

闭角型青光眼
开角型青光眼

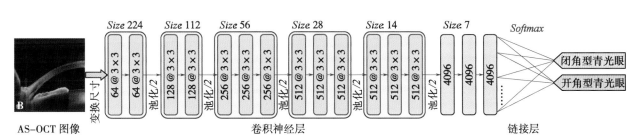

图 22-13　眼前节闭角检测的两种自动闭角检测系统

图点评：A. 基于临床图像分割结果提取量化特征，并输入到支持向量机分类器；B. 使用卷积神经网络提取深度特征，然后使用全连接层产生检测结果

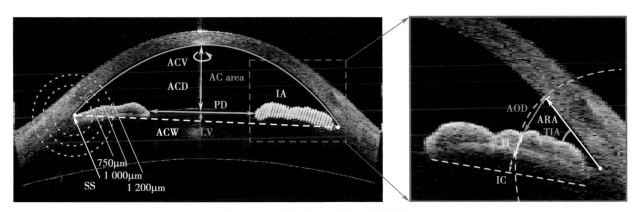

图 22-14　眼前节闭角检测的结果指标

是 AS-OCT 图像的临床量化指标，AC area 表示前房区域，ACD 表示前房深度，ACV 表示前房的体积，ACW 表示前房的宽度，AOD 表示角度张开距离，ARA 表示前房角隐窝区域，IA 表示虹膜区域，IC 表示虹膜曲率，IT 表示虹膜厚度，PD 表示瞳孔直径，SS 表示巩膜距离，TIA 表示小梁虹膜角，LV 表示晶状体拱顶

图点评：通过机器学习的方法检测眼前节开闭角是青光眼诊断的重要步骤之一，其检测结果所需要的参数是同样的。

OCT 图像分层（图 22-15，图 22-16）

● OCT 视网膜分层算法主要有两种方法，第一种就是基于图论的方法自动搜索 OCT 视网膜层的边缘，另外一种方法是基于深度学习的方法分割出 OCT 视网膜不同的区域，然后根据分割好的区域找出边界。

● 基于图论里面的图搜索分割算法，能够找出比较光滑的边界，但是搜索的规则难以确定。

● 基于深度学习的分割算法主要是针对每一个像素进行分割，能够较为准确地分割出不同的 OCT 视网膜层，但是对于不同视网膜层边缘的像素很容易误判。

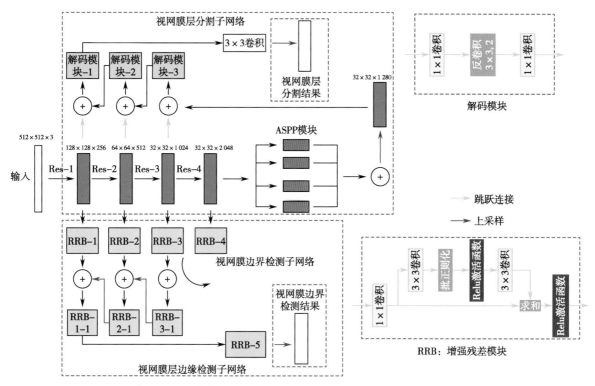

图 22-15 OCT 图像分层所用的神经网络结构（RRB: 细化残块, ASPP: 阿特鲁斯空间金字塔记集模块）

图点评: 基于深度学习的边缘注意网络（edge attention network, EA-Net），与传统的深度学习分割算法不一样，EA-Net（如图 22-15 示）主要包含两部分: 不同层之间的分割子网络（称为视网膜层分割子网络，Layer-Net），以及边缘提取网络（称为视网膜边界提取子网络，Edge-Net）。Layer-Net 负责分割视网膜层，Edge-Net 负责优化边缘信息。

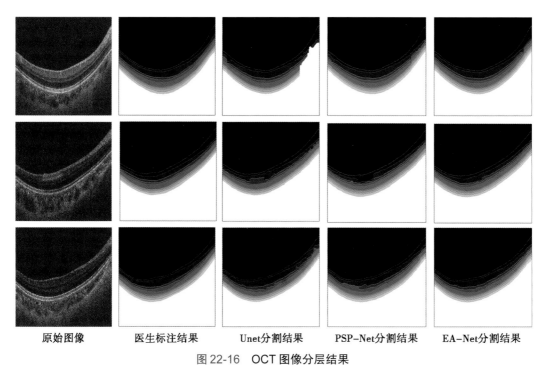

图 22-16 OCT 图像分层结果

从左到右分别表示原始图，医生标注结果，Unet 分割结果，PSP-Net 分割结果，以及 EA-Net 分割结果

图点评：基于图 22-15 的两个子网络相互促进，由图 22-16 的分层结果可知，相比于其他方法的分割结果，EA-Net 能够获得更好的 OCT 视网膜层分割性能，与医生标的结果更接近。

图像配准、融合

● 视网膜图像配准能够有效辅助眼科医生诊断和治疗各种眼病，主要分为单一模态配准和多模态配准。

● 单模态图像（图 22-17）

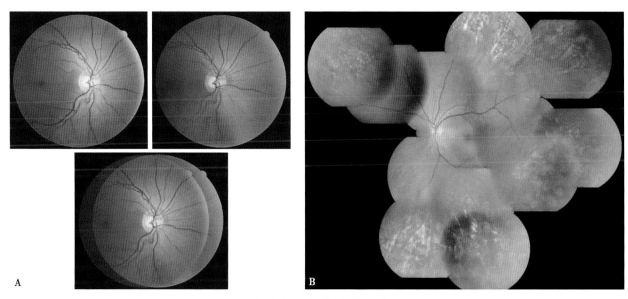

图 22-17　单模态图像配准

单一模态配准分为两种，一种是患者不同时期拍摄的图像为了对比病灶变化进行配准，另一种是，将患者同一时期拍摄的不同角度的图像通过图像配准的方式融合成一张大视野的图像。A. 不同时期相近区域的图像配准；B. 同一时期不同区域的图像进行配准

图点评：图 22-17A 所示通过双引导迭代最近点算法配准数周、数月或数年的图像来揭示疾病进展，通过配准方便医生准确掌握病灶大小、位置等的变化。图 22-17B 通过提取图像全称尺度不变特征变换（scale invariant feature transform，SIFT）特征点的方法对某个期间拍摄的不同视角的多幅图像进行配准，以形成视网膜的大视野范围的图像，方便医生观察患者视网膜边界的情况。

● 多模态图像（图22-18）

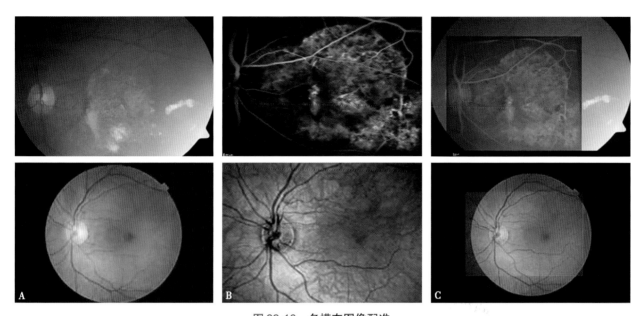

图22-18 多模态图像配准

A. 彩色眼底图像；B. FFA图像或En Face OCT图像；C. 配准后的图像

图点评：由不同传感器捕获的不同模态的图像，以获得对象的更完整细节。如图每行呈现一对，其中彩色眼底图像在图A，FFA图像或OCT眼底图在图B，多模态图像对的配准融合结果在图C。该配准通过提取鲁棒角特征、描述角特征、特征值交叉匹配，以及排除异常值的一系列流程。最后，使用正确匹配的特征对计算转换矩阵参数。如图中最后一列显示的配准结果，能够有效辅助医生在同一病灶位置、不同模态的图像上获取到不同模态的信息。

手 术 导 航

● 手术导航是将患者术前或术中影像数据和手术床上患者解剖结构准确对应，手术中跟踪手术器械并将手术器械的位置在患者影像上以虚拟探针的形式实时更新显示，辅助医生对手术位置一目了然（图22-19）。

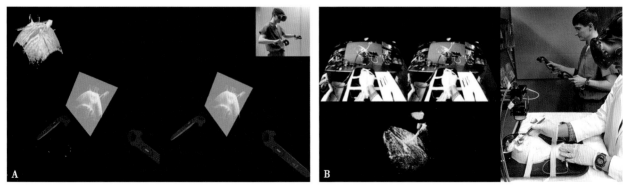

图22-19 眼科手术导航图

A. 通过高清晰度多媒体（high definition multimedia，HDM）作为用户实时观察OCT图像中手术针的位置；B. 在虚拟现实技术OCT（virtual reality OCT，VR-OCT）和HDM摄像机的引导下，对猪眼睛演示模拟角膜手术

图点评：目前已经有很多相关的研究，如图 22-19A 通过 HMD 作为用户实时观察 OCT 图像中手术针的位置。如图 22-19B 在 VR-OCT 和 HDM 摄像机的引导下，对猪眼睛演示模拟角膜手术。医生在没有显微镜的情况，基于实时 OCT 的引导将针穿过角膜，进行手术。不仅有助于新手医生现场学习有经验医生的手术操作，而且医生不需要像现在一样依赖于显微镜进行手术，医生的手术姿势不再受限于盯着显微镜的姿势。

- 因此使用人工智能的方法进行手术导航，能够使手术更快速、更精确、更安全。

小　　结

- 目前人工智能已经广泛应用于眼科影像等医学领域，虽然有很多研究成果已经转化成产品辅助医生进行疾病诊断和治疗，但仍然有非常多的已经发表的研究还在不断提高其准确率、速度等。
- 希望在不久的将来会有越来越多的科研成果能够得到实际应用，服务于社会。

（胡　衍　张　洋　刘　江）

参 考 文 献

1. HAO H Y，ZHAO Y T，FU H Z，et al. Anterior Chamber Angles Classification in Anterior Segment OCT Images via Multi-Scale Regions Convolutional Neural Networks. Annual International Conference of the IEEE Engineering in Medicine & Biology Society（EMBC），2019

2. FU H Z，CHENG J，XU Y W，et al. Joint Optic Disc and Cup Segmentation Based on Multi-label Deep Network and Polar Transformation. IEEE Transactions on Medical Imaging，2018，37（7）：1597-1605

3. ZHAO Y T，ZHENG Y L，LIU Y H，et al. Automatic 2-D/3-D vessel enhancement in multiple modality images using a weighted symmetry filter. IEEE transactions on medical imaging，2018，37（2）：438-450

4. MOU L，ZHAO Y T，CHEN L，et al. CS-Net: Channel and Spatial Attention Network for Curvilinear Structure Segmentation. International Conference on Medical Image Computing and Computer Assisted Intervention（MICCAI），2019.

5. FU H Z，BASKARAN M，XU Y W，et al. A Deep Learning System for Automated Angle-Closure Detection in Anterior Segment Optical Coherence Tomography Images. American Journal of Ophthalmology，2019，203：37-45

6. GU Z W，CHENG J，FU H Z，et al. CE-Net: Context Encoder Network for 2D Medical Image Segmentation. IEEE transactions on medical imaging，2019，38：2281-2292

7. SAHA S，KUMAR S，XIAO D，et al. Color fundus image registration techniques and applications for automated analysis of diabetic retinopathy progression: a review. Biomedical Signal Processing and Control，2019，47：288-302

8. ITTNER E A，BHAKHRI R，NEWMAN T. Necrotising herpetic retinopathies: a review and progressive outer retinal necrosis case report. Clinical and Experimental Optometry，2016，99（1）：24-29

9. LEE J A，CHENG J，LEE B H，et al. A Low-Dimensional Step Pattern Analysis Algorithm With Application to Multimodal Retinal Image Registration. IEEE Conference on Computer Vision and Pattern Recognition（CVPR），2015，pp. 1046-1053

10. LEE J A，CHENG J，XU G，et al. Registration of Color and OCT Fundus Images Using Low-dimensional Step Pattern Analysis. International Conference on Medical Image Computing and Computer-Assisted intervention（MICCAI），2015.

11. DRAELOS M，BRENTON K，CHRISTIAN V，et al. Real-time visualization and interaction with static and live optical coherence tomography volumes in immersive virtual reality. Biomedical Optics Express，2018，9（6）：2825-2843

后 序

自 1851 年 Helmholtz 发明检眼镜以来的前 100 年间，人们主要通过观察、描述眼底的形态学改变进行眼底疾病的诊断及分类。

20 世纪 60 年代，眼底荧光素钠血管造影进入临床以后，我们对眼底血液循环、视网膜色素上皮的生理和病理有了更深入的认识，眼底疾病的诊断及分类更多地纳入了眼底组织生理和病理变化的因素。

近 20 年来，各种不同原理和方法的眼底光学成像技术快速涌现，眼底影像所提供的信息呈现爆炸式的增长。成熟的计算机图像处理手段，容许我们驾驭海量的影像信息；细致入微的眼底光学影像达到了可以分辨亚细胞形态的程度；多种不同模式的影像可以从不同侧面，相互印证同一病灶的性质；精确的影像定位，可以连续、动态对比观察同一位置病变的变化过程。新眼底影像技术的应用发现了一些新的体征，以及一些新的病种。眼底病的诊断和分类有了全新的突破。

未来眼底疾病的诊断以及分类，可能会在眼底影像的基础之上，更多地依赖人工智能；更多地与流行病学、生物化学、组织病理学、眼内液检测、基因诊断等手段紧密结合；更需要具备严谨的思维逻辑、独立思考和创新意识。新形势下，迫切需要一些能熟练掌握、统领驾驭这些知识的复合型人才。

时势造英雄，自古英雄出少年。

华瑞医师主编的《图说眼底影像技术 从多模影像到人工智能》一书，就很好地体现了他对眼底影像学的深刻理解，以及对眼底影像未来发展趋势的驾驭。华瑞医师师出名门，在中国医科大学七年制与四川大学华西临床医学院系统的学习经历，为他打下了坚实的基础；多年的眼底影像研究取得多项创新性发现；德国波恩大学医学院的学习经历，给了他更宽广的国际化视野。他主编的著作由图说起，又不是简单的"看图识病"；谈影像技术，又不枯燥难懂，而是密切结合临床实践；既介绍了眼底影像的最新知识，也展现了人工智能等未来发展的趋势。该书有思想，有内涵，图文并茂，是一本值得珍藏的经典著作。

有机会为本书撰写后记，是我的荣幸，在此祝华瑞大夫以此为新的起点，今后取得更大的成就。

李瑞峰

2020 年 6 月 16 日

于邢台市玉泉山

10